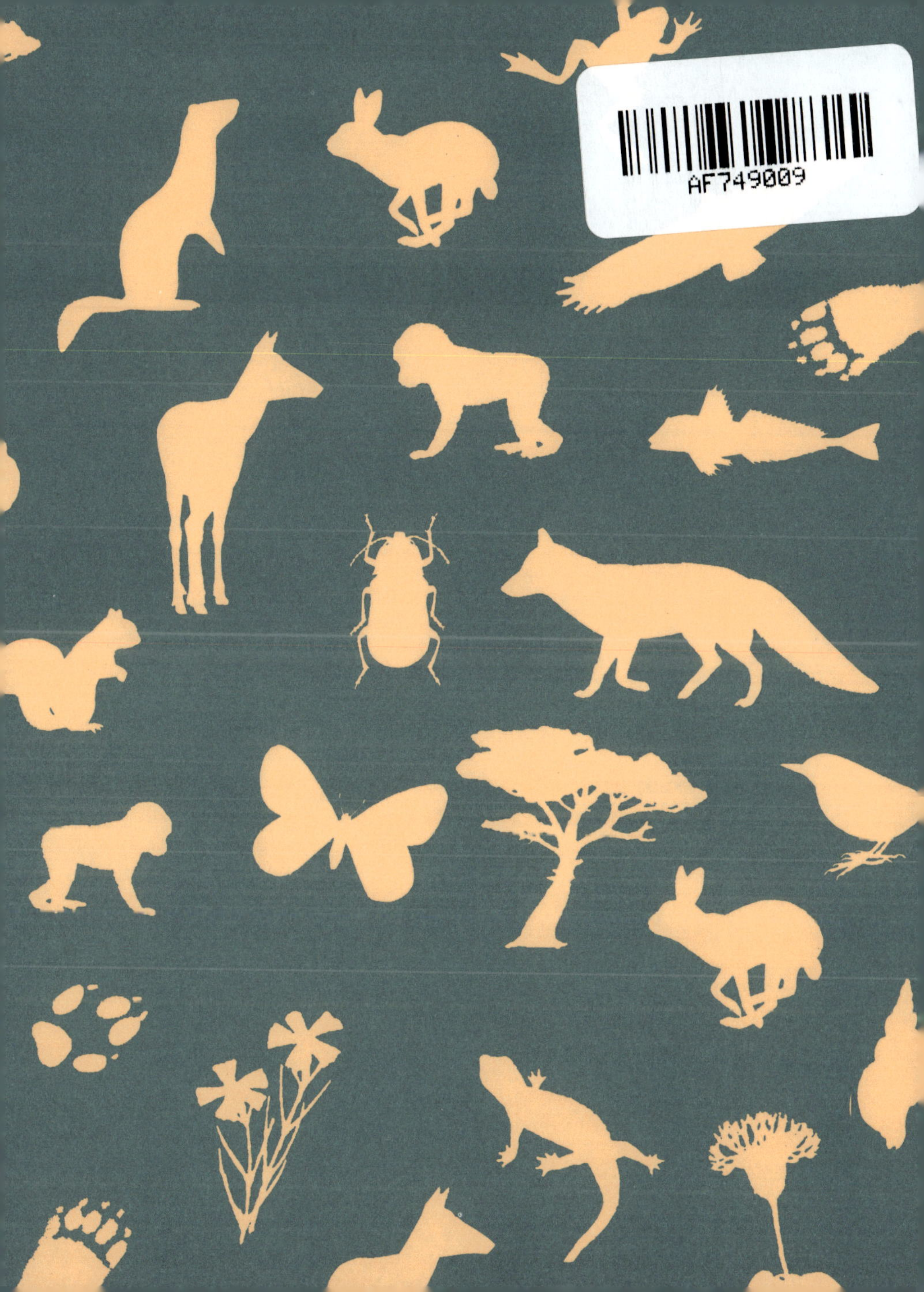

las golondrinas

A mi joven hermano, que ahora viaja sobre sus alas.
A mis dos hijos Quentin y Yannis, mi alegría de vivir.
A mi mujer Diana, de una paciencia y de una presencia sin límites.
A toda mi familia, que siempre me ha apoyado y no ha dudado nunca del interés de mi lucha por la protección de la naturaleza.

Agradecimientos

Agradezco la ayuda inestimable de François Larigauderie y de Guy Jarry, que han dedicado su vida al estudio y a la protección de las aves y supieron transmitirme su pasión y su arte de vivir. Agradezco asimismo a todos los que me animaron en cada etapa del libro, en particular a Yann Hermieu, Michel Caupenne, Christophe Montigaud e Isabelle Chesnot, así como todos los que tuvieron la generosidad de enviarme fotografías de golondrinas y aviones: Xavier Ruffray, Stéphane Villarubias, Pascal Étienne, Philippe Carruette y Philippe Dubois. Y en fin, también dedico modestamente este libro a todos los ornitólogos franceses, por quienes siento el mayor de los respetos. Gracias a su compromiso con el tema, a sus observaciones y a sus estudios de campo fue posible elaborar esta síntesis sobre las cinco especies que, según es de esperar, poblarán todavía durante mucho tiempo nuestro país.

La edición original de esta obra ha sido publicada en francés por Delachaux et Niestlé, S.A., con el título

LES HIRONDELLES

Dirección de la colección: Michel Larrieu
Preparación y corrección: Christine Dubois
Diseño: Monique Wender
Fotografías (si no se menciona lo contrario): Jean Sériot y Diana Alvès
Realización: Sophie Paganardi
Gráficos: Monique Wender
Guardas: Martine de la Vallée, Monique Wender
Cubierta: Monique Wender

ISBN 84-282-1358-5
Printed in Spain
Depósito legal B. 19.895-2004
EGEDSA - Sabadell

las golondrinas

Descripción, costumbres, observación, protección, mitología...

Jean-Sériot y Diana Alvès

Traducción
Manuel Pijoan

Adaptación a la península Ibérica
Santiago Guallar
Institut Català d'Ornitologia

EDICIONES
OMEGA

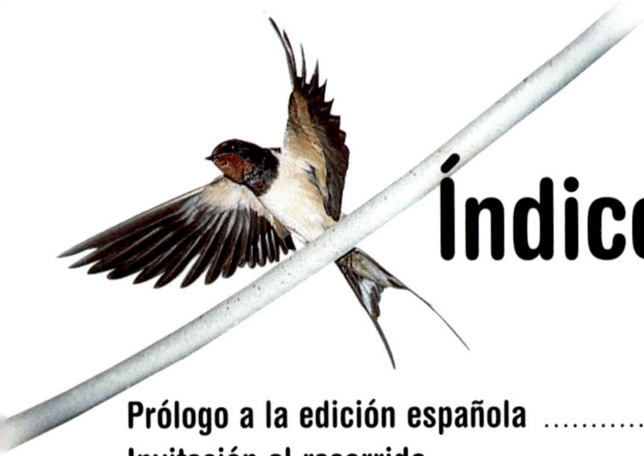

Índice de materias

Prólogo a la edición española 6

Invitación al recorrido 8

Senda genealógica

Historia y distribución de los aviones y golondrinas 12

Una familia de 35 millones de edad – De la familia a la especie… – Una clasificación en perpetua evolución – Una clasificación entre otras – Golondrinas y aviones a lo ancho del mundo y en la península Ibérica – La golondrina común *(Hirundo rustica)*, la más difundida – El avión común *(Delichon urbica)*, también muy abundante – El avión zapador *(Riparia riparia)*, de distribución muy discontinua – El avión roquero *(Hirundo rupestris)* – La golondrina dáurica *(Hirundo daurica)*, la más mediterránea.

Senda fisiológica

Una adaptación notable para una eficacia óptima 36

Las golondrinas, conocidas y reconocidas por todos – Golondrinas y aviones de distintas formas – La cola ahorquillada, un carácter notable – Una librea reluciente y elegante – Un plumaje muy cuidado y cambiante – La muda, un asunto hormonal – Unos supuestos híbridos – Casos de albinismo confirmados.

Senda de lo cotidiano

Unas grandes migradoras fieles a su territorio 52

¿Por qué migran? – El viaje hacia África – Trayecto, distancia y velocidad – Algunas deciden quedarse... – El viaje de regreso – Dejar paso a los mayores – Un periodo en el que se cruzan las idas y las vueltas – El hábitat: unos medios muy diversos – La golondrina común: una campesina – El avión común: un urbanita… – El avión zapador vive cerca del agua – El avión roquero: un hábitat en zonas escarpadas – La golondrina dáurica: unos hábitats muy diversos – El territorio.

Senda de la vida

Reproducirse a toda costa para asegurar el porvenir de la especie 72

La estructura social – Los hirundínidos sociales – Las golondrinas gregarias – La cohabitación con otras especies – La reproducción: un comportamiento marcado por la fidelidad – Fidelidad al lugar de nidificación – Fidelidad al nido – La fidelidad de la pareja – Las aves reproductoras – Ubicación de los nidos según las espe-

cies – Apoderarse de un nido ya edificado – Construir o reconstruir el nido – Unos albañiles y zapadores sin igual – La puesta y la incubación – Los huevos – La eclosión y el desarrollo de los polluelos – La cría de los jóvenes: una tarea compartida – Los primeros vuelos – La emancipación – Una reproducción agotadora.

Senda gastronómica
Moscas, mosquitos, hormigas volantes, pulgones... con tal de que vuelen 118
En el menú: insectos tragados en vuelo – La caza: altitud variable... – ... y presas diversas – Las estrategias alimentarias.

Senda de la muerte
Una necesidad para el futuro: criar numerosos jóvenes 128
La esperanza de vida – Los récords de longevidad – Las causas de mortalidad – Los accidentes naturales – Las actividades humanas – Las enfermedades.

Senda de la protección
Asegurar su futuro es también asegurar el nuestro 134
Golondrinas y hombres – Del anillo de latón a la anilla grabada – Una actividad científica indispensable – Unos conocimientos suplementarios – El estatus de las diferentes especies – Las especies amenazadas – Las medidas de conservación – Una acción ecociudadana – Proteger a las golondrinas.

Senda de lo imaginario
Leyendas y misterios 148
Golondrinas en el fondo de los lagos – Una presencia tranquilizadora y fértil – El castigo de Procné – Las golondrinas de La Fontaine – Una sátira con una lección de sensatez – La fuerza de la escritura – H. de La Blanchère, abogado de las golondrinas – Y una bella canción infantil – Y una historia que las convierte en monstruos.

Senda de la observación
Están por todas partes y son fáciles de ver 158
Unos seres frágiles, de modo que prudencia... – Observar aviones y golondrinas durante la migración – También se las puede observar en otras condiciones – No las busque en cualquier lugar – Los mejores lugares para observarlas – Participar en el conocimiento de las golondrinas.

Conclusión 164
Fichas de identificación de los hirundínidos 167
Bibliografía 178
Direcciones útiles/ Webs 184
Índice alfabético 186

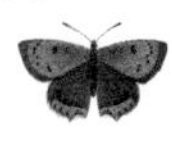

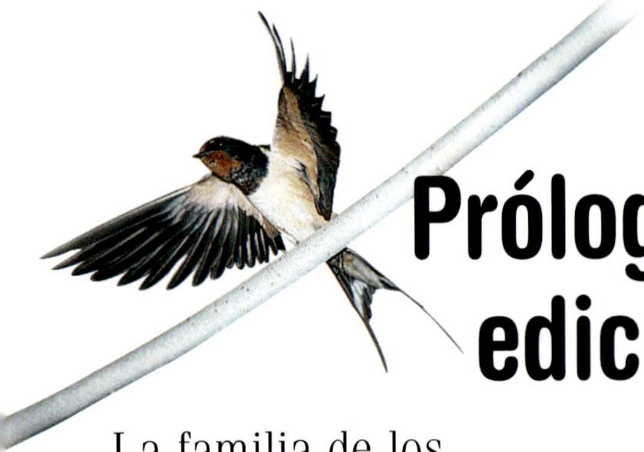

Prólogo a la edición española

La familia de los hirundínidos, a la que pertenecen las golondrinas y los aviones, está compuesta por cerca de ochenta especies distribuidas por todos los continentes excepto la Antártida. Forman un grupo de pájaros esbeltos, de largas y puntiagudas alas, cola ahorquillada, cuello corto y pico muy corto y ancho bien adaptado a sus hábitos de caza aéreos. Su vuelo es ágil, ligero y lleno de gracia poética, cualidades que sin duda han impresionado a las personas sensibles y amantes de la naturaleza desde siempre.

En el continente europeo habitan cinco especies, de las cuales la más conocida y abundante sigue siendo la golondrina común, aunque el cambio en el comportamiento nidificante del avión común lo ha convertido en la especie más familiar para aquellos que vivimos en una ciudad. El avión zapador es un pájaro excepcional por su forma de construir nidos, ya que los hace al final de un túnel que excava en taludes de ríos o graveras. El avión roquero es el menos conocido del grupo debido a que vive en paredes y cortados rocosos de difícil acceso. Finalmente, la golondrina dáurica es una recién llegada al continente, puesto que comenzó a colonizarlo a principios del pasado siglo. Todas ellas son comunes en la península Ibérica. No obstante, las poblaciones de la golondrina común y el avión zapador se encuentran en declive desde las últimas décadas del siglo XX. Las causas que han conducido a esta situación han sido diversas, pero detrás de ellas, una vez más, está la actividad humana: los cambios en las prácticas agrícolas y el abandono del medio rural, el uso masivo de insecticidas, la desertización del Sahel, la contaminación... Para preservar el futuro de estas especies es vital seguir de cerca sus poblaciones de manera que podamos anticiparnos a los peligros y tomar medidas de protección oportunas. Como siempre, el mejor principio es la divulgación de los conocimientos que sobre ellas disponemos para suscitar el interés y el respeto, tanto de los aficionados a las aves como del público en general. De ahí la importancia de este libro, que transmite al lector el amor y la preocupación de los autores por este grupo de aves sin renunciar al rigor y a la profundidad en sus exposiciones.

En su ya veterana andadura en el ámbito de la difusión en lengua castellana de libros sobre naturaleza, Ediciones Omega ha acertado nuevamente al emprender la publicación de este texto cuyo original, pensado para el público francés, ha necesitado de una adaptación para acercarlo al lector español.

La labor adaptativa ha consistido fundamentalmente en sustituir los datos sobre fenología, distribución, tamaños poblacionales y biología reproductora del original francés por aquellos que existen en la literatura científica sobre las poblaciones de hirundínidos de España, Andorra y Portugal. Allí donde el interés de los datos o la inexistencia de información equivalente en la Península lo justificara, se han conservado los originales. También se han adaptado todos los mapas de distribución y se han reelaborado algunas gráficas a partir de datos peninsulares. A diferencia del original francés, o de los nombres que reciben en alemán, catalán, vasco, gallego o portugués, no existe un nombre común en castellano que englobe a estas cinco especies, de modo que se ha optado por emplear el término científico "hirundínidos" para referirse al conjunto de golondrinas y aviones.

La atención del público y también de los investigadores se ha decantado tradicionalmente por las rapaces, las anátidas, las aves de interés cinegético y, en general, por las aves de gran envergadura. Este volumen es uno de los pocos que existe en la bibliografía ornitológica en nuestra lengua dedicado a una familia del orden de las paseriformes (el grupo que engloba a los pájaros *strictu sensu*, que es el más diversificado del planeta, con cerca de la mitad de las 10 000 especies de aves descritas). Espero que venga a despertar el interés sobre estas pequeñas aves para que poco a poco adquieran la relevancia que merecen.

Quisiera expresar mi agradecimiento a Joan Estrada por compartir conmigo sus conocimientos sobre historia natural y en particular sobre la avifauna de Cataluña, y también a Gabriel Gargallo por sus comentarios de la revisión.

Santiago Guallar (ICO)
Julio de 2004

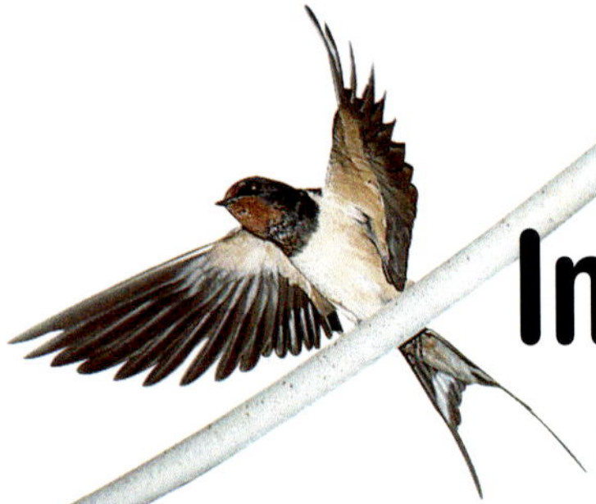

Invitación al recorrido

"Me desperté pronto aquella mañana, con esa sensación de libertad que los empleados conocen bien, esa sensación de liberación, de descanso, de tranquilidad, de independencia. Abrí mi ventana. Hacía un tiempo admirable. El cielo completamente azul se extendía sobre la ciudad, lleno de sol y de golondrinas."

Maupassant, 1884

Primicias de la primavera, presagios de felicidad, ¿a quién de nosotros no le han llamado nunca la atención estos gorjeos incesantes? ¿Quién no tiene el recuerdo de los cables eléctricos engalanados con estas aves charlatanas? De todas las especies de pájaros, si sólo hubiera una conocida y reconocida por todos, ¿no sería ésta la golondrina? La primera ave que hemos observado realmente, aquella cuyo regreso esperamos cada año, que dará ritmo a nuestra vida hasta nuestra postrera primavera, la única de la que nos acordaremos realmente. No hace falta ser ornitólogo para ver cómo un día su camino se cruza con el nuestro. Más que ningún otro pájaro, o que ningún otro animal en general, la golondrina habrá significado, un día u otro, algún presagio para cada uno de nosotros. En poemas y en novelas, en canciones y en cuentos infantiles, ha simbolizado la sabiduría, la libertad, la fragilidad o la fidelidad y, por encima de todo, la estación más suave del año, la primavera y, por lo tanto, el amor. El cantante

francés Charles Trénet, gran paladín de la alegría de vivir, hizo de la golondrina su abanderada en una célebre canción: *y a d'la joie* (hay alegría).

Es probable que esta omnipresencia, para una generación que como la mía en Francia gozaba de las nuevas libertades de la posguerra, me catapultara al mundo sorprendente de las aves en el que, a decir verdad, la golondrina ocupa el primer puesto. Tan atrás como se remonta mi memoria, las golondrinas han salpicado mi vida con maravillosos instantes. Cuando era niño, ya desde las primeras horas del día, mientras mi abuelo echaba pestes sin maldad contra las suciedades de estas aves, yo me deslizaba hasta el cuarto de baño, me sentaba discretamente sobre el alféizar de la ventana y allí, a unos pocos centímetros de sus nidos, contemplaba maravillado uno de los espectáculos más hermosos que he visto jamás. Las observaba día tras día, me embebía de sus comportamientos y penetraba cada día más en este mundo extraño que, con el paso del tiempo, se me ha vuelto tan familiar.

Más tarde, en los arenales a orillas del Loira, compartí esos mismos instantes de felicidad, esta vez en compañía del pequeño avión zapador. Las gargantas de Galamus, repletas de historias cátaras, me depararon mi primer avión roquero, y las gargantas del Gardon, no menos magníficas, mi primera golondrina dáurica.

A veces muy breves, estos encuentros no dejaban de ser por ello menos sorprendentes. Hubo esa escena tan poco habitual de una golondrina común que acosaba a un águila pescadora, hasta que, irritada ya de tanto acoso, ésta cerró sus garras sobre el pájaro y lo sumergió varias veces en el Loira antes de devolverle al fin la libertad. Y también esta otra más habitual de las golondrinas de principios de marzo las cuales, ebrias de tramontana, se ven obligadas a posarse a centenares en el suelo, para que no se las lleve ese viento violento y demasiado a menudo fatal.

Sin embargo, de todos los instantes compartidos con ellas, el del regreso primaveral continúa siendo sin duda el más intenso. Marca la llegada del buen tiempo mejor que cualquier fecha del calendario, y cada año mi felicidad es grande y mi emoción inmensa al saber que las golondrinas han sobrevivido a todas las pruebas que sufrieron durante su ausencia excesivamente larga. Con estas premisas, no podía por menos de lamentar que no hubiera una sola obra francesa dedicada a ellas y de ahí que, con 46 años casi recién cumplidos, me decidiera finalmente a escribirla. Este manuscrito no pretende ser ni muy científico ni muy literario; en realidad, no es más que el relato de un amante de las golondrinas que, por fortuna, ha podido vivir intensos momentos de emoción en su compañía y, como todo apasionado, desea compartir con otros esta pasión.

En esta obra se intentan sintetizar los conocimientos actuales de las cinco especies de golondrinas que viven en Francia (y también en la península Ibérica). Aunque es innegable que también se inspira en observaciones propias y en relatos, la obra se basa sobre todo en numerosos seguimientos realizados sobre el terreno por los ornitólogos y, por supuesto, en estudios científicos de alto nivel, la mayoría de los cuales nos sumergen en el nuevo concepto de "biología de la conservación". A través de estos conocimientos y de este nuevo enfoque que, inevitablemente, reorientará nuestra visión de la conservación de la naturaleza, se lanza una llamada de auxilio para que se haga todo lo posible para proteger estas joyas que son las golondrinas y los aviones, pero también todas las especies de aves consideradas comunes y que, hasta fechas muy recientes, han sido tan a menudo olvidadas por las medidas encaminadas a proteger la biodiversidad.

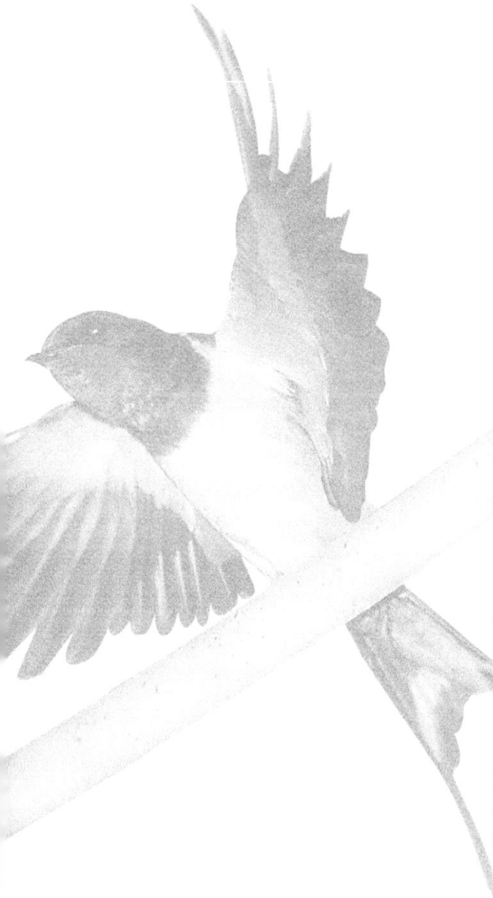

Tanto en Francia como en la Península, las golondrinas están presentes por doquier, en nuestros campos o en nuestros pueblos, en las mesetas áridas o en el centro de las ciudades. Desde principios de primavera hasta finales de verano como mínimo, comparten con nosotros los hermosos días de la vida. Su presencia se ha considerado siempre como un acontecimiento de gran felicidad. Y, sin embargo, ¿quién conoce bien a las golondrinas? No muchas personas, en realidad, aparte de las gentes del campo que desde siempre les han ofrecido refugio en sus graneros y establos. Pero los tiempos han cambiado y estos magníficos animales, al igual que muchos otros, padecen una modernidad pensada para y por unos hombres que poco a poco pierden el sentido de la vida. Más aún que otras criaturas hoy amenazadas, las golondrinas ilustran la grave crisis social y agraria que estamos sufriendo, crisis que nos ha privado de una cierta calidad de vida y de la que ellas son las primeras víctimas. ¡Imaginemos por un instante una primavera sin golondrinas! Esta ausencia revelaría, sin duda alguna, una de las situaciones más dramáticas, estando como está su futuro tan estrechamente ligado al del hombre, el cual debería entonces emprender sensatos y necesarios cambios para poder sobrevivir…

Senda genealógica

Golondrinas y aviones forman una familia de más de 35 millones de edad que se distribuye hoy por la totalidad del planeta, a excepción de las zonas árticas y antárticas, regiones demasiado frías y por consiguiente inhóspitas para estos grandes cazadores de insectos.

Historia y distribución de los aviones

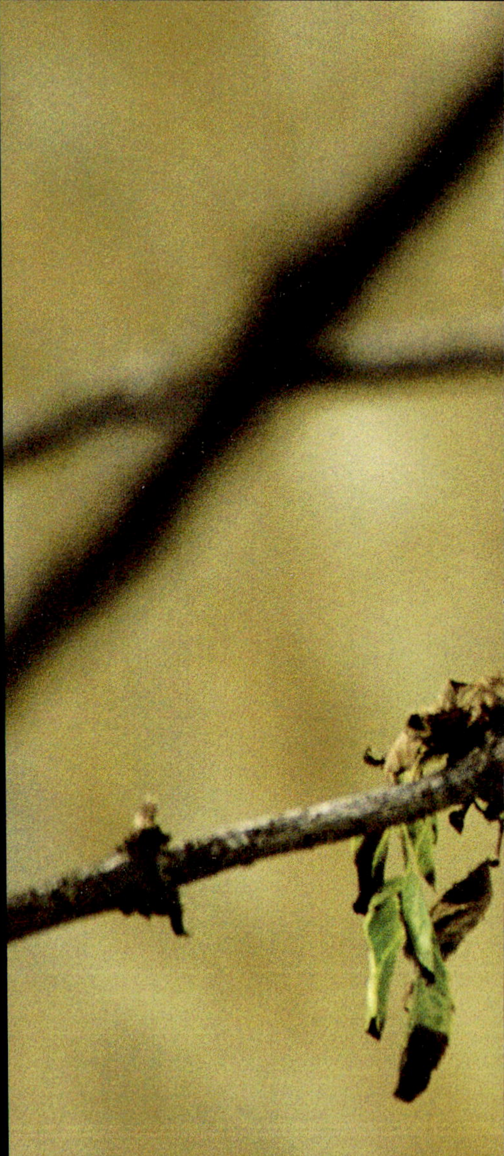

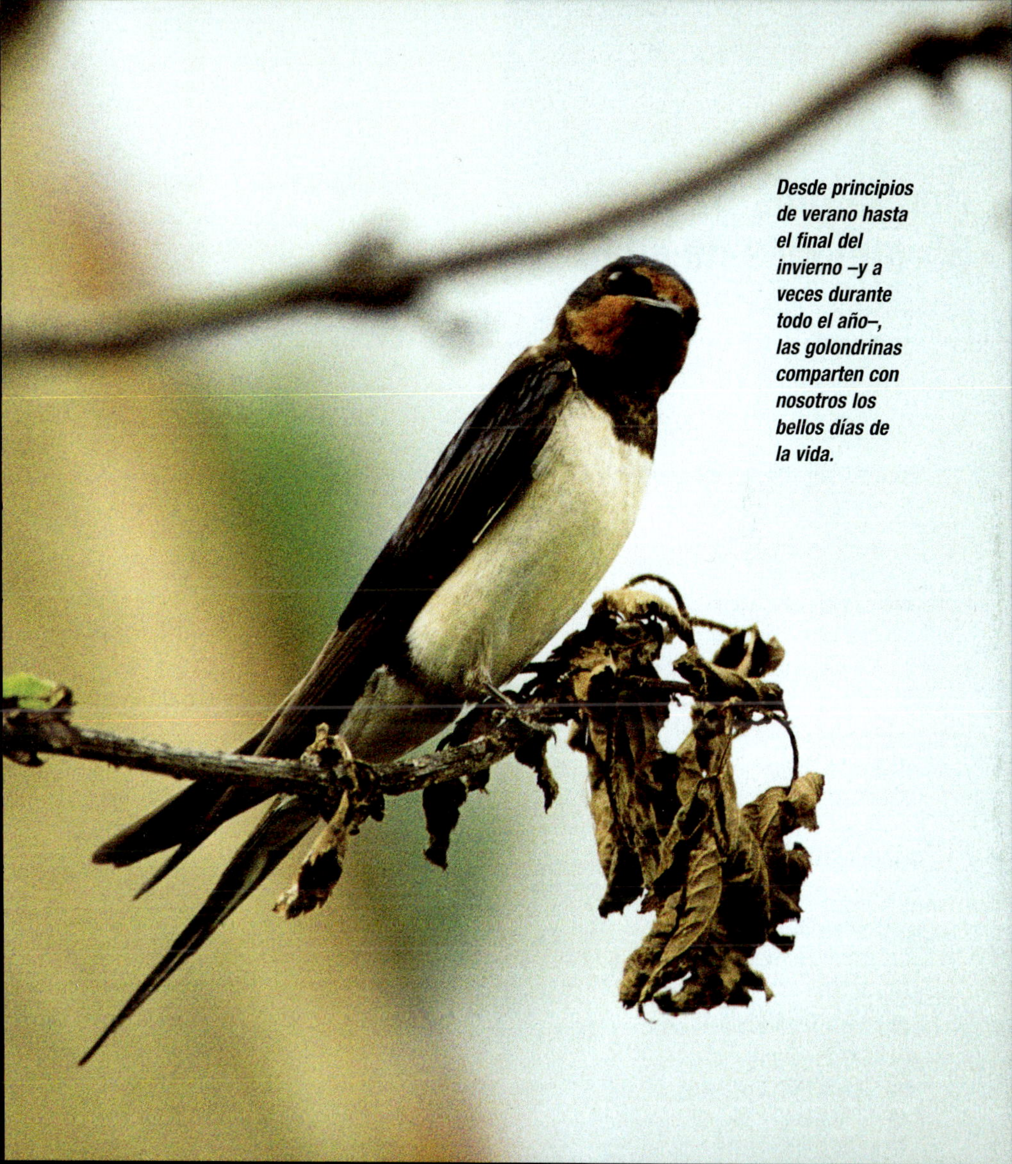

Desde principios de verano hasta el final del invierno –y a veces durante todo el año–, las golondrinas comparten con nosotros los bellos días de la vida.

y golondrinas

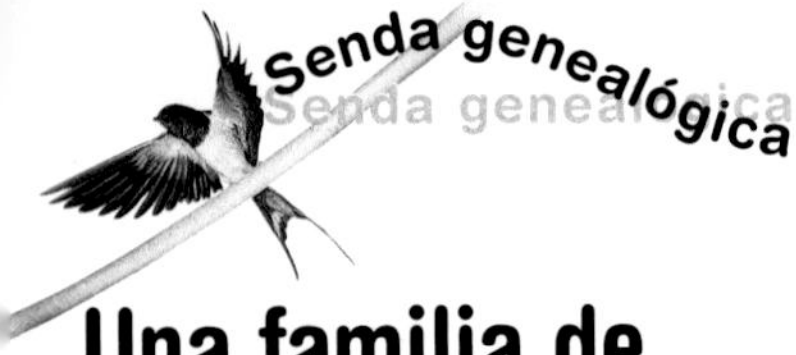

Una familia de 35 millones de edad

La evolución de las aves a lo largo de los tiempos geológicos es compleja y todavía poco conocida. La especial fragilidad de sus huesos huecos nos ha impedido descubrir los fósiles que permitirían reconstruir su génesis con precisión. Para muchos paleontólogos, el origen de las aves se encuentra en África, entre los reptiles arcosaurios y muy probablemente entre los dinosaurios del Secundario, desde principios del Triásico. Más allá de los numerosos eslabones perdidos que se han llegado a imaginar, a veces con una gran subjetividad, entre estos reptiles y las aves, es innegable que en el Secundario se produjo un cambio fundamental en la evolución y que a finales del Cretácico aparecieron verdaderas aves, algunas de las cuales poseían todavía dientes. Durante la era Terciaria se desarrollaron todos los órdenes actuales. Aunque numerosas familias ya estaban netamente diferenciadas hace unos 60 millones de años, la de las golondrinas tuvo que esperar al Mioceno, hace unos 35 millones de años, para diferenciarse. Se trataba de una primera etapa, ya que la evolución continuó su curso y continúa todavía afinando los detalles (Dorst, 1971). El aislamiento geográfico de las poblaciones, así como el hábitat y la selección natural generan nuevas formas de las que se originarán otras especies y nuevos géneros que, en el futuro, poblarán la Tierra que habremos dejado a nuestros lejanos descendientes.

De la familia a la especie...

Numerosos científicos se han interesado por el problema del paso de la familia a una diversidad de especies. Hasta la década de 1950, limitados como estaban por el principio de la inmovilidad de los continentes que prevalecía entonces, imaginaban un proceso de especiación basado en la capacidad de los individuos en salvar los océanos a través de puentes naturales (Darlington, 1957, en Blondel, 1986). El estrecho de Bering estaba, de forma inevitable, en el epicentro de este dispositivo. A finales de la década de 1960, el "redescubrimiento" de la deriva de los continentes, confirmado por la teoría de la tectónica de placas, modificó este enfoque de un modo radical. Hace 230 millones de años, la fragmentación de Pangea en dos masas distintas, Laurasia y Gondwana, a partir de las cuales, durante los últimos 100 millones de años, se fueron formando a su vez los continentes tal como los conocemos hoy, explica en parte estos

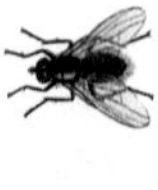

La tectónica de placas, la teoría geológica del siglo xx

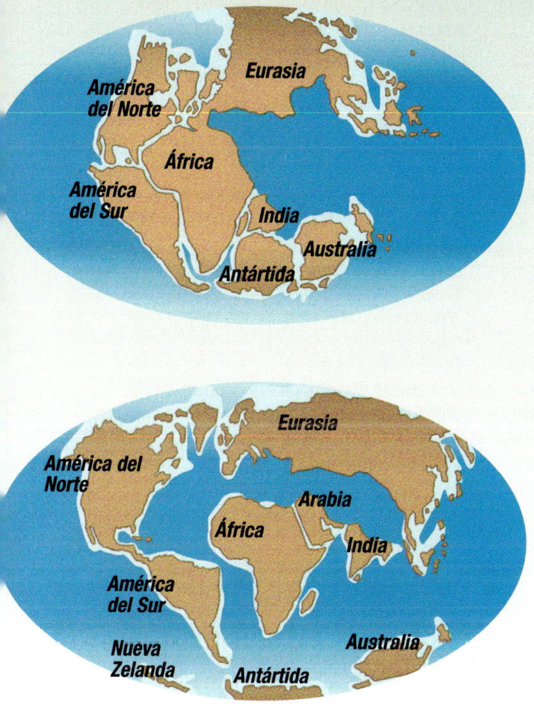

La deriva continental, confirmada por la teoría de Wegener, explica en parte la distribución de los distintos hirundínidos en las diversas regiones del planeta.

profundos cambios que están en el origen de la distribución de los géneros o de las especies en las distintas regiones biogeográficas de la Tierra (Blondel, 1986). En la gran familia de las golondrinas, por ejemplo, los géneros *Neochelidon, Alopochelidon, Stelgidopteryx, Tachycineta, Notiochelidon, Atticora* y *Progne*, es decir, cerca de la mitad de los géneros y cerca de un tercio de especies conocidas, se desarrollaron y viven únicamente en el continente americano. En estos géneros relativamente variados se encuentran numerosas especies forestales que anidan en cavidades naturales.

Los géneros *Psalidoprocne, Pseudhirundo* y *Phedina* sólo se encuentran en el continente africano. La única especie del género *Cheramoeca* limita su distribución al continente australiano. Los géneros *Riparia* e *Hirundo* tienen representantes en ambos lados del Atlántico, mientras que las especies del género *Delichon* sólo se encuentran en el Viejo Mundo (Turner, 1989).

A la fragmentación de las tierras, particularmente favorable para el aislamiento y propicia para la especiación, se suman, durante un periodo en el que se estabilizan las familias, fenómenos más recientes de tipo climático y ecológico que completan y refuerzan el proceso.

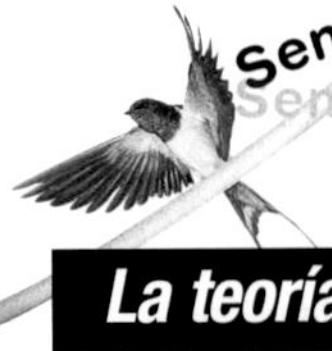

La teoría de Wegener, una revolución para las ciencias de la vida

Al igual que Einstein o Planck, Wegener, meteorólogo y geofísico alemán, no escapó a las burlas del mundo científico cuando, en 1924, expuso su teoría de la deriva de los continentes. Émile Belot, vicepresidente de la sociedad astronómica de Francia, llegó incluso a refutarla para avanzar su propia teoría sobre la génesis de los continentes, que según él habrían sido edificados "por importantes masas de agua que habían arrastrado todos los materiales necesarios, después de lo cual ningún continente se habría movido". En 1925, cuando a Wegener le tenían aislado y le consideraban poco menos que un loco, Eugène Frichot, miembro de la Academia francesa de las Ciencias, juzgó que su idea era "original y seductora" y la bautizó como teoría geofísica general. En 1926, durante un simposio organizado en Nueva York, la comunidad científica descartó "definitivamente" la teoría de la deriva de los continentes. Sin embargo, en 1936, el profesor Houllevigue la exhumó y, en 1943, un profesor de ciencias, M. A. Vandel, reconoció la validez de la teoría de Wegener y utilizó, punto por punto, cada uno de sus argumentos para explicar un gran número de fenómenos paleontológicos, climatológicos y geográficos.

Pero hubo que esperar hasta 1967, es decir, 43 años más tarde, para que Wegener fuera rehabilitado por completo durante un simposio de la American Geophysical Union, que bautizó su teoría como "tectónica de placas", teoría que hoy es reconocida unánimemente por el mundo científico. "Se trata de la teoría geológica del siglo, tan importante para las ciencias de la Tierra como el descubrimiento del átomo para la física y la química." Wegener, que desapareció en 1930, a los 50 años de edad, durante una expedición científica por los hielos de Groenlandia, no pudo disfrutar de este reconocimiento tardío de la importancia de su descubrimiento.

Science et Vie,
n.° 1000, 2001

La clasificación de las golondrinas y los aviones

Orden
Passeriformes

Familia
Hirundinidae

- **Subfamilia** Pseudochelidoninae
  - Pseudochelidon — *2 especies*
- **Subfamilia** Hirundininae
  - Neochelidon — *1 especie*
  - Alopochelidon — *1 especie*
  - Stelgydopteryx — *2 especies*
  - Tachycineta — *8 especies*
  - Notiochelidon — *4 especies*
  - Atticora — *2 especies*
  - Progne — *5 especies*
  - Riparia — *4 especi*

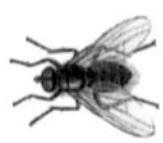

Una clasificación en perpetua evolución

Hasta finales del siglo XIX, la clasificación de las aves se basaba principalmente en su aspecto morfológico. Más tarde, al relacionar estos caracteres con criterios ecológicos, etológicos y fisicoquímicos, con el estudio de los parásitos externos, con la biogeografía y, más recientemente, con la sistemática molecular, los taxonomistas pudieron determinar con gran precisión el número exacto de especies que viven en el mundo, que es de 9600. Con todo, el número total de subespecies, que sería de 28 500, así como el de los géneros, adolece de una gran subjetividad, y la clasificación de las aves, especialmente del orden de los Passeriformes, continúa siendo compleja. Algunos taxonomistas clasifican golondrinas y aviones al principio del suborden Oscines, junto con las alondras y los bisbitas y lavanderas. Según Dorst (1971), aun cuando ambos grupos se suceden en las listas sistemáticas, las alondras serían aves relativamente primitivas, en tanto que las golondrinas, muy especializadas, no presentarían un estrecho parentesco con ellas. Por lo demás, análisis bastante recientes de ADN (Turner, 1989) muestran que las golondrinas y los aviones estarían más próximos a los trepadores y a los chochines que a las alondras.

Una clasificación entre otras

Existen de 75 a 79 especies de golondrinas y aviones a lo ancho del mundo. Se clasifican en 2 subfamilias que se dividen a su vez en 15 géneros, el más importante de los cuales es el género* Hirundo. *El número medio de subespecies es de 2,6 por especie de hirundínido.

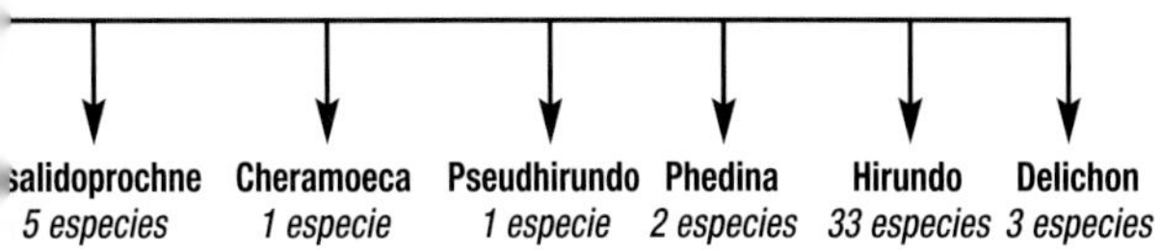

De hecho, el número de especies descritas de golondrinas y aviones varía entre 75 y 79, según los autores. Aunque existen a veces diferencias bien marcadas entre las especies, no se trata ni mucho menos de una regla general, lo que explica las dificultades con que se encuentran los científicos para clasificarlas. Pese a ello

Senda genealógica

han podido diferenciarse dos grandes grupos (Turner, 1989). El primero, Pseudochelidoninae, se compone de un género y de dos especies muy particulares, una africana y la otra asiática. Aunque son magníficas, sus rasgos son más bien toscos: pico voluminoso, patas gruesas y bastante largas, particularidades todas ellas que sembraron la confusión entre los ornitólogos, quienes clasificaron a estas aves en un principio en el orden Coraciiformes y en la muy diversificada y especialmente coloreada familia de las carracas (Coraciidae). Posteriormente, y debido a sus evidentes similitudes con las golondrinas, sobre todo por la presencia de siringe u órgano vocal, las clasificaron en esta familia, aunque en un género aparte, *Pseudochelidon*. A este género pertenece la golondrina de anteojos, descubierta en Tailandia en un año tan tardío como 1968.

El segundo grupo, Hirundininae, es más importante, ya que comprende la casi totalidad de los géneros (n = 14) y de las especies. Dentro de este grupo, la diferenciación se basa esencialmente en la morfología general, el tipo de alimentación y de nidificación, así como en numerosos detalles tales como la forma de la cola, la coloración, los tarsos recubiertos o no de plumas, la forma del pico y de las narinas (Turner, 1989).
Con todo, estas diferencias son a veces tan sutiles que esta clasificación, no aceptada unánimemente por el mundo científico, está sujeta a frecuentes modificaciones. De tanto en tanto aparecen géneros que desaparecen con la misma rapidez. Algunos de ellos cuentan con una sola especie, pero la gran mayoría comprende de dos a ocho. Con 33 especies, esto es cerca del 50% de todas las que se conocen, el género *Hirundo* es el más importante.
Estos distintos géneros se componen de numerosas especies que se dividen en subespecies, y el número medio de estas últimas se estima en 2,6 por cada especie de golondrina.

Golondrinas y aviones a lo ancho del mundo y en la península Ibérica

Con una movilidad extrema que desafía todos los obstáculos, los hirundínidos han conquistado la casi totalidad del planeta. Pueblan continentes tales como Europa, África, América, Asia y Australia, pero también islas minúsculas como algunas Antillas. Algunos viven sobre los afluentes de un río de varios miles de kilómetros y otros en unos cuantos pequeños valles montañosos en el interior de China. Tan

sólo el Ártico y el Antártico no han sido colonizados, aunque también es cierto que estas regiones son particularmente inhóspitas para estos grandes consumidores de insectos.
Conocemos con precisión su distribución a través del mundo, como también conocemos las cinco especies que habitan en Francia y en la península Ibérica. El trabajo de los ornitólogos en ecología figura entre los más exhaustivos. Las observaciones coordinadas en el marco de los atlas nacionales (Yeatman, 1976; Yeatman-Berthelot y Jarry, 1994, en Francia; Martí y Del Moral, 2003, en la Península) dan de ello una imagen precisa. El seguimiento de las zonas de muestreo permite evaluar el estado de salud de las golondrinas y aviones y de estimar el tamaño de las diferentes poblaciones. Y en fin, un programa de seguimiento de las especies nidificantes raras y amenazadas en Francia aporta datos inéditos sobre la población de una especie todavía poco conocida allí, la golondrina dáurica.

Con sus cinco especies, Francia y la Península acogen no menos de tres géneros netamente diferenciados. La golondrina común, la golondrina dáurica y el avión roquero pertenecen al género *Hirundo*. Tienen en común el modo de construir el nido, por lo general una copa muy elaborada, edificada con bolitas de tierra amasadas con saliva. El género *Riparia* está representado por el avión zapador, hirundínido pequeño y marrón que, como todos los de su género, excava madrigueras en la arena. El avión común se clasifica en el género *Delichon*, debido a sus curiosos tarsos cubiertos de plumas. No obstante, los casos de hibridación, hasta el presente tan sólo supuestos, entre la golondrina y el avión comunes podrían hacer pensar, si se llegasen a comprobar, que estas dos especies pertenecen al mismo género...
De entre estas cinco especies de hirundínidos, cuatro son politípicas, con numerosas subespecies repartidas a través del mundo. Tan sólo el avión roquero es monotípico y está representado únicamente por la raza nominal en toda su área de distribución.

La golondrina común *(Hirundo rustica)*, la más difundida

La más difundida y probablemente la más conocida es la golondrina común. Campesina por excelencia, construye su nido en graneros y establos. Hasta fechas muy recientes la llamaban en Francia golondrina de chimenea, en alusión a la época en la que anidaba comúnmente en los conductos de chimenea que estaban en gran parte abiertos en su base (Géroudet, 1963). Es una costumbre que parece haberse conservado en algunas regiones francesas y sobre todo en Portugal y Alemania, donde el ave todavía recibe el nombre de golondrina de las chimeneas y golondrina del humo (Cabart y Chauvet, 1996), respectivamente.

No suele superar los 18 a 20 g de peso y su envergadura total es de una treintena de centímetros. Los adultos son de un color azul negruzco uniforme, con reflejos metálicos en la parte superior. La frente, la cara y la garganta son de un marrón rojizo oscuro. También muestra una banda pectoral azul oscura con reflejos metálicos más marrones en la hembra. El vientre es blanco, más o menos teñido de rojizo. La cola, netamente ahorquillada, se prolonga en dos rectrices externas más o menos largas, de 100 mm o más en el macho, y de poco más de 84 mm en la hembra (Soler, 2002). Cuando salen del nido, los jóvenes tienen una coloración bastante más apagada; la frente, la cara y la garganta son de color castaño claro. Según su procedencia, primera, segunda o tercera polladas, aparecen algunas plumas más marrones bajo su garganta. Tienen menos envergadura que los adultos y sus rémiges continúan creciendo bastante después de su primer vuelo. Lo mismo sucede con las largas plumas externas de la cola, que están ausentes durante sus primeros meses de existencia.

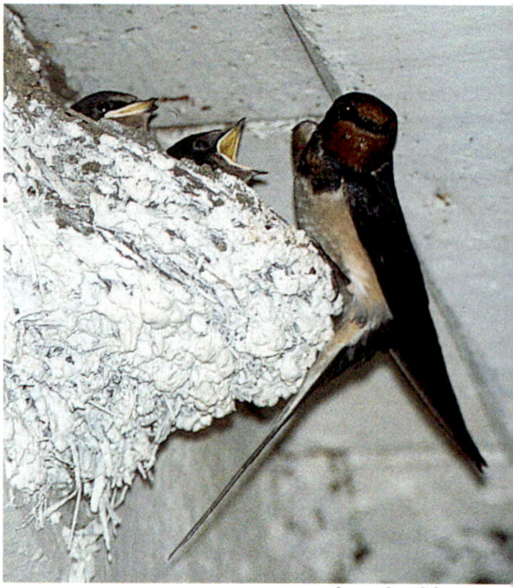

La golondrina común, gracias a su silueta característica, es fácil de identificar.

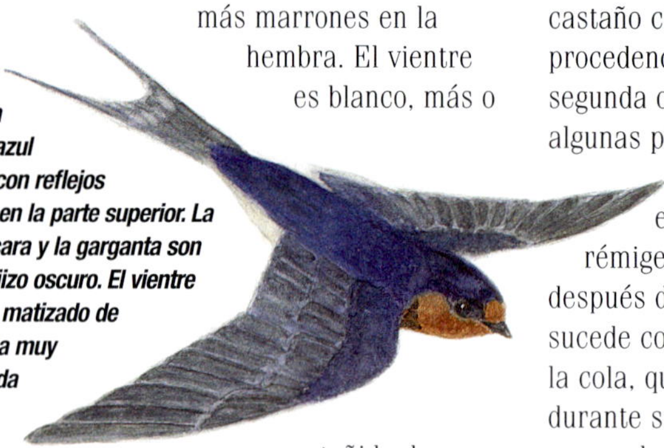

La golondrina adulta es azul negruzco con reflejos metálicos en la parte superior. La frente, la cara y la garganta son marrón rojizo oscuro. El vientre es blanco, matizado de ocráceo. La muy ahorquillada tiene rectrices externas prolongadas más o menos largas.

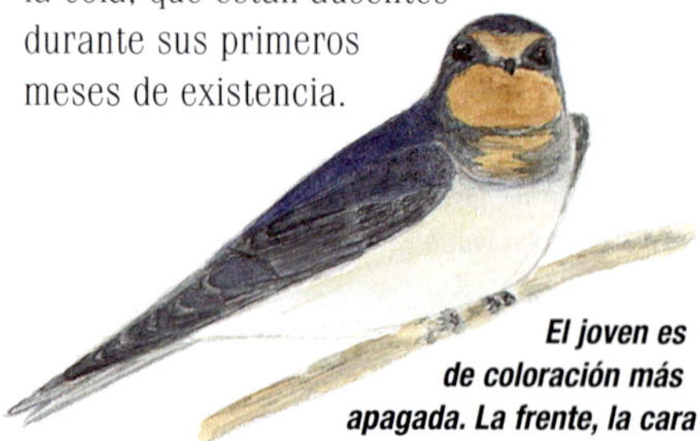

El joven es de coloración más apagada. La frente, la cara y la garganta son castaño claro.

La golondrina común es cosmopolita. Por consiguiente, habita a ambos lados del Atlántico. En la Península, está representada por la subespecie nominal, *Hirundo rustica rustica*, que se encuentra asimismo en todos los países de Europa, en Asia Menor, desde Irak hasta el este de Yemen, del Sikkim al oeste hasta los montes del Sin-Kiang, y en África del Norte, hasta el este de Libia. La especie consta de 5 subespecies. En el Líbano, en Siria y en Israel, la raza nominal cede su puesto a la subespecie *Hirundo rustica transitiva,* la cual, a su vez, es sustituida en Egipto por la subespecie *Hirundo rustica savignii* (según parece, esta raza fue capturada en Francia, en la Vendée [Guérin, 1921]). La subespecie *Hirundo rustica erythrogaster* anida en América del Norte y en Siberia oriental. *Hirundo rustica gutturalis* anida en el este de Asia, hasta Nueva Guinea, e *Hirundo rustica tytleri* anida en la India.

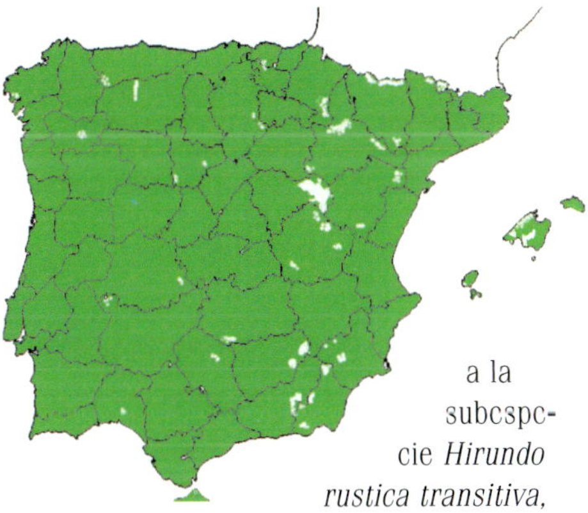

La golondrina común es la especie más difundida. Anida en toda la península Ibérica y Baleares, en particular en las zonas rurales. En invierno pueden verse algunos ejemplares, sobre todo en marjales y en el sur. (Snow y Perrins, 1998; Martí y Del Moral, 2003.)

Con 1 a 5 millones de parejas (Yeatman, 1976; Yeatman-Berthelot y Jarry, 1994), es muy probablemente la especie de golondrina más abundante en Francia. En Portugal, su población se estima en 1 000 000 de parejas (Rufino, 1989) mientras que en Andorra es muy escasa y su población no sobrepasa las 30 parejas (ADN, 2002). En España, donde esta golondrina es una de las cinco especies más ampliamente distribuidas (Martí y Del Moral, 2003), sus efectivos deben rondar las 800 000 parejas (783 000-812 000 según las estimas más fiables disponibles; Purroy, 1997). Además de toda Francia, incluida Córcega, anida en toda la península Ibérica y Baleares. En 2000 se comprobó su cría en la isla de Gran Canaria (Martín y Lorenzo, 2001), donde había dejado de hacerlo desde hacía décadas. Presenta una distribución amplia por toda la Península, aunque parece ser abundante en los sectores más meridionales. En el norte se considera más rara, sobre todo en la vertiente cantábrica. Tiene una clara tendencia a no colonizar los núcleos montañosos. En general no parece asentarse en altitudes superiores a los

1500 m, pero alcanza los 1600 m en la Sierra de Gredos (Pleguezuelos, 1992). Aunque en los Pirineos orientales es común hasta los 1400 m como mínimo, en los occidentales su límite de nidificación es de apenas 1000 m, por lo menos en Francia (Boutet y Petit, 1987). Curiosamente, en este mismo país llega hasta 1660 m en Saboya (Isenmann, 1999) y hasta 1820 m en los Altos Alpes (Garcin, en Jarry, 1994). En la Península, como ya se ha dicho, la nidificación es muy rara a gran altura y, por lo demás, la especie muestra gran preferencia por las zonas con presencia de agua. Y tanto aquí como en Francia prefiere zonas rurales (establos, granjas o cortijos) sin desdeñar las ciudades pequeñas en las cuales antes criaba con gran frecuencia.

Para algunas regiones o departamentos de Francia

existen estimaciones interesantes sobre los números de nidificantes. Así, Berne (1984) estima la población del Jura en 40 000-50 000 parejas. Ésta es de 30 000 a 40 000 parejas en la región Norte-Pas-de-Calais (Tombal, 1996), de 6000 parejas para el Gard y de 4000 parejas para el Vaucluse (Salvan, 1983). En Alsacia, la población se evalúa en 30 000 a 50 000 parejas (Muller, 2000). En Cataluña (Estrada *et al.*, 2004), su población se estima en 185 492-268 986 parejas. La densidad de población en hábitat primario del oeste y centro de Europa alcanza máximos de 34 parejas/km^2 (con promedios de 1-15 parejas/50km^2), mientras que en el sur predominan densidades cercanas a las 80-160 parejas/50km^2 (Hagemeijer y Blair, 1997). La media de sus densidades máximas citadas en pueblos y regadíos de España es de 2,248 parejas/ha (Martí y Del Moral, 2003). Algunas densidades registradas en Galicia por Penas-Patiño *et al.* (1995) son: 33 parejas con 166 aves nuevas para un total de 19 casas en Rebordelos, 4 parejas con 27 crías en 15 casas en Sambade, 100 parejas en

El avión común tiene la parte superior del cuerpo azul negruzca con reflejos metálicos, a excepción del obispillo blanco, diagnóstico y bien visible. También diagnóstica, la parte inferior es de un blanco inmaculado. La cola oscura está profundamente escotada, pero carece de las largas rectrices externas de las golondrinas.

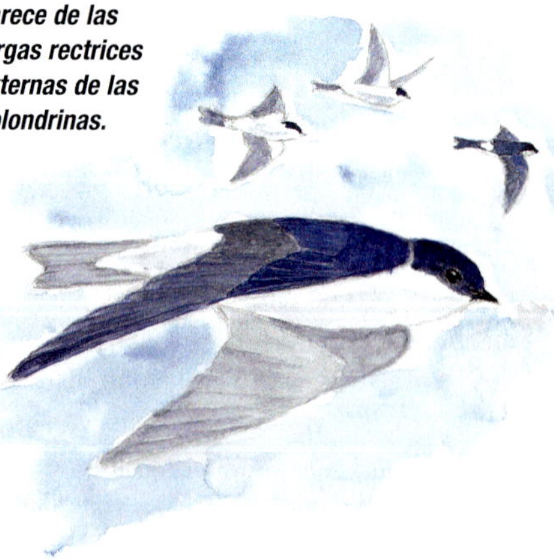

30 aldeas en Courel. En la comarca barcelonesa del Vallès Oriental, Ribas (2000) registra 5000 parejas con una densidad media de 5,2 parejas/km^2 y máxima de 14 parejas/km^2.

El avión común *(Delichon urbica)*, también muy abundante

Actualmente más abundante en la Península que la especie anterior, aunque quizá menos conocido, el avión común es más propio de las ciudades. Este pequeño hirundínido cría muy a menudo en el exterior de los edificios, bajo aleros y balcones, y a él se le han de imputar muchas veces las deyecciones en las fachadas de las casas. En algunas regiones, las colonias se instalan en precipicios, lo que atestigua su origen rupestre.

Su nombre genérico, *Delichon*, no es más que el anagrama de "Chelidon". Es a esta especie a la que aludía Leonardo da Vinci cuando, en sus *Carnets,* evocaba una antigua leyenda que atestiguaba las virtudes curativas de las golondrinas. La segunda parte de su nombre científico, *urbica*, denota a las claras su relación con la ciudad, en tanto que su nombre francés de "golondrina de las ventanas" *(Hirondelle de fenêtre)* podría venir tanto de la costumbre que tiene esta especie de anidar en las ventanas como del latín *fenestra,* que designa el orificio del nido (Cabart y Chauvet, 1996).

Aunque el avión común parece más pequeño que su prima la golondrina común, esto no es más que una impresión, ya que

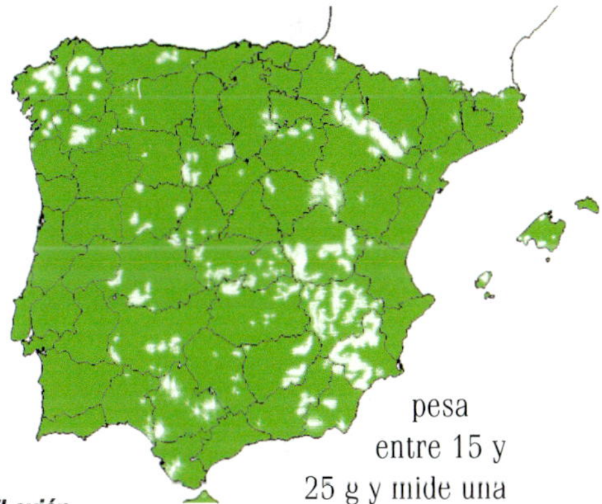

El avión común cría en toda la Península y Baleares, pero, a diferencia de la golondrina común, anida en ciudades. (Snow y Perrins, 1998; en Martí y Del Moral, 2003.)

pesa entre 15 y 25 g y mide una treintena de centímetros de envergadura. Se la reconoce fácilmente por la parte superior de su cuerpo azul negruzca con reflejos metálicos, sobre la que destaca con nitidez el pequeño obispillo blanco puro que le ha valido sus nombres en catalán y gallego (respectivamente *oreneta cuablanca* y *andoriña do cu branco).* Toda

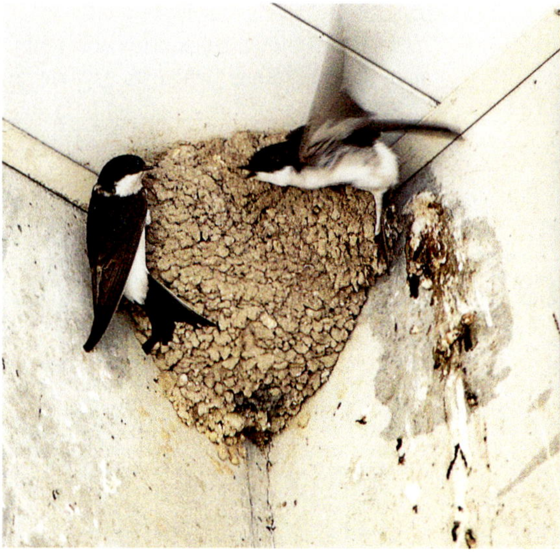

Pareja de aviones comunes en el nido.

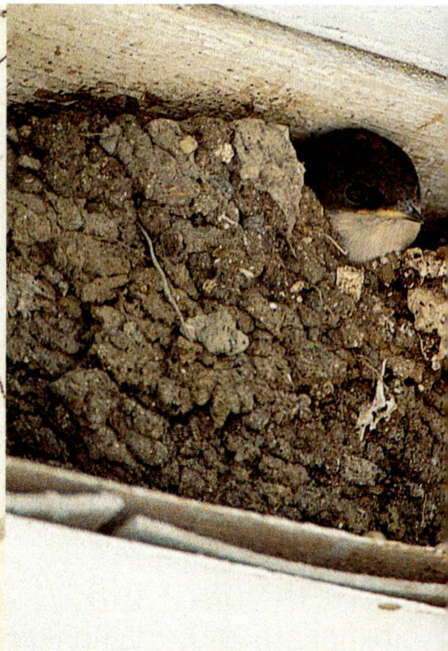

Jóvenes aviones comunes

la parte inferior del cuerpo es de un blanco inmaculado. En la naturaleza es imposible identificar los sexos, pero sí es posible distinguir los jóvenes de los adultos. Los primeros tienen la parte superior del cuerpo marrón, teñida de reflejos azules. La cola oscura del avión común está muy escotada, casi ahorquillada, pero no muestra las largas rectrices externas de las golondrinas.
Esta especie no se encuentra en el continente americano, pero anida desde el oeste de Europa hasta el extremo oriental de Asia. Es un ave muy misteriosa que pasa gran parte de la estación desfavorable en el aire, un poco como los vencejos, razón por la cual su área de invernada africana sigue siendo mal conocida, aunque se han descubierto recientemente dormideros en medios forestales y se ha observado sobrevolando bosques en altiplanicies del oeste de Zimbabue, Kenia y norte de Tanzania (Hagemeijer y Blair, 1997).
En la península Ibérica, el avión común está representado por la raza nominal, *Delichon urbica urbica*, que se encuentra desde África del Norte hasta Siberia. Esta especie presenta 4 subespecies. Desde Asia central hasta Manchuria se encuentra la subespecie *Delichon urbica lagopoda*. En el rosario de islas situado en Japón al este de Corea, anida la subespecie *Delichon urbica dasypus*, que

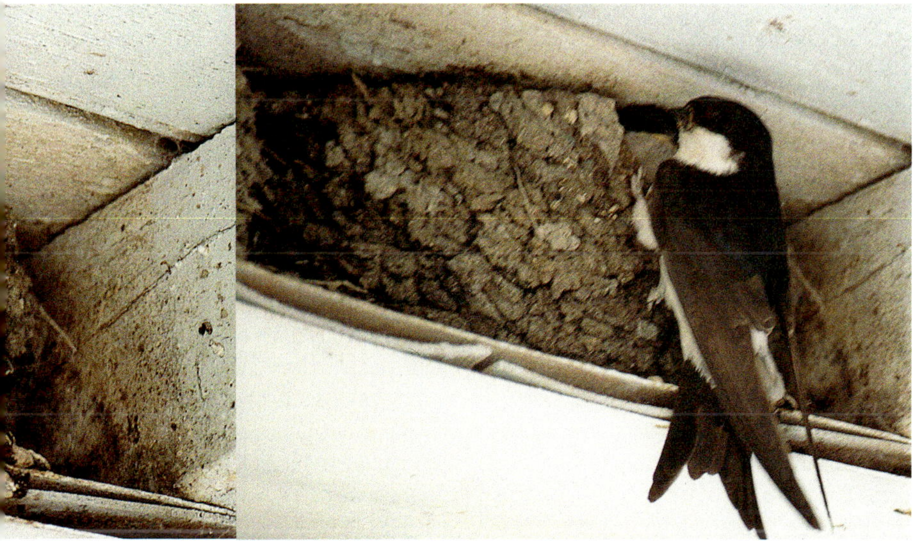

y su alimentación por aviones comunes adultos.

algunos elevan al rango de especie y dividen a su vez en subespecies. En el sureste de China y también en Taiwan se encuentra *Delichon urbica nigrimentalis* y, en último lugar, *Delichon urbica cashmeriensis* vive, como indica su nombre, desde Pakistán hasta el suroeste de China.

El avión común cría en toda la península Ibérica y las Baleares. Mientras que en Francia su población está cercana al millón de parejas, en España se estima que su tamaño poblacional es de 2140000-2160000 parejas (Purroy, 1997) con unas densidades en medio urbano de 1,333 aves/ha (Martí y Del Moral, 2003).

El avión zapador *(Riparia riparia)*, de distribución muy discontinua

A orillas de los ríos y de las zonas pantanosas o en las canteras de arena en funcionamiento, vive un hirundínido pequeño y bastante común, aunque no muy conocido, el avión zapador. Su nombre científico viene del latín *ripa*, "ribera" y de *riparius*, "que vive en las riberas". En efecto, esta especie excava su madriguera en los taludes de

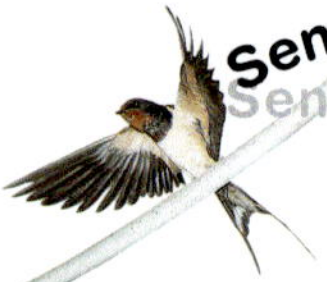

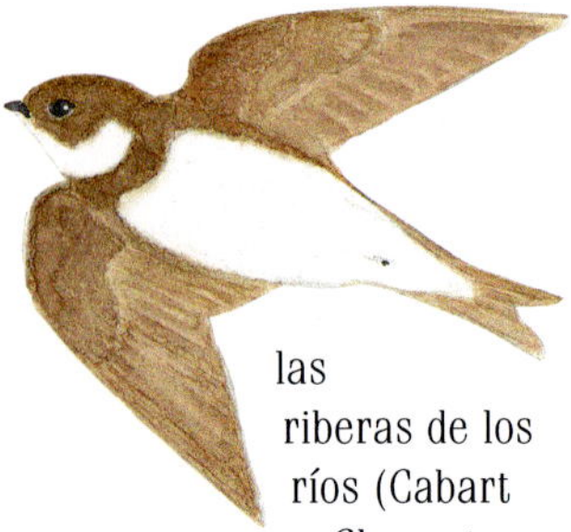

Es un pájaro pequeño y grácil, marrón por encima y blanco por debajo, que se caracteriza por una pequeña banda pectoral marrón oscura situada en lo alto del pecho.

las riberas de los ríos (Cabart y Chauvet, 1996).

Es un hirundínido pequeño, cuya envergadura supera rara vez los 25 cm y el peso 15 g. Los adultos de ambos sexos, indistinguibles en la naturaleza, son de color marrón oscuro por encima y blancos por debajo, y presentan una banda pectoral marronosa. Los jóvenes que salen volando de las madrigueras son también marrones oscuros, pero sus plumas tiene un margen rufo anteado, lo que les da un aspecto escamoso.

El pequeño avión zapador es subcosmopolita. Cría en las latitudes templadas y frías de América del Norte y de Eurasia. La raza nominal *Riparia riparia riparia,* que anida en la Península, está presente en casi toda el área de distribución de la especie, salvo al sur de los Urales, en el este de Irán y de ahí hasta Mongolia, donde la sustituye la subespecie *Riparia riparia diluta.* Otra subespecie, *Riparia riparia shelleyi*, anida en Egipto y en Sudán, mientras que *Riparia riparia ijimae* anida desde el sureste de Siberia hasta Japón.

El avión zapador se distribuye de un modo muy discontinuo por la península Ibérica y no se le encuentra en las Baleares. Su distribución está muy asociada a las riberas de los ríos, a las graveras, las zonas abiertas con charcas y las zonas pantanosas; no obstante, el carácter inconstante de los sustratos de nidificación así como los problemas de depredación producen cambios locales y regionales en la ubicación de sus colonias, aunque en ocasiones son abandonadas sin motivo aparente. Aparece dispersa por la mayoría de las cuencas hidrográficas de la Península, con mayor presencia en la del Duero.

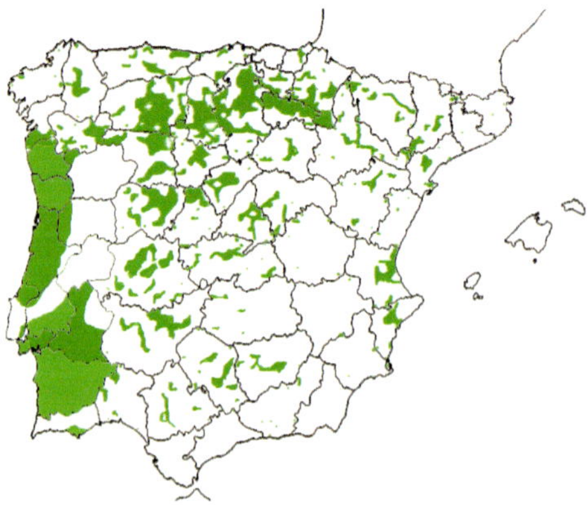

El avión zapador está presente en gran parte de la Península. Su distribución discontinua depende de cuencas hidrográficas. (Snow y Perrins, 1998; Martí y Del Moral, 2003.)

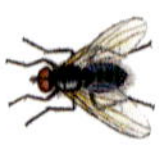

En Galicia se concentra en las cuencas del Limia y del Miño-Sil. Es muy local en Cataluña (casi sólo en el Ebro y el Segre), Andalucía oriental y meridional y en la región natural de La Mancha (Martí y Del Moral, 2003). También está ausente de Andorra.

La distribución de sus colonias está sujeta a la presencia constante de cursos fluviales o masas de agua, aunque se han encontrado colonias alejadas del agua en Galicia (Bernis, 1971) y Asturias (Carballal, 1990). Muestra una gran preferencia por los materiales arcillosos, probablemente porque son mucho más disgregables. Normalmente se establecen a altitudes inferiores a 600 m (Bernis, 1971). En los últimos años se vienen encontrando colonias a mucha mayor altitud en la mitad septentrional de la Península: una a 1050 m en la Cerdaña (Gallego *et al.*, 1990), otra a 1305 m en Orense (González y Villarino, 1997) y más de 10 por encima de los 1000 m en León, una de las cuales, situada a 1620 m, constituye el récord de altitud en el continente europeo (García y Álvarez, 2000). En Orense, el 95% de las colonias tiene origen antrópico (González y Villarino, 1997). Las graveras albergan el 67% de las colonias en Extremadura (De Lope *et al.*, 1987). En la provincia de Burgos la mayor parte de las colonias se asienta en excavaciones para la extracción de arenas, estratos arenosos que asoman en canteras de roca y arcilla, taludes de carretera, excavaciones de pantanos y amontonamientos de arenas para obras (Román *et al.*, 1996). Puede anidar en los muros de piedra de puentes y construcciones antiguas (Calderón y Calderón, 1989; Martínez, 1989; Román *et al.*, 1996). Su población en España se ha estimado en 540 000-750 000 parejas (Purroy,

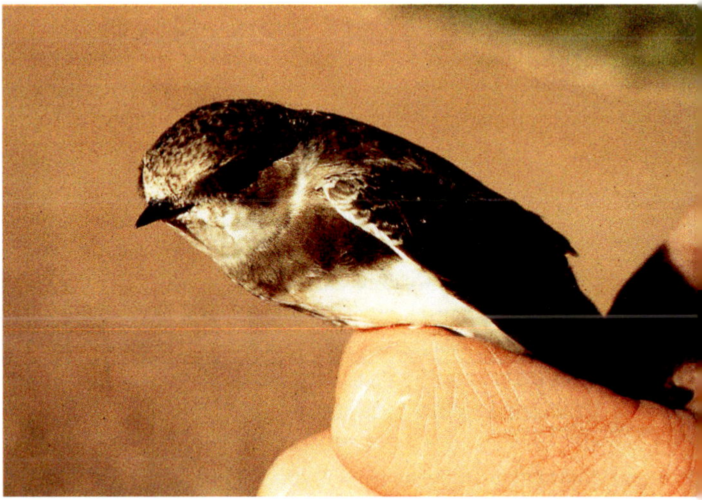

El avión zapador es un hirundínido muy pequeño. La envergadura no supera 25 cm y pesa unos 15 gramos.

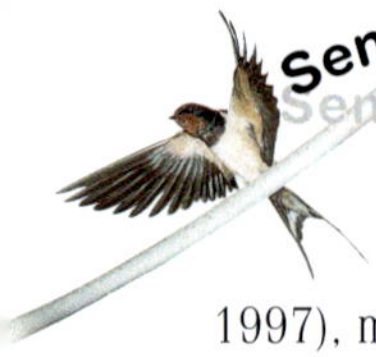

1997), mientras que en Portugal se evaluó en 10 000-100 000 parejas (Rufino, 1989). En la Comunidad Valenciana se calcula que su población es del orden de 1000-5000 parejas (Uríos *et al.*, 1991). En Extremadura se estimaron un máximo de 3000 parejas a mediados de la década de 1980 (De Lope *et al.*, 1987). La población asturiana se valoró en 500 parejas distribuidas en 25 colonias. En el Pla d'Urgell se conoce una colonia ubicada en los taludes de una gravera que constaba de 250 parejas en 1995 y de 220 en 1996; otras dos colonias sumaban un total de 1300 en 1999 (Calvet *et al.*, en prensa). Para toda Cataluña se han estimado 2483-5002 parejas reproductoras, a la vez que se ha detectado un incremento en su área de distribución del 76% (Estrada *et al.*, 2004). García y Álvarez (2000) localizaron 10 colonias en el extremo nororiental de la provincia de León en las que nidificaron un total de 395 parejas con una media de 40 parejas/colonia; en 1999 sólo se encontaron 4, una de las cuales era nueva. Un detallado estudio en Orense estimó 775-845 parejas nidificantes en 1994-1995, lo que supone una densidad media de 0,11-0,12 parejas/km^2, densidad que es mayor en las áreas mediterráneas (es decir, 0,56 colonias/100 km^2) que en las eurosiberianas (0,23 colonias/100 km^2). También se encuentra en densidades diez veces superiores por debajo de los 400 m de altitud que por encima de los 1200 m. Sin embargo, la litología es el factor que más influye sobre la densidad: sobre un sustrato sedimentario presenta densidades de 4,77 colonias/100 km^2, 13 veces más elevadas que sobre granítico (González y Villarino, 1997). Este censo revela una disminución en superficie ocupada respecto a la registrada en 1980-1986 (Penas-Patiño *et al.*, 1995).
En España, la tendencia global de la especie fue de moderado

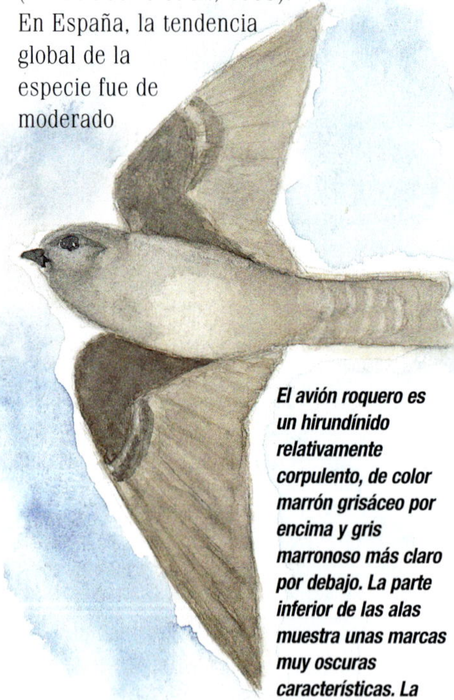

El avión roquero es un hirundínido relativamente corpulento, de color marrón grisáceo por encima y gris marronoso más claro por debajo. La parte inferior de las alas muestra unas marcas muy oscuras características. La cola es casi cuadrada, con unas manchitas blanquecinas muy visibles.

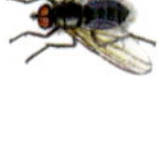

descenso y de disminución en superficie ocupada respecto a la registrada en el periodo 1980-1986 (Purroy, 1997), aunque su población recuperó la estabilidad en el periodo 1996-2001, a pesar de presentar variaciones interanuales muy marcadas (Martí y Del Moral, 2003). Según Tucker y Heath (1994), la población española, aunque en menor medida que la holandesa o la británica, también se vio afectada por el importante declive que sufrió la especie en Europa durante las últimas décadas del siglo pasado.

El avión roquero *(Hirundo rupestris)*

En las zonas escarpadas de la península Ibérica, Mallorca

y en las del sur y este de Francia hasta el Jura por el norte, vive el avión roquero. Según Cabard y Chauvet (1996), la primera parte del antiguo nombre científico de esta especie, *Ptyonoprogne rupestris,* vendría del griego *Ptyono*, que a su vez vendría de *ptuon*, la "pala para cribar", en alusión a la cola cuadrada del pájaro. La segunda parte del nombre genérico *–progne–*, por su parte, vendría de la mitología griega: tras un sangriento episodio de adulterio, de malos tratos y de infanticidio, los dioses transformaron a los protagonistas de la historia en pájaros. Así, Procné fue transformada en golondrina –y de ahí vendría *progne*–, Filomela en ruiseñor, Tereo en abubilla e Itis en faisán...

De aspecto y color similares a la especie anterior,

se diferencia de ella, sin embargo, por el tono y la distribución de los colores y por numerosos detalles característicos. Por encima, el color dominante es el marrón grisáceo, algo más pálido en el dorso. La cola, muy poco escotada, casi cuadrada, presenta unas manchitas blancuzcas. Por debajo, aparte de la ausencia evidente de banda pectoral, el cuerpo es gris marronoso, tono que se oscurece debajo de la cola. En vista inferior, las alas muestran un evidente contraste entre las

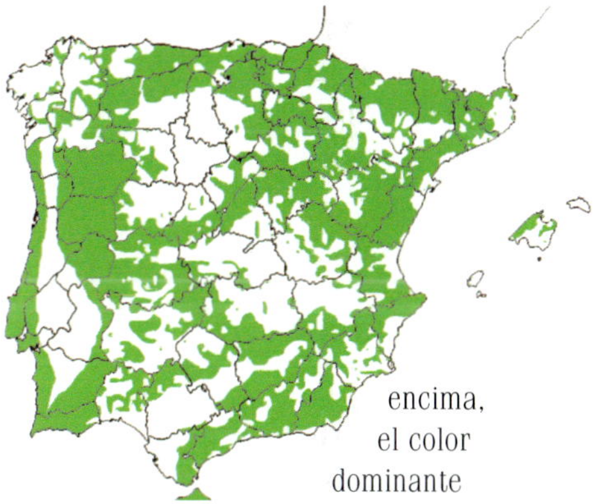

El avión roquero cría en las zonas escarpadas de la Península y de Mallorca, e inverna en litorales y zonas del interior cálidas. (Snow y Perrins, 1998; Martí y Del Moral, 2003.)

Senda genealógica

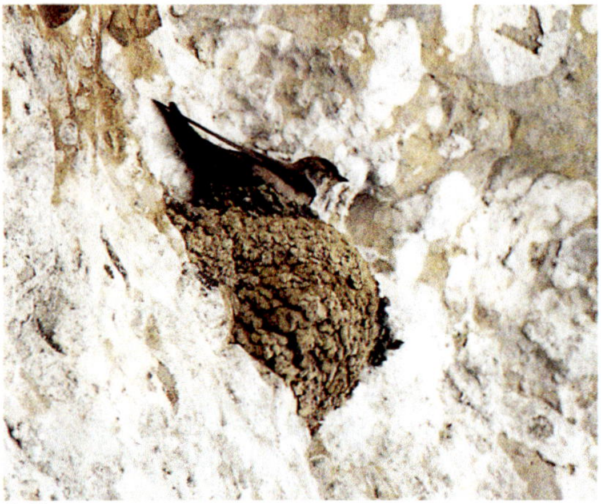

Avión roquero adulto sobre el nido situado en la pared de un acantilado.

coberteras muy oscuras y las rémiges más claras. La garganta pálida tiene unas finas estrías más oscuras. El avión roquero es más corpulento que el pequeño avión zapador, con sus más de 20 g de peso y sus cerca de 35 cm de envergadura, lo que denota su mayor parentesco con la golondrina común. Otra particularidad que la diferencia de la especie anterior es su gran tendencia a anidar en paredes rocosas.

El avión roquero es un caso particular entre los

aviones y golondrinas, ya que no se ha descrito ninguna subespecie. También tiene una distribución bastante reducida: sólo se le encuentra en el sur de Europa y, en particular, en Portugal, España, Francia, Italia y Grecia, así como en África del Norte y en Turquía y de ahí hasta el norte de Irak. También habría anidado en Túnez y en Israel. Algunos individuos llegan a alcanzar el mar Rojo, Senegal y Etiopía. Se halla ampliamente disperso por el territorio peninsular y Mallorca y se asocia a una topografía escarpada, motivo por el cual no aparece en grandes extensiones de los valles fluviales y de las dos mesetas. Tampoco se encuentra en el noroeste de Galicia, otros puntos del Cantábrico y noreste de Cataluña, posiblemente como consecuencia de factores como la

Avión roquero dando de comer a sus jóvenes.

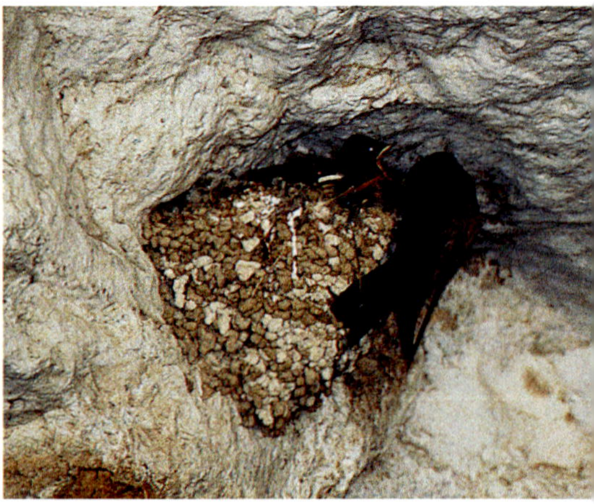

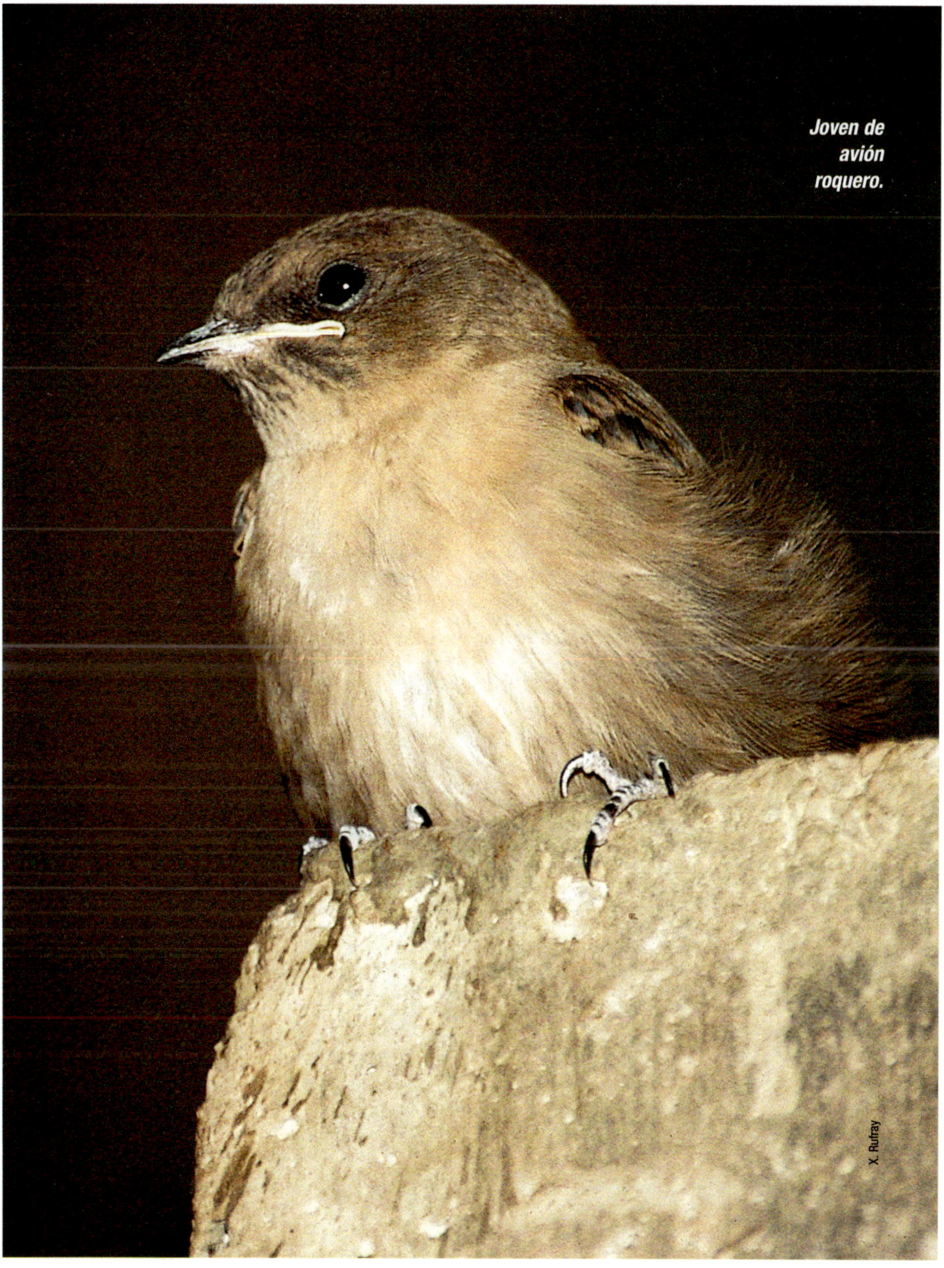

Joven de avión roquero.

X. Rufray

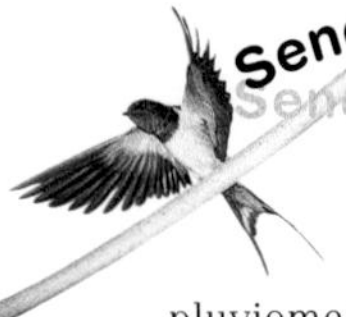

pluviometría, muy elevada en alguna de estas zonas, y la litología, ya que en general son áreas graníticas y por tanto menos favorables para su nidificación (Guitián *et al.*, 1980; Martí y Del Moral, 2003). Se ausenta de los enclaves más fríos (como, por ejemplo, Andorra) entre octubre y febrero, y durante esas fechas se le ve con frecuencia en zonas bajas, marismas y humedales, así como en otros enclaves con buena disponibilidad de alimento, donde alcanza puntualmente notables concentraciones, como es el caso de Gibraltar (Finlayson y Cortés, 1987). Llega a nidificar a gran altura: en Benasque a 1900 m (Mestre, 1977), en Andorra llega a los 2480 m (ADN, 2002) y en Sierra Nevada alcanza los 3000 m (Pleguezuelos, 1992). El 75% de la población europea cría en la Península, y se estima que en España hay unas 84 000-100 000 parejas (Purroy, 1997), mientras que en Portugal se calculan unas 10 000-100 000 parejas (Rufino, 1989). Sus contingentes, no obstante, podrían infravalorarse por su tendencia a criar en colonias poco numerosas y emplazamientos a menudo remotos. Ha mostrado una expansión hacia el este de su área de distribución desde la década de 1960 (Hagemeijer y Blair, 1997).
La media de sus densidades máximas citadas en roquedos es de 1,28 aves/ha. A partir de los datos cartográficos del atlas de las aves reproductoras de España, puede deducirse un mínimo de 7200 parejas en Galicia, lo que supondría un aumento desde las 145-195 censadas en 1973-1978 (Guitián *et al.*, 1980).
La subpoblación burgalesa se ha estimado en más de 10 000 parejas (Román *et al.*, 1996). En Cataluña presenta un ligero aumento en su área de distribución y su población se estima en 17 010-23 961 parejas (Estrada *et al.*, 2004). En la comarca del Vallès Oriental Ribas (2000) se calcula que habitan 235 parejas con una densidad media de 2,4 parejas/km^2 y máxima de 5 parejas/km^2.

La golondrina dáurica *(Hirundo daurica)*, la más mediterránea

Finalmente, en el cuadrante suroccidental de la península Ibérica, casi todo Portugal, Andalucía, las dos Castillas y, de un modo mucho más disperso, en otras zonas de España peninsular y en el borde mediterráneo de Francia, vive la golondrina dáurica. El nombre de esta especie en castellano y en latín viene de Dauria, una región del sureste de Siberia donde anida, aunque quizá sea más útil su nombre en catalán *(Oreneta cua-rogenca)* y sobre todo en inglés *(Red-rumped Swallow")*, nombres ambos que hacen

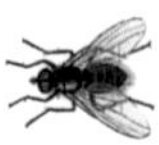

referencia a su característico obispillo rojizo.

Muy parecida a la golondrina común por su complexión y actitudes, se diferencia de ella por su plumaje y sus costumbres más rupestres. La caperuza, el dorso y las escapulares de los adultos son de color azul oscuro con reflejos metálicos. La nuca y el obispillo son rojizos, color predominante para esta especie vista por debajo. La cola es azul oscura, las rémiges relativamente oscuras y los flancos y la garganta están finamente estriados de oscuro. Los jóvenes son más apagados: la parte superior del cuerpo es marrón, con algunas plumas orladas de rojizo, y la inferior más pálida. La golondrina dáurica se distribuye desde la península Ibérica y el noroeste de África hasta la India y Sri Lanka, y buena parte del sur y el este de Asia (hasta Japón). También anida en varios puntos de África intertropical y en el suroeste de la península Arábiga.

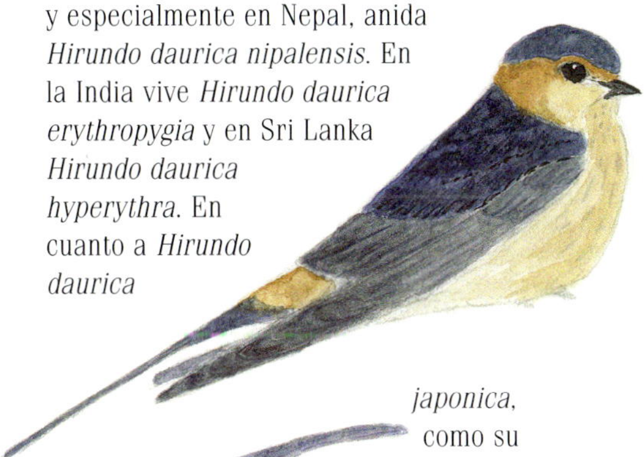

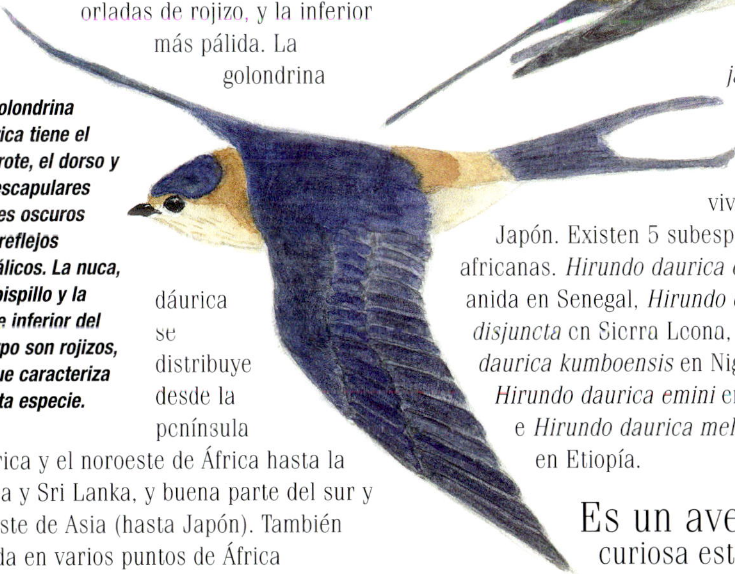

La golondrina dáurica tiene el capirote, el dorso y las escapulares azules oscuros con reflejos metálicos. La nuca, el obispillo y la parte inferior del cuerpo son rojizos, lo que caracteriza a esta especie.

Contrariamente a las especies anteriores, la raza nominal no es propia de Europa: anida en el sureste de la ex URSS, en Mongolia y en las zonas altas del centro de China. En el sur de Europa y en África del Norte anida la subespecie *Hirundo daurica rufula*, que se encuentra también en Egipto. Asimismo, en el Himalaya y especialmente en Nepal, anida *Hirundo daurica nipalensis*. En la India vive *Hirundo daurica erythropygia* y en Sri Lanka *Hirundo daurica hyperythra*. En cuanto a *Hirundo daurica japonica*, como su nombre indica, vive en Japón. Existen 5 subespecies africanas. *Hirundo daurica domicelli* anida en Senegal, *Hirundo daurica disjuncta* en Sierra Leona, *Hirundo daurica kumboensis* en Nigeria, *Hirundo daurica emini* en Tanzania e *Hirundo daurica melanocrissa* en Etiopía.

Es un ave bien curiosa esta golondrina cuya distribución

evoluciona de un modo bastante diferente a la de las demás. Su primera cita en la Península es de Cádiz y data de 1921 (Stenhouse, 1921). Hasta 1950 su límite septentrional era Andalucía, donde se acantonaba en los sectores más termófilos. En esa década se produce una rápida expansión (De Lope, 1981); por ejemplo, alcanza en 1953 la provincia de León (Purroy, 1997). Hasta 1959 sólo ocupaba en Europa los Balcanes, donde se produjo una expansión de menores proporciones durante la década de 1950, y la Península. En Cataluña, la primera observación se produce en 1936 y la primera reproducción comprobada es de 1959 (Mertens y Stehle, 1960). En la actualidad ha rebasado el Sistema Central y ocupa ya diversas localidades de la Meseta norte, hasta alcanzar La Rioja. Hay también alguna cita primaveral en Asturias. Sin embargo, y pese a la generalizada expansión ibérica, parece haber sufrido una drástica reducción en ciertas localidades bien estudiadas, como Gibraltar (Finlayson y Cortés, 1987). En esta reducción pudiera estar implicado el vencejo cafre *Apus caffer*, especie también en expansión que la desaloja de sus nidos aunque ya esté ocupándolos (Barrios, 1994).

Las causas de este progresivo incremento pueden deberse al cambio climático (Simeonov, 1968) acentuado por su filapatria. También parece haber influido un cambio en su comportamiento nidificante: de roquedos exclusivamente a puentes y casas abandonadas, incluso habitadas, como si hubiera experimentado un viraje hacia la antropofilia. Así, el abandono rural y la construcción de numerosos puentes han ofrecido nuevos lugares de asentamiento. Ha aumentado su área de distribución en Cataluña un

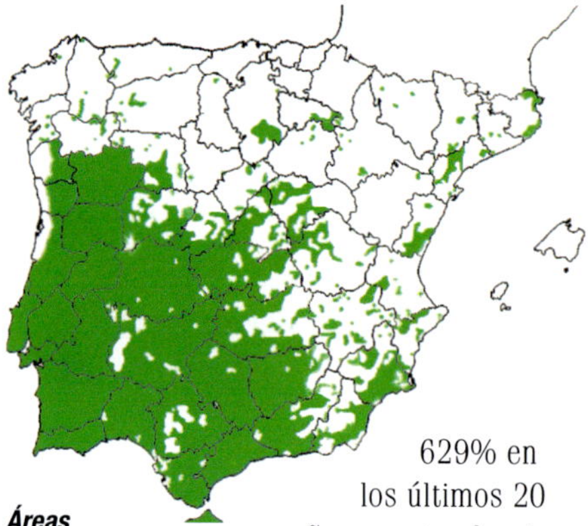

Áreas de cría de la golondrina dáurica en la Península, Francia y Córcega; la especie está ausente de las Baleares. (Martí y Del Moral, 2003).

629% en los últimos 20 años y su tendencia parece indicar que proseguirá su expansión por hábitats mediterráneos adecuados.

Al otro lado de la frontera, su nidificación fue descubierta por primera vez en 1965 en el Rosellón (Nicolau-Guillaumet, 1965), luego fue comprobada en el Gard en 1970 y 1971, en la Ardèche en 1979 (Vallée, 1983), en el Var en 1987, 1988 y 1989 (Bergier, 1991) y en el Hérault en 1990 (Isenmann y Nicolau-Guillaumet, 1992). En Córcega se conoce su cría desde 1962 (Isenmann, 1985).

Aunque, al principio, la nidificación en Francia se limitaba a unas cuantas parejas aisladas, parece que esta especie se ha convertido en nidificante regular en todo el sureste del país. Aunque todas las parejas que crían en Francia lo hacen en la cornisa mediterránea, se han producido dos tentativas de nidificación en dos zonas muy alejadas del mar, concretamente en la Gironde (Clément, 1985) y en el departamento del Aveyron en 1989 (D'Andurain, 1996).

Actualmente, la pequeña población francesa, que es objeto de un censo anual, se estima en 90-100 parejas (Rufray, en Seriot, 2000). La Península alberga más del 60% de la población europea. La población española, por su parte, que en 1997 se estimó en 9600-13 200 parejas, ha sido evaluada en el nuevo *Atlas de las Aves Reproductoras de España* (Martí y Del Moral, 2003) en 22 395 parejas como mínimo. En Portugal su área de distribución aumentó en más de un 50% entre las décadas de 1970 y 1990 y en la actualidad ocupa prácticamente todo el territorio (Santos, 1960; Rufino, 1989). Su población es la más importante de Europa y se estima en 10 000-100 000 parejas.

Senda fisiológica

La silueta de las golondrinas denota una adaptación perfecta al espacio aéreo. Ligeras y gráciles, están diseñadas para el vuelo y la caza de insectos voladores, a los que localizan fácilmente con sus ojos grandes, oscuros y muy humanos que provocan sin duda una gran empatía…

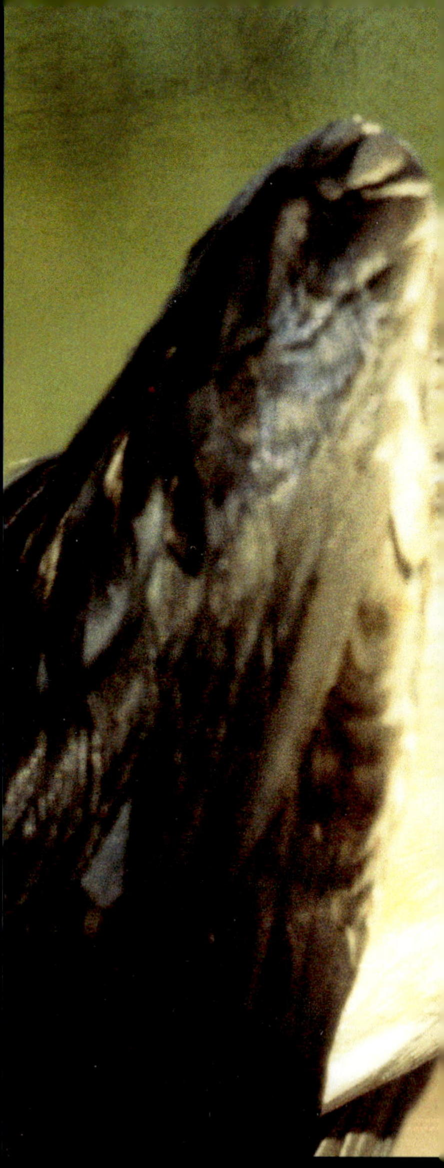

Una adaptación notable **para una**

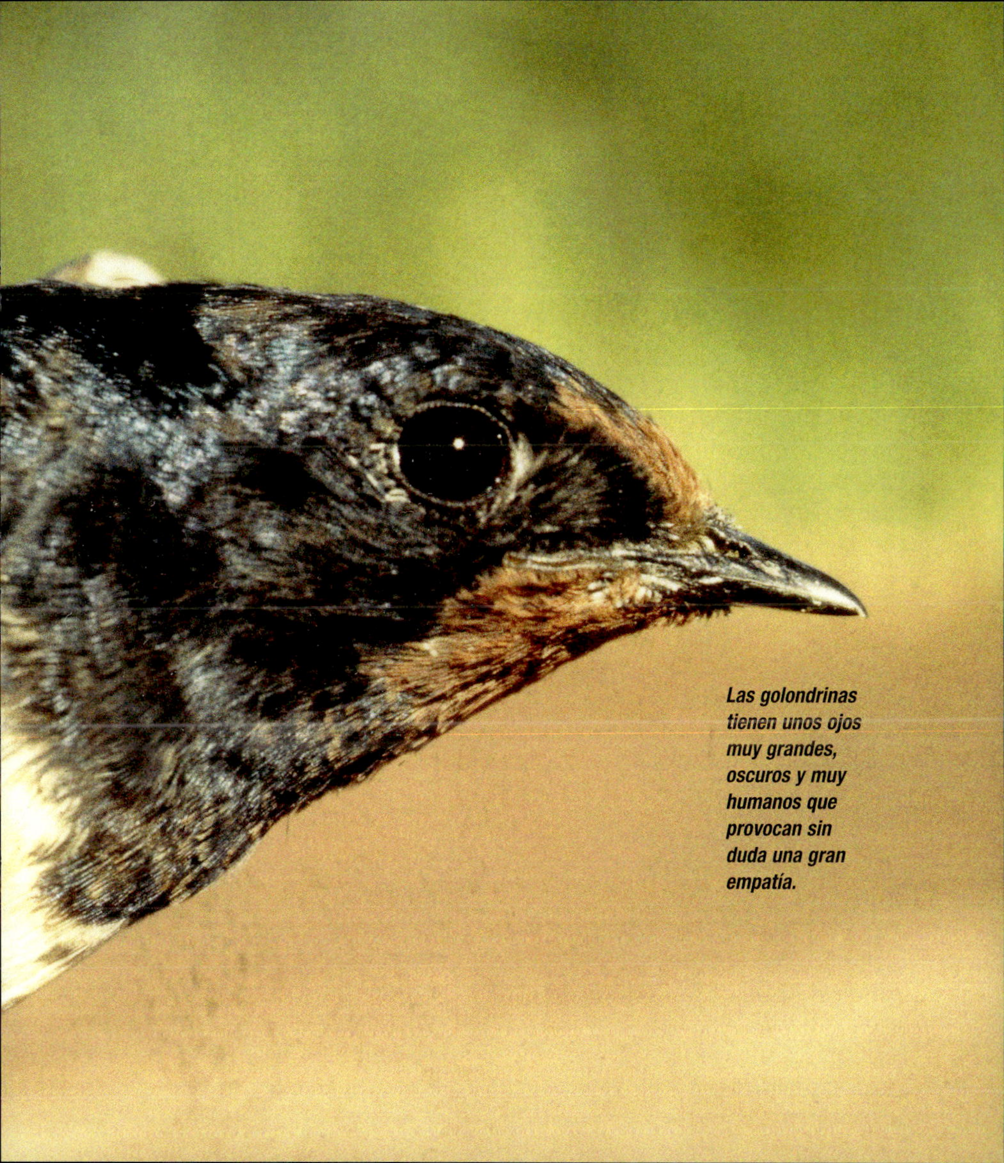

Las golondrinas tienen unos ojos muy grandes, oscuros y muy humanos que provocan sin duda una gran empatía.

eficacia óptima

Senda fisiológica

Las golondrinas, conocidas y reconocidas por todos

Aunque quizá más ayer que hoy, las golondrinas son conocidas y reconocidas por todos y cada uno de nosotros, tanto si somos de ciudad como de campo. Su coloración, el porte y la forma de las alas, la movilidad de su cola, su vuelo flexible y ágil cuando se deslizan a contra viento, son rasgos todos ellos que, desde lo más hondo de nuestra memoria, afloran rápidamente para que podamos identificarlas con certeza, aun cuando no tengamos a priori ningún conocimiento sobre el mundo de las aves. Además de la certeza con que identificamos a las golondrinas, en ellas reconocemos sin duda los heraldos de la primavera. Todo en estas aves denota una adaptación perfecta al espacio aéreo. Ligeras, pesan apenas unos 20 g. Su aspecto furtivo y grácil se debe a la finura de su cuerpo, con un cuello poco pronunciado, unas alas largas, triangulares y afiladas y una cola ahorquillada, muy móvil y prolongada en dos sutiles plumas externas en los adultos. Tenerlas en la mano, por ejemplo para anillarlas o para observarlas de cerca, nos llena de felicidad. Son las joyas del mundo alado. Su cabeza fina se ve embellecida por unos ojos grandes, oscuros y muy humanos que producen una gran empatía. Su pico negro, minúsculo y triangular es casi plano. Las comisuras son extremadamente hendidas y permiten una gran abertura bucal, rasgo muy útil para atrapar al vuelo los insectos que constituyen la base de su dieta. Aun cuando sus patas son extremadamente cortas, la creencia popular de que si una golondrina se posa en el suelo ya no puede despegar otra vez no es en absoluto cierta. A estos pájaros, en efecto, no les plantea ningún problema posarse en el suelo y andar por él para poder recolectar la tierra o la paja indispensables para la construcción del nido. Sus patas son generalmente implumes, aunque en el caso de los

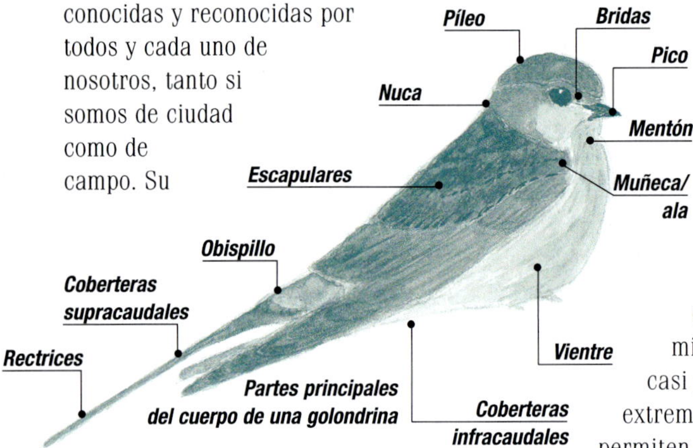

Partes principales del cuerpo de una golondrina

aviones están recubiertas con finas plumas. Los dedos están provistos de garras que les permiten agarrarse a las fachadas de las casas o expulsar la arena fuera de las madrigueras. Como en la mayoría de las paseriformes, la cola se compone de 12 plumas. Está más o menos ahorquillada o escotada, es casi cuadrada en algunas especies. A veces, las dos rectrices externas la prolongan varios centímetros.

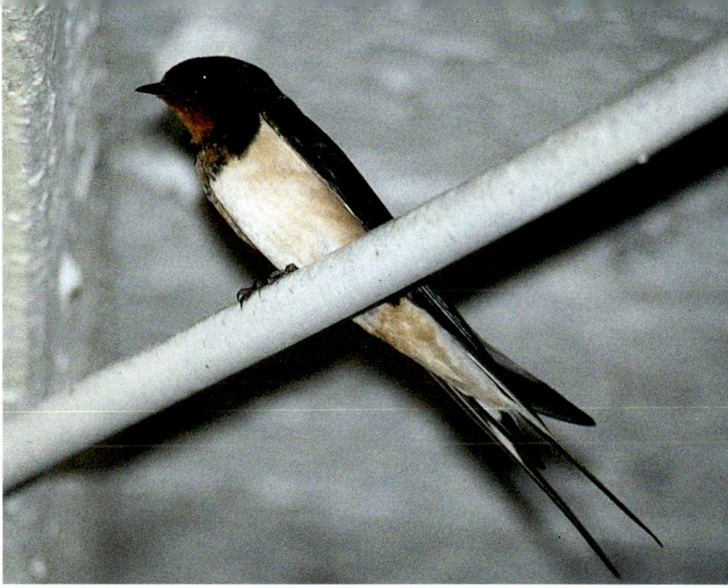

Las golondrinas tienen una silueta alargada. Son esbeltas y particularmente gráciles.

de la cola es de 61,9 mm en el macho y de 44,2 en la hembra. El peso medio es de 18,9 g.

Golondrinas y aviones de distintas formas

La golondrina común es la mayor de las golondrinas europeas. El adulto mide unos 18 cm de largo. La longitud media del ala es de 124,4 mm en el macho y de 121,8 mm en la hembra. Una diferencia similar se puede encontrar en la cola, que, respectivamente, mide en promedio 103,4 mm en los machos y 86,9 mm en las hembras. La longitud de la horquilla

La golondrina dáurica es también de gran tamaño. Sus características propias son similares a las de la golondrina común y la diferencia entre sexos es asimismo bastante pronunciada. En efecto, mide 17 cm, la longitud media del ala es de 124,5 mm en el macho y de 121,4 mm en la hembra; la cola mide, respectivamente, 101,9 mm y 95,6 mm como media, con una horquilla de 59,3 mm o de 52 mm según el sexo. Su peso es de 19,1 g como media, esto es, algo superior al de la especie anterior.

Por lo que respecta al tamaño, el avión roquero viene después de la golondrina dáurica, ya que

Senda fisiológica

mide 15 cm. Sin embargo, de todos los hirundínidos ibéricos, esta especie es con diferencia la que tiene las alas más largas, con una longitud media de 130,8 mm. El avión roquero es más pesado: 23 g. Por el contrario, su cola, casi cuadrada, es de reducidas dimensiones y mide apenas 54,4 mm.

El avión común es uno de los hirundínidos más pequeños (13 cm). La longitud media del ala es de apenas 110,5 mm, la de la cola de 60,8 mm, con una horquilla de 20,2 mm en el macho y de 18,6 mm en la hembra. Pesa 18,3 g.

Finalmente, el avión zapador es, sin duda alguna, la más pequeña de las cinco especies. Mide apenas 12 cm, la longitud media del ala es de apenas 107 mm, la de la cola de 51 mm, con una escotadura de 9 mm, y su peso medio no supera los 13,5 g.

La cola ahorquillada, un carácter notable

La cola ahorquillada de las golondrinas es un rasgo que merece tratarse con detalle. Raras son las aves que presentan estos ornamentos que, sin duda alguna, desempeñan importantes funciones sociales. Y si la cola es una baza notable para este pájaro cazador de insectos y especialista en maniobras aéreas, parece que es también, y especialmente en la golondrina común, un carácter sexual secundario particularmente atractivo (Soler, 2002). Estudios realizados en laboratorio, en los que se prolongaron artificialmente las dos rectrices externas del macho, mostraron que las hembras escogen con preferencia los que tienen más largos estos atributos (Møller, 1971). En términos muy generales, estos machos son también los que tienen las alas más grandes. Estos caracteres ¿son acaso hereditarios? Es una hipótesis difícil de verificar, ya que ningún análisis de ADN permite certificar la paternidad de los jóvenes con largas rectrices externas. En muchas especies de aves, incluso cuando se le atribuye a la pareja cierta fidelidad, los jóvenes nacidos en un mismo nido no son siempre del mismo padre (o madre). Por lo demás, las condiciones ambientales muy variables sesgan la interpretación. Para poder apreciar la relación entre causa y efecto, sería necesario que el padre y sus hijos reconocidos compartan, además de las mismas condiciones ambientales, los mismos recursos alimentarios. Sin embargo, hay que admitir que el nivel de selección de las hembras, que se ven atraídas invariablemente por los machos grandes, es tal que, al haber quedado inscrito en varias generaciones sucesivas de golondrinas, se ha vuelto hereditario. Así pues, las hembras llevan consigo el

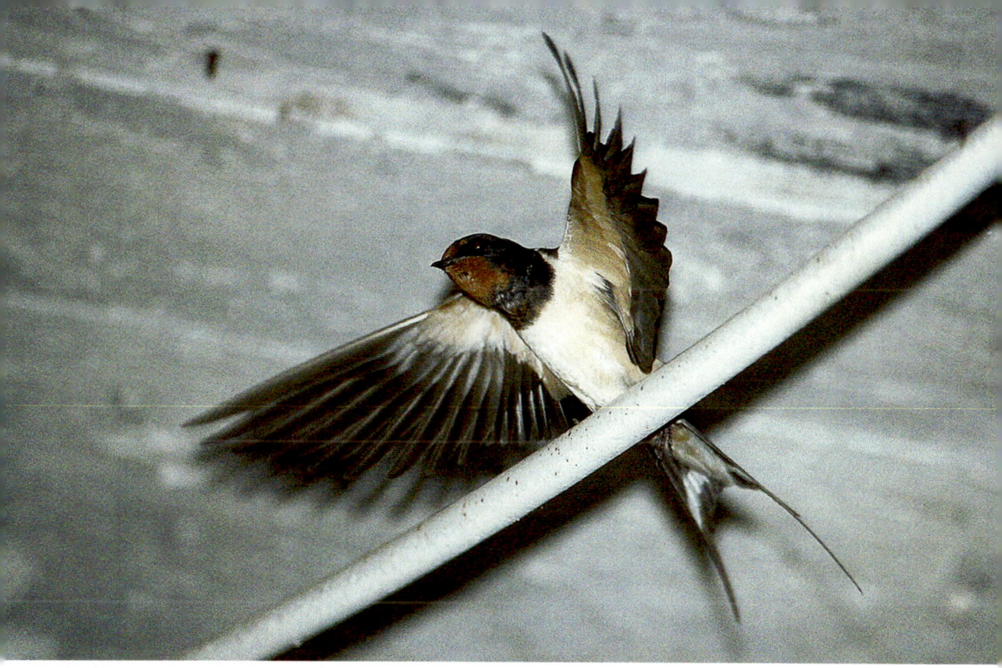

La cola de las golondrinas es un carácter sexual notable, en particular en la golondrina común. En la imagen, un magnífico macho adulto.

futuro de la especie, algo tanto más cierto cuanto que la selección es sistemática. Pero incluso en los machos "grandes", la longitud de los ornamentos varía de un año a otro, ya que está relacionada con el grado de infección del plumaje por ectoparásitos –*Ornithonissus bursa*– (De Lope y Møller, 1993) y con las condiciones ambientales del invierno. Así pues, los machos elegidos no sólo son de mayor tamaño, sino que están más sanos y sobre todo son más aptos para la supervivencia. Es una elección dirigida que ofrece a la pareja las mejores garantías de supervivencia.

Las largas rectrices externas, una larga adaptación

De las 5 especies de hirundínidos presentes en la Península, tan sólo la golondrina común y la dáurica poseen las largas rectrices externas que prolongan la cola. Algunos autores (Park et al.*, 2000) piensan que este alargamiento de las rectrices externas, fruto de una selección natural, habría servido para mejorar la capacidad de maniobra en vuelo de la golondrina común, cuya cola era corta en su origen. Pero experimentos efectuados con aviones comunes en los que se modificó artificialmente la longitud de la cola muestran que, si los hirundínidos adquieren una mayor capacidad de maniobra, disminuyen en cambio su velocidad y rapidez. La conclusión fue que la eficiencia en el aumento de la capacidad de maniobra difirió en el pasado entre las distintas especies de hirundínidos, de tal manera que el coste del aumento de la longitud de las rectrices externas tiene hoy un mayor gravamen sobre la eficiencia en vuelo de las especies que no tienen las rectrices externas prolongadas.*

Senda fisiológica

Una librea reluciente y elegante

¿Cómo pueden describirse las golondrinas sin evocar la elegancia de su reluciente librea? Si en la mayoría de las especies conocidas, dicha librea está matizada de azul metálico, otras formas más exóticas ostentan un plumaje verde eléctrico, finamente irisado de ocre, de un efecto impresionante. En esta paleta de colores, restringida pero con unos matices increíblemente sutiles, evolucionan también otras especies más apagadas. Algunas son totalmente negras, otras marrones. Sea cual sea su coloración general, es raro que esta magnífica librea sea de un único color. La parte superior está ornada a menudo con

En la golondrina común, por ejemplo, los adultos tienen unos magníficos colores metálicos y un plumaje completo, ya que tanto el macho como la hembra, y en particular el primero, tienen unas rectrices externas muy largas.

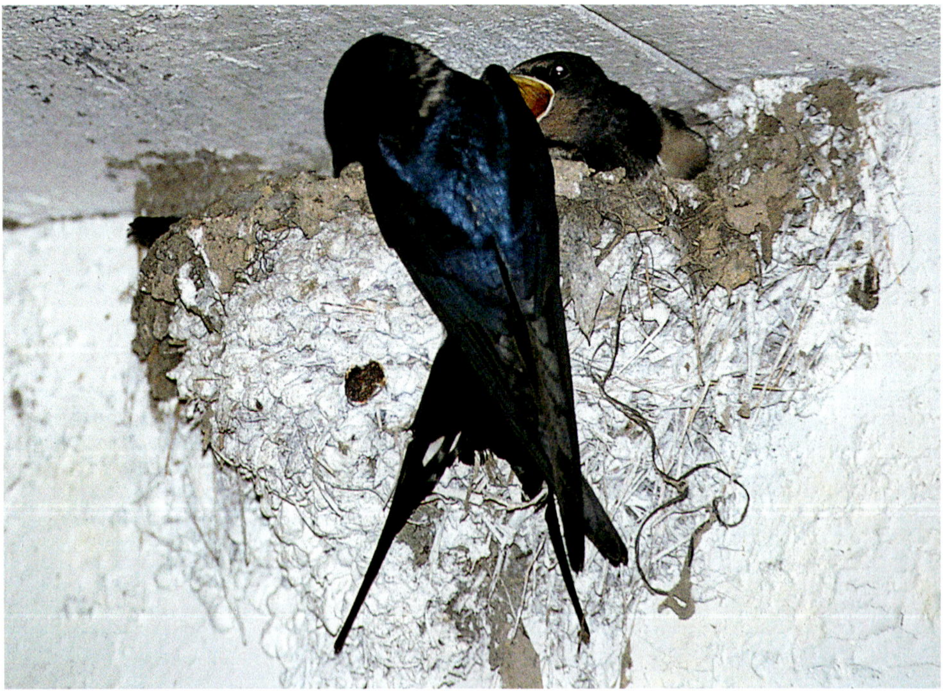

marcas especiales, blancas o rojizas, que se traducen en una marca en el ala, un collar en la nuca, una frente o un obispillo bien visibles, o simplemente en pequeñas trazas de color en la cola. Además, y aparte de algunos casos muy particulares, en numerosas especies de golondrinas la parte superior del cuerpo contrasta en gran medida con la inferior, que es blanca, crema, ocrácea o rojiza. En esta gran familia, al igual que en muchas otras, la distribución de colores y marcas desempeña un papel determinante en el mantenimiento de la cohesión social, para la identificación del o de los congéneres y durante los grandes desplazamientos migratorios. Aunque en la gran mayoría de las paseriformes los machos tienen una coloración mucho más viva que las hembras –y los ejemplos son numerosos: tarabilla común, colirrojo tizón, pinzón vulgar, oropéndola...–, en los hirundínidos no se observan nunca estas diferencias. Sus hembras sólo son un poco más pequeñas y ligeras, y sus rectrices externas alargadas, si las tienen, son algo más cortas. Dado que crían en nidos cerrados, a menudo protegidos dentro de edificios, y por tanto muy seguros, es probable que no necesiten un camuflaje suplementario. Cuando los jóvenes se van del nido, su plumaje es más apagado. Tienen la parte superior del cuerpo parduscа y los rasgos propios de cada una de las especies están en ellos bastante atenuados, lo que les garantiza cierta tranquilidad, puesto que se hacen menos visibles a los depredadores y les evita asimismo las agresiones de los machos, que no reconocen en estos ejemplares a unos competidores potenciales.

Todas las marcas tienen un sentido

En la golondrina común, las plumas más externas de la cola tienen unas manchitas blancas cuya superficie aumenta con la edad. Son más extensas en los machos que en las hembras y su tamaño muestra una correlación positiva con el de la cola. Mediante distintas manipulaciones, unos científicos evidenciaron que la desaparición o la reducción de la superficie de manchas blancas por adición de negro tenía las siguientes consecuencias directas: una reducción del número de jóvenes producidos por estación, un retraso en la reproducción y una disminución del número de los machos que participan en las segundas puestas. Como contrapartida, se ha constatado asimismo que las partes blancas desprovistas de melanina estaban más parasitadas, lo que hacía que las plumas se rompieran con frecuencia a este nivel, y que los machos con la cola larga fueran, en consecuencia, más sensibles que los de cola corta. Como conclusión, el aumento del riesgo de que las plumas se rompan por las manchas blancas y la especial distribución de los parásitos que las dañan hacen que estas marcas constituyan inevitablemente un indicador de la calidad fenotípica de los individuos.

M. Kose y A. P. Møller, 1999

Senda fisiológica

Un plumaje muy cuidado y cambiante

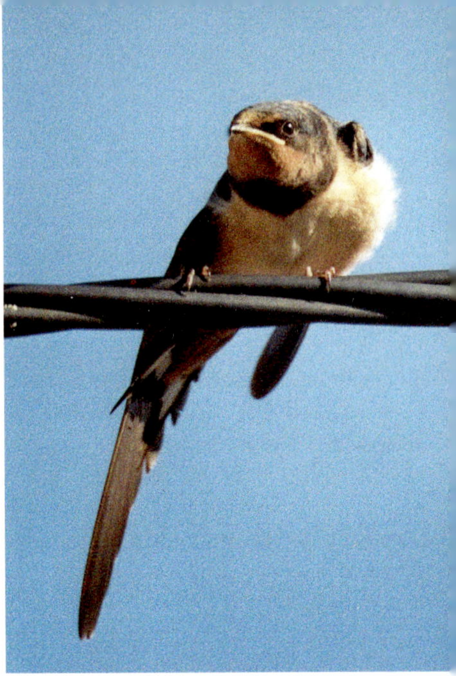

Tanto los adultos como los jóvenes cuidan su plumaje con gran esmero y alisan cada una de sus plumas con regularidad. En la imagen, un joven de golondrina común.

Mientras permanecen con nosotros, y esto es de agradecer, las golondrinas exhiben siempre un plumaje sedoso, reluciente y completo. En otras palabras, se mantienen magníficas. En invierno, en cambio, ya sea en África o en Asia, su belleza se atenúa. Con un plumaje las más de las veces apagado e incompleto, no se parecen mucho a las golondrinas que observamos en Europa. El desgaste producido por el tiempo en las distintas etapas de la vida se deja notar en unas plumas protectoras que, pese a su función, son "relativamente" frágiles. Pero la naturaleza es previsora y ha permitido que estas aves tan dotadas para el vuelo renueven íntegramente su plumaje cada año, es decir, sobre todo que muden. En los aviones zapador y común, la muda empieza durante la época de cría, en agosto y septiembre, y entonces afecta a las plumas de contorno. Las plumas de vuelo, por su parte, se mudan en los cuarteles de invierno, de noviembre a marzo. Los jóvenes del año experimentan una muda idéntica, aunque con un pequeño desfase temporal, ya que ésta dura 141 días frente a los 135 de la de los adultos. En las golondrinas común y dáurica y en el avión zapador, algunos individuos empiezan la muda en el lugar de reproducción. En estos casos, dicha muda se interrumpe durante la migración. Sin embargo, suele ser en los cuarteles de invierno donde tiene lugar la muda, entre los meses de octubre y marzo. También aquí el esquema es idéntico entre los jóvenes, aun cuando el fenómeno pueda parecer asimismo algo más tardío. Esta muda habrá durado cerca de cuatro meses y medio. Al no migrar nada o muy poco, el avión roquero no sufre las mismas limitaciones. Así, su muda empieza en junio por las coberteras alares, seguida de las plumas del cuerpo, luego de las plumas de vuelo y, finalmente, en noviembre, de las plumas de la cola. En los jóvenes, empieza en septiembre y dura a veces hasta marzo. Cuando vuelven en primavera, todas las especies migradoras lucen un plumaje nuevo, tanto los adultos como los jóvenes.

depende de los mismos mecanismos. Tratar este fenómeno de un modo aislado resulta por lo tanto demasiado simplista, ya que se inscribe en una sucesión de modificaciones fisiológicas anuales, programadas antes incluso del nacimiento del polluelo. La acción del mecanismo endocrino, en el que intervienen varias glándulas a distintos niveles, no es en absoluto específica de

La muda, un asunto hormonal

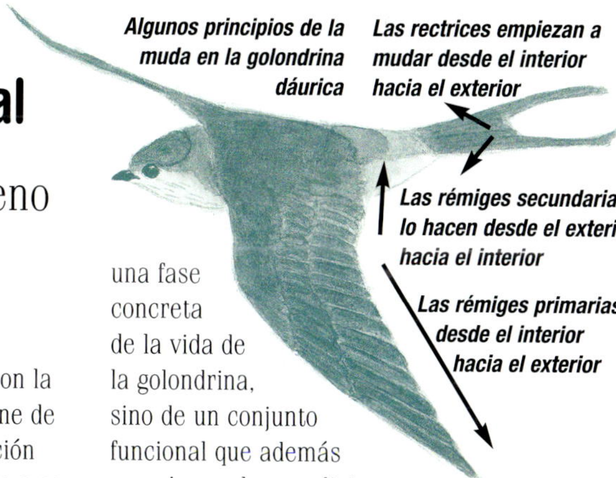

La muda es un fenómeno particularmente complejo, estrechamente ligado al mecanismo endocrino, y especialmente al de las glándulas tiroideas e hipófisis. Se ha demostrado experimentalmente que con la ablación del tiroides la muda se detiene de inmediato, mientras que con la inyección de hormonas tiroideas se desencadena o se acelera (Dorst, 1971). La hipófisis, por su parte, es un verdadero regulador del metabolismo y segrega las hormonas tireótropas, que estimulan la actividad de las glándulas tiroideas. Su acción viene condicionada por distintos factores externos, uno de los más importantes es el fotoperiodo, que regula todos los ritmos de la vida en nuestro planeta. En cambio, no parece que existan relaciones estrechas entre la muda y el desarrollo de las glándulas sexuales, que, sin embargo,

una fase concreta de la vida de la golondrina, sino de un conjunto funcional que además reacciona a las condiciones estacionales tales como la variación en el número de horas de luz, el aumento de temperatura, la disponibilidad alimentaria… Por lo demás, este fenómeno es muy complejo. En efecto, las golondrinas que invernan en África del Sur, durante un periodo cuyas condiciones son análogas a las que imperan en la primavera europea, deberían volver a reaccionar frente a estas condiciones y sin embargo no lo hacen. Y es que la existencia de un periodo refractario, una vez más de origen metabólico, las hace insensibles al aumento de las horas de luz, excluyendo así toda reanudación de la actividad sexual.

En un buen número de especies de aves, la muda tiene lugar después de la reproducción y en otras durante ésta. Puede ser "total" como en los patos, que mudan todas las plumas de vuelo, lo que les impide volar mientras dura el proceso, o parcial, implicando únicamente a algunas plumas, como en las golondrinas a las que la muda no paraliza en absoluto. Ya sea ésta relativamente corta –de unas pocas semanas–, como en la mayoría de las paseriformes, o extendida a todo el año, como en la mayoría de las grandes rapaces, la muda se produce siempre según un esquema perfectamente establecido. En las golondrinas, las plumas de vuelo, o mejor dicho las rémiges primarias, caen una tras otra empezando por el interior y prosiguiendo hacia el exterior, de un modo simétrico en las dos alas. Las rémiges secundarias, por el contrario, se sustituyen desde el exterior hacia el interior. En la cola, las rectrices son las primeras en ser mudadas y las más externas las últimas. Al empujarlas hacia fuera, las nuevas plumas expulsan de sus folículos a las plumas usadas a las cuales deben reemplazar. Para poder desempeñar esta función, están irrigadas y queratinizadas; más tarde morirán, pero se quedarán fijadas mecánicamente hasta el momento en que les tocará a ellas ser expulsadas a su vez.

Unos supuestos híbridos

Aunque por lo general todos los aviones y golondrinas de una misma especie se parecen, a veces algunos pueden presentar singularidades que no son fáciles de interpretar. La literatura ornitológica contiene numerosas informaciones de esta naturaleza. Un ejemplo de estas informaciones es el de una golondrina dáurica que presentaba, al igual que la común, unas manchitas claras en la cola; tras un examen minucioso del plumaje y largas vacilaciones, los naturalistas dedujeron que se trataba no ya de una golondrina híbrida, sino de una golondrina dáurica con un plumaje aberrante. La literatura es, sin embargo, prolija en testimonios de golondrinas supuestamente híbridas. En Francia, por ejemplo, se han descrito de 20 a 35 casos como mínimo y en toda Europa más de sesenta (Nicolau-Guillaumet, 1998). La primera mención francesa data de 1980, pero ya se habían observado aves supuestamente híbridas en Alemania en 1876 y en 1896 en Polonia e Italia… En España se conocen, al menos, 6 híbridos entre golondrina común y avión común y 2 entre avión zapador y avión común (Pinilla *et al.*, 2003). Con todo, y pese a la publicación de la fotografía de una cópula entre un macho de avión común y una hembra de golondrina común (Alexandre y Lesaffre, 1984), ningún análisis de ADN permite certificar científicamente esta hipótesis. Como bien recalca Nicolau-Guillaumet, hace falta cierta prudencia para interpretar las descripciones publicadas en las distintas revistas nacionales y regionales. Los casos descritos con más frecuencia son de cruce entre una golondrina común y un avión común. El "híbrido" así obtenido tendría el aspecto de una golondrina común pero con un pequeño collar y un obispillo claros, rasgos que a distancia podrían hacerlo identificar como una golondrina dáurica, con la salvedad de que, muy a menudo, estas aves tienen los tarsos cubiertos de plumas.

Este retrato general puede mostrar numerosas variantes. En el sur de Francia, Olioso (1987) describió dos individuos muy diferentes que no presentaban collar. El primero, identificado como un adulto, tenía el obispillo blanco, mientras que el segundo, un inmaduro, era de un rufo muy claro. En el primer individuo, la longitud del ala correspondía a la de la golondrina común y, en el segundo, a la de un avión común. En el norte de Francia, Sueur (1985) observó un "híbrido" que por su silueta se parecía a una golondrina común. Su obispillo era blanco, menos extenso que el del avión común; no mostraba marca alguna en la cola y ésta no tenía las rectrices externas prolongadas. La garganta era rojiza, pero menos netamente que en una golondrina común ordinaria y, también en este caso, carecía del collar rojizo que caracteriza por lo general a la golondrina dáurica.

En octubre de 1994, en los Estanys de les Escoles, Gerona, Bas *et al.* (1999) anillaron un hirundínido que tenía el aspecto general de un avión común. La parte inferior era blanca y los tarsos estaban cubiertos de plumas, pero la parte superior del cuerpo era de un negro mate y la cara de color marrón rojizo. Esta ave tenía una cola de forma similar a la de la golondrina común, pero su obispillo era totalmente blanco. Aunque su aspecto era el de un avión común, sus medidas eran similares a las de una golondrina común. De hecho, fue observada volando en compañía de un grupo de golondrinas comunes.

Dado que la hibridación no ha sido demostrada todavía, no se excluye la posibilidad de mutaciones genéticas o bien de reminiscencias de caracteres primitivos, propios de cada una de estas especies a priori alejadas entre sí y, sin embargo, tan próximas en su origen, pero…

Las golondrinas albinas de Chernobil

Aunque el albinismo se consideraba antaño como un fenómeno natural relativamente raro, informaciones tales como las publicadas en Nature, *el 9 de octubre de 1997, muestran que hoy ya no siempre es así, ya que pueden aparecer mutaciones genéticas tras la exposición a radiaciones.*

"Incluso en primavera no conviene en absoluto acercarse a la central de Chernobil. Aquellas golondrinas que viajaron allí desde las cálidas tierras de África lo aprendieron a su costa. Algunas de estas esbeltas migradoras, con plumas de color negro azulado, se volvieron blancas y endebles tras su estancia en las llanuras de Ucrania. Esto es lo que afirmaron Hans Ellegren, Gabriella Lindgren, Craig Primmer y Anders Pape Møller. Estos cuatro investigadores del departamento de genética y de reproducción animal de Uppsala (Suecia) y del laboratorio de ecología de la Universidad Pierre y Marie Curie (CNRS-Francia), observaron, en efecto, varios casos de albinismo parcial en golondrinas capturadas en una región contaminada próxima a la central.

»Diez años después del accidente de la central nuclear, en 1986, constataron asimismo que más del 13% de las golondrinas comunes (Hirundo rustica) *que anidaban cerca de Chernobil se había vuelto parcialmente albino. A menudo, los casos de aves albinas, o incluso parcialmente albinas, son bastante raros. Su albinismo, en efecto, hace que sean más visibles para los depredadores y los machos tienen menos éxito con las hembras." "Por lo demás –según informan Anders Møller, del laboratorio de ecología de la universidad París-VI y sus colegas suecos–, la población de golondrinas en la región disminuyó en un 74% entre 1991 y 1996."*

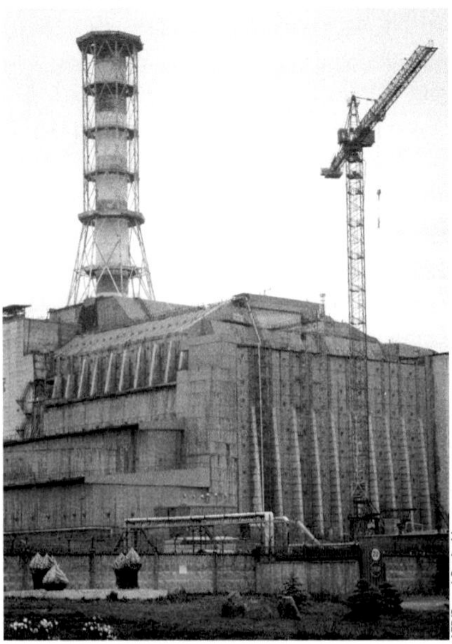

AFP/Sergei Supinski

Los investigadores mostraron asimismo que estas aberraciones se transmiten de una generación a otra; cerca del 13% de los jóvenes nacidos de golondrinas con el plumaje normal poseen plumas blancas, y si los progenitores ya son albinos, el 85% de su descendencia también lo será. Finalmente, los científicos han detectado tasas de mutación de dos a diez veces más elevadas en las líneas germinales (líneas celulares a partir de las cuales se originan los espermatozoides y los óvulos) de las golondrinas de Chernobil. Y concluyen diciendo: "No tenemos ninguna razón para poder creer que las golondrinas son los únicos seres sensibles a las radiaciones entre todos los animales que se reproducen cerca de Chernobil o en cualquier otra región que haya sido contaminada".

Unas observaciones alarmantes para nuestras amigas las golondrinas, pero también para todos los seres vivos…

Sea como sea, híbridos o no, estos curiosos hirundínidos existen en la naturaleza, y no será esa golondrina común marronosa, observada por Nicolau-Guillaumet y A. Fleury en la Gironde (com. pers.), y que presenta todas las características de un híbrido entre esta especie y un avión zapador, la que nos contradiga. Máxime si se considera que este caso particular y raro ha sido descrito asimismo en la literatura inglesa.

Casos de albinismo confirmados

Mientras que la hibridación entre hirundínidos está todavía por demostrar, el albinismo, ya sea total o parcial, está perfectamente confirmado y además es más frecuente. Los casos de albinismo que se han observado con más frecuencia son los de la golondrina común; por ejemplo, un albino en Sabadell observado en octubre de 1998 (Martínez-Vilalta, 2001) y un individuo leucístico visto en el delta del Ebro también en octubre de 2001. Algunas de estas aves presentan todo el plumaje de un blanco inmaculado; otras apenas poseen unas cuantas plumas blancas diseminadas por el cuerpo. En 1989, sobre el lugar de estudio de la migración de Gruissan, en el Aude (Languedoc), en una bandada de varios centenares de golondrinas en vuelo, 3 individuos tenían las rémiges externas blancas y otro las tenía totalmente crema.

En las otras especies de la familia, los casos de albinismo son excepcionales. En Francia, por ejemplo, sólo se han observado 3 aviones zapadores totalmente blancos, uno en Gruissan en 1987 y los otros dos en 1982 y 1983 en los estanques del Lindre y de Madine en la Lorena (Milvus, 1983, 1984). En España se fotografió un avión zapador totalmente albino con excepción de unas pocas coberteras infraalares en el Azud de Riolobos, Salamanca, en 2002. Noblet (1994) observó en las gargantas del Verdon el único avión roquero albino del que se tiene noticia. En Muntanyans, Tarragona, se observó un avión común albino en 1996 (Copete, 1998), aunque hay citas de otros individuos albinos, como, por ejemplo, el de Padrón (Penas-Patiño *et al.*, 1995). Algunos autores afirman que los hirundínidos parecen aceptar esas diferencias y no manifiestan hostilidad alguna en contra de sus congéneres albinos (Dejonghe, 1976). Otros, en cambio, opinan lo contrario y mantienen que los individuos "normales" se muestran agresivos frente a los albinos (Delaveye, 1971). En apoyo de este parecer, Lehto (2003) muestra en su página web fotos de un avión zapador

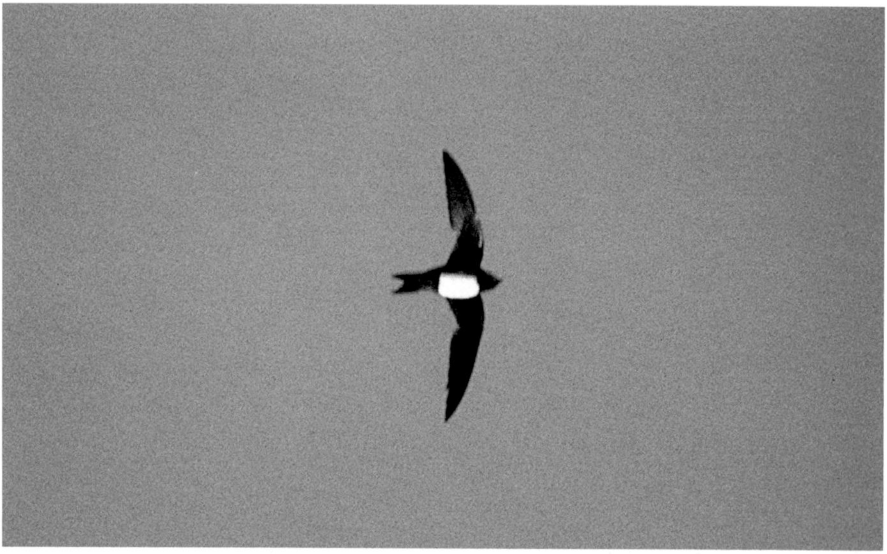

El vencejo real es de gran tamaño y tiene la parte inferior del cuerpo blanca.

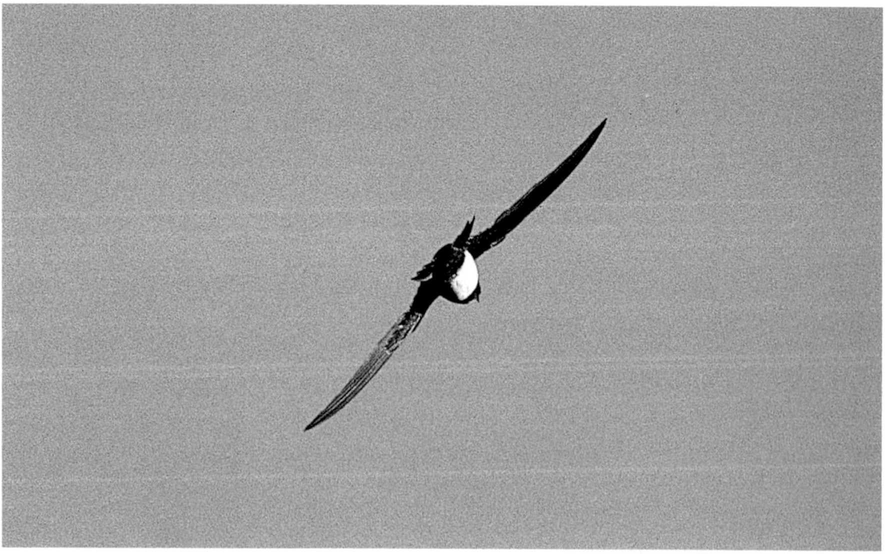

albino en Finlandia siendo atacado por una golondrina común.
Se alimentan y viajan juntos, aunque nadie sabe lo que les sucede luego.

No obstante, como las plumas que carecen de melanina se gastan con gran rapidez, se adivina el destino de las aves albinas en la naturaleza (Jarry, com. pers.).

Hirundínidos y vencejos: siempre cabe la posibilidad de confundirlos

Confundir los aviones y golondrinas con los vencejos no tiene nada de deshonroso. Ambos grupos de especies presentan varias similitudes a priori. Ambos abandonan nuestras comarcas en invierno para regresar en primavera por las mismas fechas. Por lo demás, su silueta perfilada, su vuelo ligero y rápido y sus comportamientos aéreos pueden contribuir a una identificación errónea.
En términos muy generales, sin embargo, y pese a que existe un vencejo de gran tamaño con las partes inferiores blancas (el vencejo real), las demás especies comunes en la mayor parte de la península Ibérica son uniformemente oscuras a excepción del babero pequeño y blanco. Esta coloración contrasta con la de los hirundínidos, que tienen la parte inferior del cuerpo más bien clara (a excepción de algunas especies oscuras en América y África), pero también con la del vencejo cafre, especie que cría en el sur peninsular y que tiene una estrecha banda blanca en el obispillo y la garganta amplia y netamente blanca, características ambas que se prestan a confusión con las del avión común. Más parecido aún a este último es el vencejo moro, una especie accidental en el Algarve y en Andalucía que tiene una gran extensión de blanco en el obispillo y la cola corta y cuadrada.
Así pues, para diferenciar hirundínidos y vencejos, sobre todo en el sur de la Península, lo mejor es fijarse en la silueta en vuelo. Las alas de los vencejos son falciformes, muy largas y notablemente rígidas durante el vuelo; las de los aviones y las de las golondrinas son más bien anchas en la base y de forma triangular y, lo que es mucho más característico, las pliegan de vez en cuando mientras están en vuelo.
Las especies europeas de vencejos se posan muy raramente fuera del nido y pasan la mayor parte de su existencia en vuelo, para alimentarse, para copular o incluso para dormir, mientras que las golondrinas y los aviones se posan con frecuencia en cables eléctricos, en cañas e incluso en el suelo.
Otros muchos detalles permiten diferenciar rápidamente vencejos e hirundínidos en gran parte de la Península. Un grupo de aves que, en el centro de una ciudad, se persiguen emitiendo gritos estridentes se compone sin duda de vencejos comunes o de vencejos pálidos. Lo mismo puede decirse de las aves que cobran altura durante el crepúsculo, mientras los aviones y golondrinas se agrupan "cerca del suelo" para pasar la noche.
Por último, cuando distintas especies de hirundínidos y de vencejos comparten el cielo, las que cazan a mayor altura (por lo menos fuera de la región también ocupada por el pequeño vencejo cafre) son siempre los vencejos, cuyas zonas de acción se sitúan a más de treinta metros del suelo, frente a una veintena de metros para las golondrinas y los aviones.

Senda de lo cotidiano

Más pequeño que el avión y la golondrina comunes, el avión zapador tiene también un aspecto muy simpático.

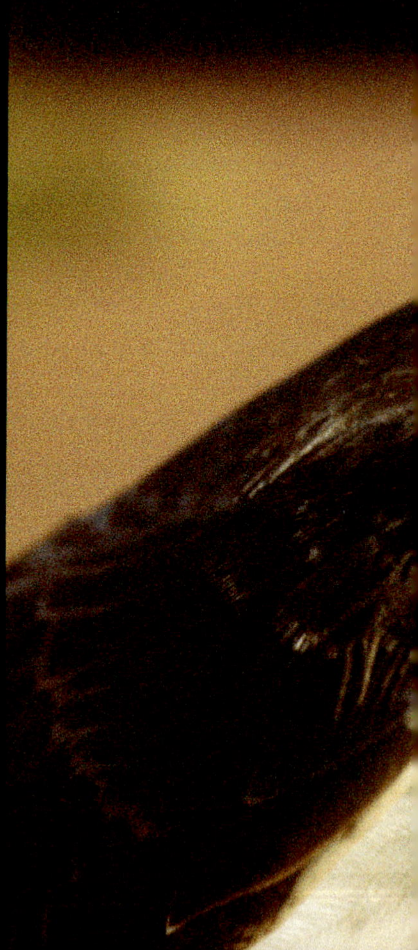

La mayoría de las golondrinas sólo están presentes la mitad del año en nuestras tierras. La otra mitad la dedican a una agotadora migración y a la invernada en el continente africano. Pero de este viaje largo y peligroso obtienen un beneficio que puede llegar a condicionar la supervivencia de la especie.

Unas grandes migradoras **fieles a**

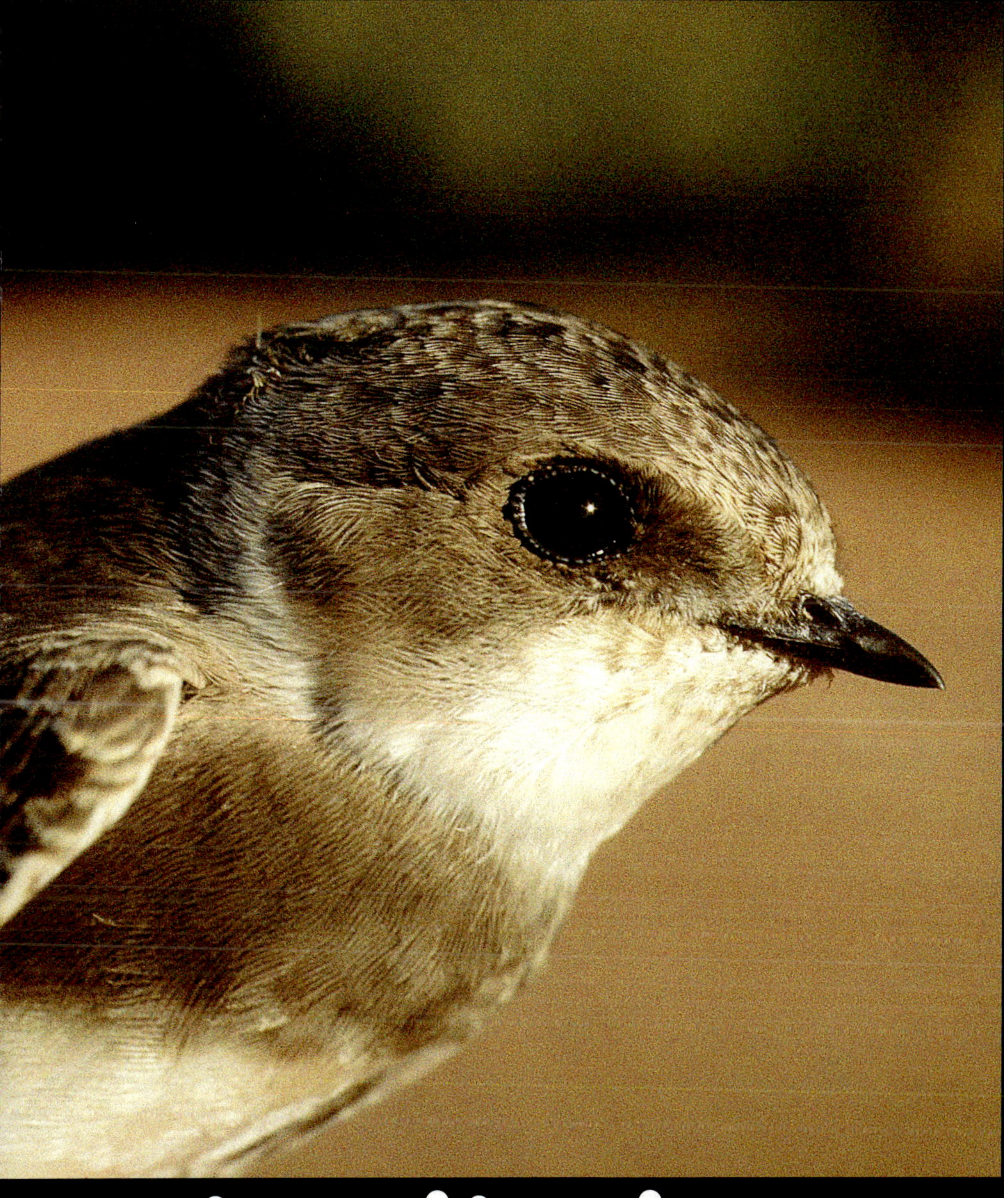

su territorio

Senda de lo cotidiano

La migración de las aves es uno de los fenómenos naturales más complejos que se conocen. En estos inicios del siglo XXI, y pese al interés que suscita, este fenómeno continúa siendo un asunto enigmático. Su origen, así como los mecanismos que lo determinan o que lo gobiernan son todavía objeto de discusiones y de sesudas investigaciones. Y la cuestión de saber si las aves partieron del sur para ir al norte, o si siguieron en cambio el camino inverso, continúa siendo un tema vigente. Para Wolfon (1948), no existe duda alguna de que el lugar de origen de las aves es el hemisferio sur. Según él, habrían conquistado el hemisferio norte durante la deriva de los continentes, tras la fragmentación de Gondwana. Esta teoría, refutada por Curry-Lindall (1975), para quien dicha fragmentación fue anterior a la existencia de las aves, recibe en cambio el apoyo de Cracraft (1972, 1973), que afirmaba que los continentes estaban todavía unidos hace 60-65 millones de años, y que Gondwana podría haber sido el foco de expansión de numerosos órdenes y familias de aves. Sea como sea, hay que recordar que otros fenómenos "más recientes" de índole climática tuvieron probablemente tanta influencia sobre el modo de dispersión de las aves, o por lo menos lo acompañaron o lo completaron. Las glaciaciones sucesivas constituyeron uno de ellos, y la alternancia de periodos secos y húmedos en el hemisferio sur debido a las glaciaciones fue otro de estos fenómenos. Es probable que las limitaciones de tipo alimentario, en ciertos periodos cruciales del año, así como las nuevas potencialidades que se les ofrecían en otros espacios en plena evolución, incitaran a las aves a marcharse de estas regiones y a no regresar hasta que volvieran a darse las condiciones favorables. De milenio en milenio, las distancias fueron agrandándose y las aves, obligadas a realizar viajes cada vez más largos, fueron adaptándose al mismo tiempo que mejoraban su capacidad de vuelo. A veces hace falta mucho menos de un milenio para que el comportamiento de una especie evolucione de modo radical. La golondrina dáurica, que en 1950 tan sólo nidificaba en el extremo sur de España, colonizó gran parte de la península Ibérica y luego el sur de Francia en tres o cuatro décadas. Su distribución se ha extendido hacia el norte cerca de 2000 km, una distancia que se suma a la ya larga que tenía que recorrer anteriormente para ir a invernar en África tropical.

¿Por qué migran?

Sea cual sea el origen de las migraciones y a pesar de la distancia a recorrer y los peligros que corren, la gran mayoría de las golondrinas vuela hacia África cada otoño. Según Moreau, más de 220 millones de golondrinas comunes pasan el invierno en este continente, lo que haría de ésta la especie más abundante, superando en número la totalidad de las otras 37 especies de hirundínidos que viven allí y con las que entonces cohabita. Este mismo autor estima que incluso en África del Sur, las golondrinas comunes representan del 80 al 90% de todas las especies de golondrinas observadas (Curry-Lindahl, 1975). Así pues, el lugar de origen de esta gran familia ofrece a las golondrinas europeas las condiciones necesarias para ponerse otra vez en forma después de la migración, así como una alimentación abundante, suficiente para asegurarles una buena calidad de vida durante la invernada, a lo largo de la cual realizarán su muda. Ahora bien, ¿qué pasaría si la duración de esta estancia se alargase? La capacidad de acogida de los medios africanos y las potencialidades alimentarias disponibles, ¿serían acaso suficientes para que, además, estas golondrinas se reprodujeran sin poner en peligro el futuro de las distintas especies africanas? Es probable que no, y su regreso a Europa responde en parte a esta pregunta. Está claro, en efecto, que, cualesquiera que sean sus inconvenientes, obtienen de la migración un beneficio que condiciona la supervivencia de la especie. Durante los 6 meses de presencia en nuestras latitudes, se benefician de una abundancia alimentaria que se libera de repente al llegar el buen tiempo y que dura el tiempo suficiente como para permitirles compensar primero las pérdidas energéticas provocadas por el viaje, criar luego varias polladas y prepararse finalmente para un nuevo viaje de regreso a África. Como contrapartida, las polladas tienen que ser numerosas y abundantes para poder compensar las pérdidas elevadas producidas por esta migración y para mantener las poblaciones en un buen nivel de viabilidad.

El viaje hacia África

Contrariamente a los movimientos primaverales, condicionados por la necesidad imperiosa de reproducirse, la migración de otoño de las golondrinas es mucho menos precipitada. Los primeros dormitorios de la **golondrina común** se forman en junio. El paso otoñal es muy prolongado, empezando a finales de junio y extendiéndose hasta noviembre, con máximos en septiembre y primera quincena de octubre por el Estrecho (Tellería, 1981; Finlayson y Cortés, 1987). En Extremadura deja mayoritariamente las colonias de cría durante julio y agosto, parten los adultos antes que los jóvenes, y persiste hasta bien entrado septiembre (De Lope, 1983). El paso otoñal en Cataluña va de principios de julio a principios de noviembre, es manifiesto en septiembre hasta la tercera semana del

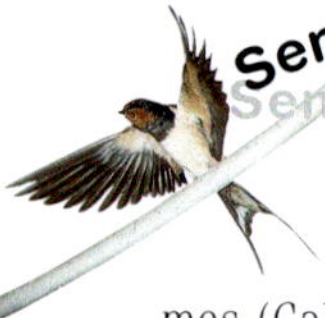

mes (Calvet *et al.*, en prensa), y aún se producen observaciones hasta la segunda mitad de noviembre en la comarca del Maresme (Cordero, 1983). En Burgos se produce entre la última quincena de agosto y la primera de octubre (Román *et al.*, 1996). Los jóvenes del año comienzan a migrar antes que los adultos. Puede ocurrir que un verano especialmente lluvioso y unas heladas precoces tengan consecuencias dramáticas y que numerosos individuos mueran de frío y de debilidad.

En el caso del **avión zapador**, su partida transcurre desde julio hasta mediados de noviembre, con máximos en septiembre. Sus movimientos posnupciales discurren en dos flujos que penetran en la Península por ambos extremos de los Pirineos (Asensio *et al.*, 1991). Los jóvenes empiezan a desplazarse hacia el sur a partir de mediados de julio, seguidos muy rápidamente por los adultos.

El **avión roquero**, por su parte, realiza movimientos estacionales que le llevan a abandonar las montañas o los sectores más septentrionales de su área de distribución, dando lugar a un flujo de migrantes perceptible en el estrecho de Gibraltar desde finales de septiembre hasta principios de noviembre, con máximos en el mes de octubre (Tellería *et al.*, 1999).

El paso otoñal en Cataluña va de finales de septiembre a comienzos de noviembre y se confunde con la presencia de aves invernantes (Muntaner *et al.*, 1984). Antes de partir en otoño forman concentraciones, de las cuales se han visto algunas de más de mil aves (Román *et al.*, 1996).

El paso otoñal de la golondrina dáurica transcurre desde finales de agosto hasta principios de noviembre, con máximos en la segunda quincena de septiembre y el mes de octubre (Tellería, 1981).

Trayecto, distancia y velocidad

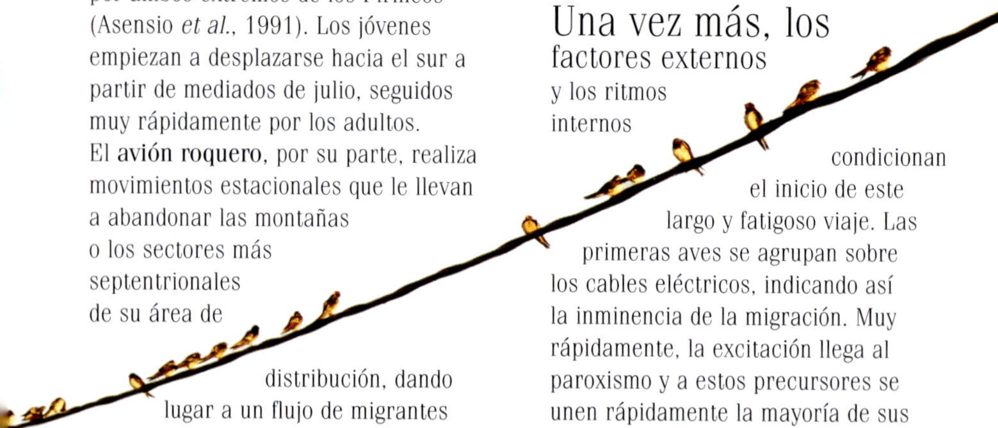

Una vez más, los factores externos y los ritmos internos condicionan el inicio de este largo y fatigoso viaje. Las primeras aves se agrupan sobre los cables eléctricos, indicando así la inminencia de la migración. Muy rápidamente, la excitación llega al paroxismo y a estos precursores se unen rápidamente la mayoría de sus congéneres, que ahora ya están listos para viajar. Las bandadas, más o menos laxas, se desplazan sobre un amplio frente. Las etapas diarias superan

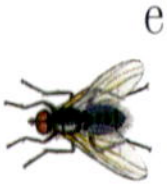

escasamente los 200 o 300 km, y la velocidad de desplazamiento es rara vez superior a los 40-50 km/hora, aun cuando la velocidad punta de las golondrinas alcanza con frecuencia los 80-90 km/hora. Durante estos desplazamientos, que son siempre diurnos, las golondrinas vuelan a escasa altura, a menudo a menos de 100 m por encima del suelo, y continúan cazando insectos voladores. Al atardecer se reúnen para dormir. Los dormideros, en los que se juntan varios millares de individuos y en los que se agrupan a veces diversas especies, se forman en los carrizales y cañaverales de las zonas húmedas, o incluso en grandes campos de maíz. Apenas se pone el sol, se posan las primeras aves, seguidas rápidamente por grupos más numerosos que se irán sucediendo hasta que anochezca por completo. El centro del dormidero es el lugar más codiciado, ya que es el más seguro. Algunos carrizos o cañas se pliegan bajo el peso de las golondrinas y, cuando oscurece del todo, la quietud se apodera del grupo.

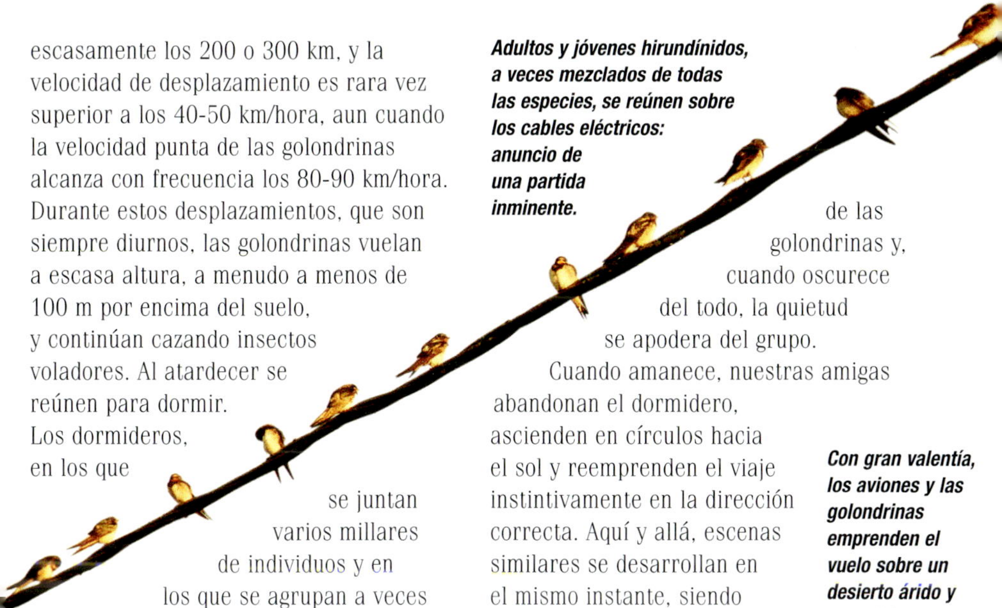

Adultos y jóvenes hirundínidos, a veces mezclados de todas las especies, se reúnen sobre los cables eléctricos: anuncio de una partida inminente.

Cuando amanece, nuestras amigas abandonan el dormidero, ascienden en círculos hacia el sol y reemprenden el viaje instintivamente en la dirección correcta. Aquí y allá, escenas similares se desarrollan en el mismo instante, siendo millones las golondrinas

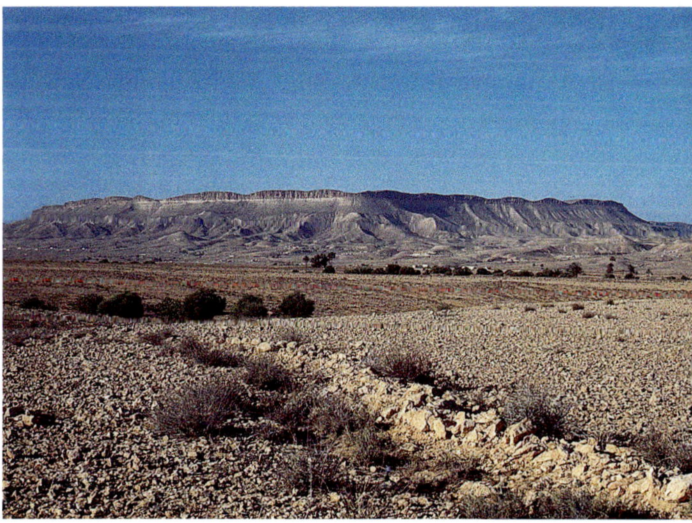

Con gran valentía, los aviones y las golondrinas emprenden el vuelo sobre un desierto árido y especialmente mortífero.

La mayoría de las golondrinas recorren unos 6000 km para llegar a sus cuarteles de invierno o para regresar a Eurasia. Para algunas, esta distancia es mucho más larga. Una golondrina anillada en África del Sur, no lejos de Johannesburgo, fue capturada en Siberia, donde estaba anidando 34 días más tarde, es decir, a 12 000 km de

Unas distancias considerables para unos seres tan pequeños

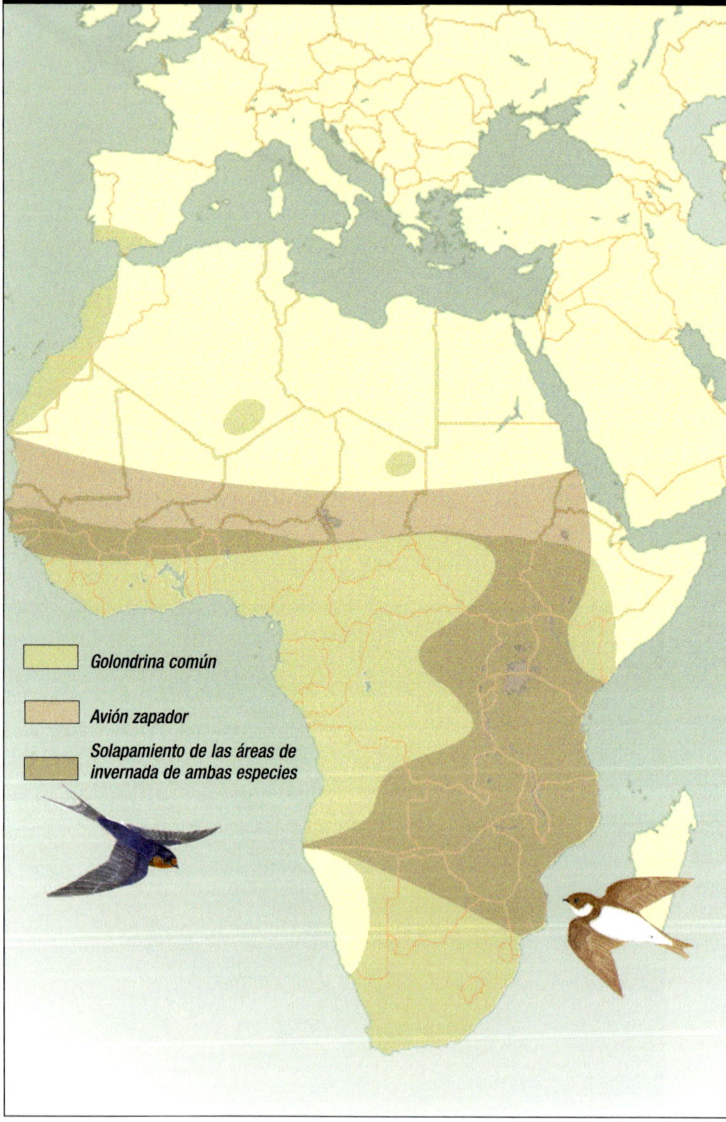

Destinos del avión zapador y de la golondrina común procedentes de Europa. Las golondrinas comunes de nuestra región invernan alrededor del golfo de Guinea, y se dispone de numerosas recuperaciones en Nigeria y Costa de Marfil. En cambio, las que provienen de Gran Bretaña se desplazan hasta el sur del continente africano y las del este de Europa, por su parte, lo hacen hasta el Sudán y otros países del sureste de África. (Tomado de Snow y Perrins, 1998.)

su punto de origen. Además de haber recorrido una distancia récord, debió hacer cada día etapas de 350 km como media, lo que debió obligarla a volar durante 8 a 10 horas cada día. Para cubrir la misma distancia, a un ritmo de 12 horas de marcha al día, un hombre "robusto" necesitaría unos 7 meses (La Hulotte, *n.º 70*).

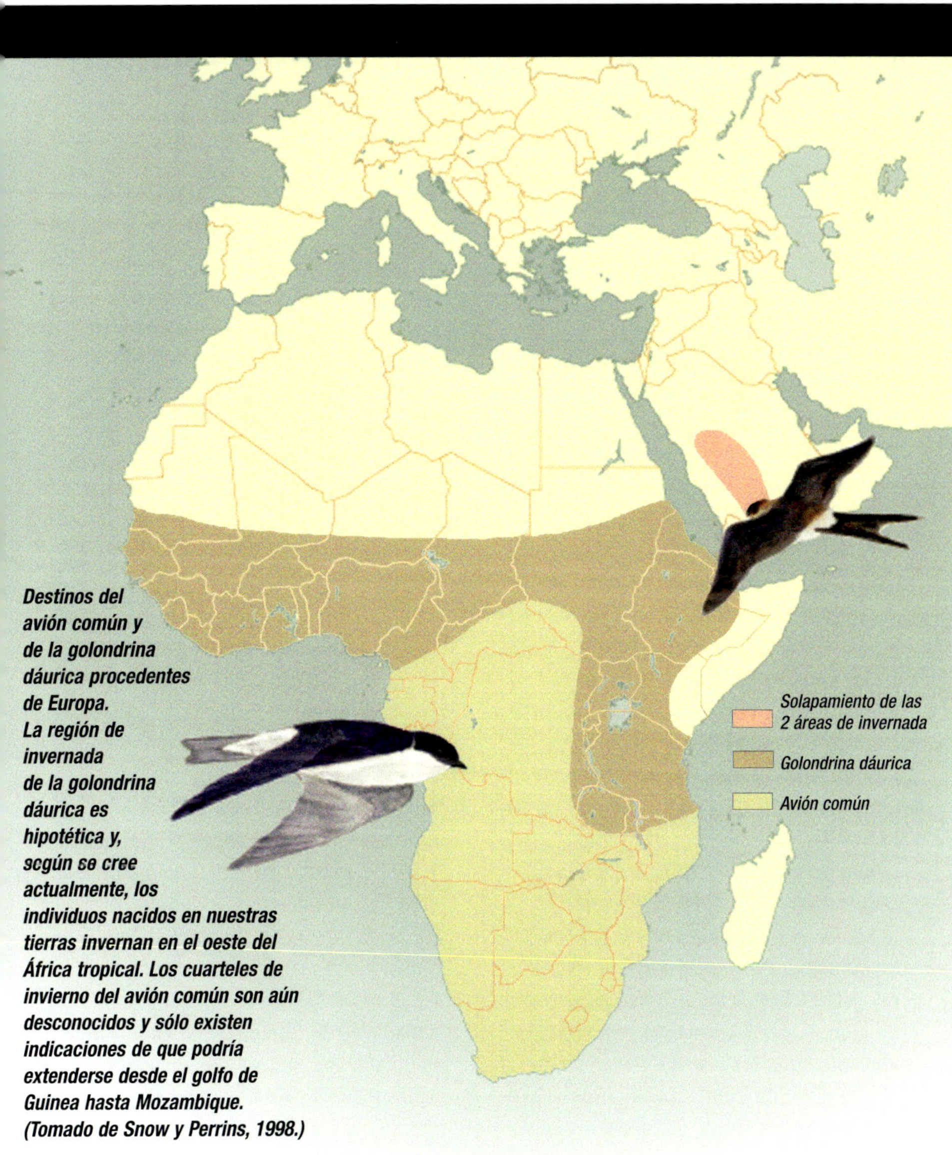

Destinos del avión común y de la golondrina dáurica procedentes de Europa. La región de invernada de la golondrina dáurica es hipotética y, según se cree actualmente, los individuos nacidos en nuestras tierras invernan en el oeste del África tropical. Los cuarteles de invierno del avión común son aún desconocidos y sólo existen indicaciones de que podría extenderse desde el golfo de Guinea hasta Mozambique. (Tomado de Snow y Perrins, 1998.)

Senda de lo cotidiano

que de un modo simultáneo se dirigen hacia África. Ni las tierras, ni las montañas ni los mares..., ningún obstáculo las detiene. El Mediterráneo lo atraviesan en una sola singladura. El Sáhara se perfila en el horizonte y, por muy mágico que nos parezca, puede convertirse en una etapa fatal para estas aves tan minúsculas. Tras un recorrido extenuante y sembrado de obstáculos, de cerca de 6000 km, las golondrinas llegan al fin a sus cuarteles de invernada. Las **golondrinas comunes** de la Península y Francia pasarán el invierno en África central, al oeste del río Congo (De Lope, 1984), mientras que las británicas lo harán en la República Sudafricana; el **avión zapador** en África tropical, en el sureste de la RD del Congo y en África del Sur; las **golondrinas dáuricas** de España y Marruecos pasan seguramente el invierno en la mitad occidental del África tropical (Cramp, 1988), y el **avión común**, del que no tenemos muchas informaciones, quizá en Gambia o en Kenia (Curry-Lindahl, 1975). Las poblaciones no sedentarias del avión roquero invernan desde el sur de Francia, la Península y las Baleares hasta África del Norte. Para el regreso, las golondrinas y los aviones recorrerán el camino inverso, a veces con algunas variantes que los pueden llevar hasta el cabo Bon en Túnez y obligarlos a regresar por Italia, Cerdeña o Córcega.

Algunas deciden quedarse...

Los aviones común y zapador y las golondrinas común y dáurica son migrantes transaharianos que pueden dejar algún invernante en áreas térmicas de la Península y Baleares (Tellería *et al.*, 1999). Se han detectado golondrinas dáuricas invernantes en Andalucía (Finlayson y Cortés, 1987), Murcia y Huesca. Algunos aviones comunes invernan en áreas templadas de la mitad meridional de la Península, como por ejemplo en Doñana (Tellería *et al.*, 1999) y en Málaga (Gloe, 1987), aunque existen citaciones en otras zonas, como la de un individuo en la provincia de Lérida en diciembre de 1986 (Calvet *et al.*, en prensa). Elias *et al.* (1998) mencionan sólo 2 observaciones de avión común en el Bajo Alentejo durante diciembre y la primera quincena de enero; el resto de observaciones se produjeron a partir de la segunda quincena de este mes, durante la cual se detectaron bandadas de hasta 50 aves, lo cual sugiere que provienen de África. Elias *et al.* (1998) registran aviones zapadores de finales de diciembre a mediados de enero todos los años entre 1992 y 1995. Asimismo, existen observaciones de avión zapador invernando en Andalucía.

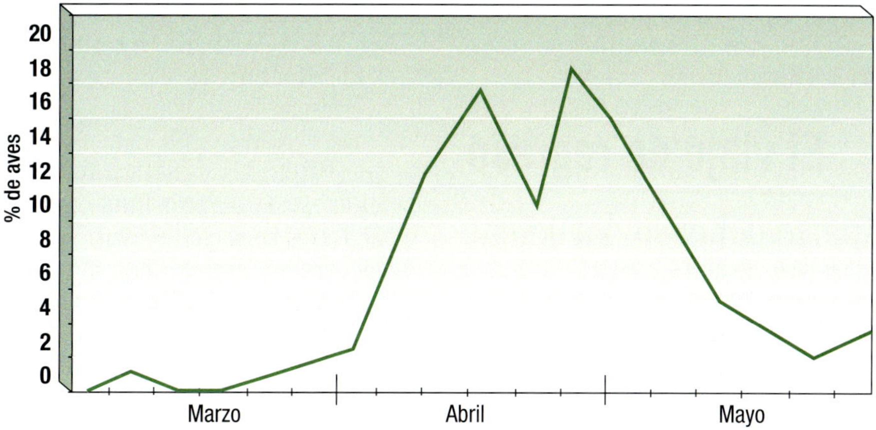

Las estaciones de anillamiento nos permiten conocer con precisión cuándo pasa el grueso de los efectivos de una especie. En esta gráfica se muestra la fenología del paso primaveral en el noreste de España. (Datos procedentes del proyecto de estudio de la migración Piccole Isole.)

Algunas golondrinas comunes, seguramente individuos aberrantes, invernan en Europa tan al norte como Gran Bretaña e Irlanda. Son frecuentes las observaciones de golondrinas comunes en diciembre y enero en comarcas y valles abrigados de la mitad meridional de la Península, donde la reproducción puede empezar ya en febrero (Gloe, 1987; Rufino, 1989). Durante la realización del atlas de aves invernantes del Bajo Alentejo se observó que frecuentaban sobre todo zonas húmedas (hábitat de invernada) durante el mes de diciembre. En enero ya se detectaron muchas en zonas habitadas, lo que sugiere una ocupación de los territorios de nidificación por parte de individuos precoces (Elias *et al.*, 1998). Hay también algunas citas invernales en Galicia (Penas-Patiño *et al.*, 1995). En otros lugares hay registros esporádicos y, así, en Santander (diciembre), Asturias (enero) y Guipúzcoa (diciembre) se han observado ocasionalmente. La misma situación existe en las costas catalanas, donde los migrantes otoñales retrasados no son infrecuentes. En Cáceres se registró una captura en diciembre de una golondrina anillada en Bélgica; en Minho (Portugal) se capturó otra en diciembre con anilla de Noruega; en enero se capturó una de procedencia alemana en Mallorca, otra inglesa en Castellón y dos francesas en Cádiz. En el norte de África

Senda de lo cotidiano

invernan regularmente pequeños números (Pineau y Giraud-Audine; 1976 y De Juana; 1977; De Lope, 1984).

El viaje de regreso

Aparte del caso particular del avión roquero, cuyas poblaciones son en buena medida sedentarias, y de algunas golondrinas comunes invernantes, las otras especies de hirundínidos abandonan por completo la Península en invierno (salvo en casos excepcionales). Los primeros regresos suelen registrarse a finales de enero en el sur de España, y a finales de febrero en el sur de Francia. Pero hay que esperar a finales de marzo y de abril para que las golondrinas puedan observarse ya en casi todas las regiones, siendo las últimas zonas colonizadas por estas migrantes las más norteñas y las de mayor altitud. Las primeras golondrinas comunes llegan al sur de España desde enero hasta marzo; no obstante, se ha detectado un adelanto progresivo en su regreso en los últimos 15 años (Martí y Del Moral, 2003). Debido a su inveterada tendencia a seguir líneas divisorias, presenta un flujo migratorio más intenso en las costas mediterráneas (Bernis, 1971). El paso primaveral por el extremo sur de la Península presenta máximos en marzo, y abril (Finlayson y Cortés, 1987). En Cataluña no se detecta un flujo importante hasta finales de marzo, el cual se hace máximo durante todo el mes de abril. En la comarca del Maresme la fecha media de llegada corresponde al 15 de marzo (Cordero, 1983). En Galicia, las primeras llegadas tienen lugar a inicios de este mes (Penas-Patiño *et al.*, 1995). En la Meseta norte, Román *et al.* (1996) dan como primeras llegadas la 2.ª y 3.ª semanas de marzo, aunque en la década de 1930 y principios de la de 1940 estas llegadas se registraban a finales de marzo y primeros de abril. Finalmente, el pequeño contingente andorrano llega la última semana de marzo y sobre todo a principios del siguiente mes. Si comparamos estas fechas con las de Francia observamos que son simultáneas o casi, lo que sugiere que las poblaciones del país vecino atraviesan el Mediterráneo desde Argelia y Túnez y entran por el noreste de la Península.

Dejar paso a los mayores

En las primeras oleadas de golondrinas comunes que regresan a Europa occidental, se suceden machos y hembras adultas, y luego llegan las aves de segundo año empezando por los jóvenes machos. En abril, mayo y junio, los dos miembros de la pareja llegan simultáneamente (Ribaut, 1982).

Para las primeras aves en llegar, suele haber un desfase de 1 a 13 días (5 días como media) entre la llegada del macho y la de la hembra (Ribaut, 1982). Los jóvenes machos llegan 3 días después de los primeros adultos observados, y las jóvenes hembras 11 días después (Vansteenwegen, 1992).
En el **avión común**, las parejas de adultos ya formadas llegan antes que los jóvenes de un año. El macho del **avión zapador** llega antes que la hembra, la cual a su vez precede a los jóvenes de segundo año. Según Cramp (1988), habría un intervalo de 3 semanas entre la llegada de los adultos y la de los jóvenes. En la **golondrina dáurica**, los dos miembros de la pareja regresan simultáneamente.

Un periodo en el que se cruzan las idas y las vueltas

Este escalonamiento hace que la migración de regreso se prolongue durante varios meses, desde finales de enero en el sur hasta finales de junio e incluso a veces incluso hasta principios de julio, sin interrupción. Para convencerse de ello, lo mejor es ir en primavera a Leucate, en el Aude, para medir el fenómeno con precisión.

El hábitat: unos medios muy diversos

El hábitat de las aves se corresponde de un modo muy preciso con el lugar donde vive una especie y con su entorno inmediato. Limitado en el espacio, se compone de un lugar de nidificación y de un área de campeo. Suele caracterizarse por unos elementos paisajísticos concretos que nos permiten determinar la ausencia o la presencia de las especies. Con todo, las cosas no siempre son tan sencillas y la literatura ornitológica rebosa de contraejemplos. En efecto, aun cuando el centro neurálgico del hábitat siempre es el lugar de reproducción, el paisaje que lo rodea puede presentar numerosas características que se contradicen por completo con las que se han descrito para caracterizar a la especie. La golondrina común, por ejemplo, vive en la campiña tradicional normanda, pero también se encuentra en el corazón de los monocultivos de la Beauce, es decir, en dos hábitats radicalmente distintos. Algunas parejas de aviones comunes anidan no lejos de la estación Saint-Lazare en París y otros río abajo de las gargantas de la Ardèche. En términos de productividad biológica, tanto la campiña

Senda de lo cotidiano

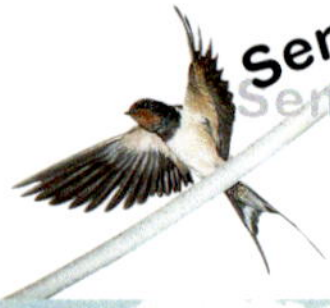

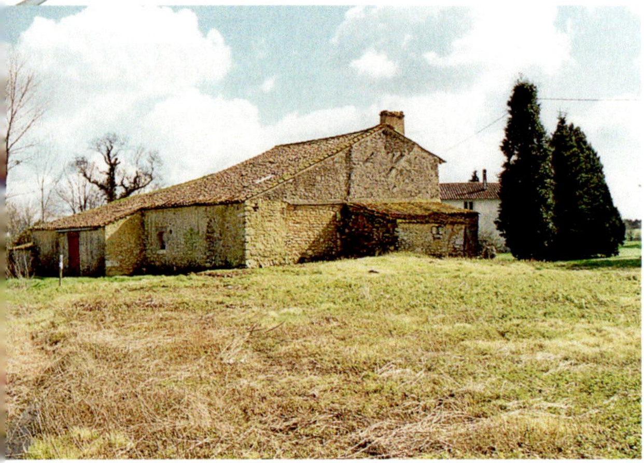

La golondrina común es una campesina que suele instalarse en granjas pobladas con animales domésticos.

tradicional normanda como las gargantas de la Ardèche son bastante superiores a los monocultivos de la Beauce o a la capital de Francia, lo que se traduce en una mayor densidad en parejas nidificantes o en una mayor tasa de producción de jóvenes volantones.

La golondrina común: una campesina

Las golondrinas comunes son aves campesinas. Aunque muy a menudo su presencia se asocia a la del ganado, ésta no es una regla general, ya que la especie frecuenta asimismo lugares desprovistos de actividad ganadera, siempre que allí encuentre las condiciones favorables para instalarse. Su territorio de caza es poco extenso y no supera la decena de hectáreas. Aunque es difícil caracterizar con precisión el hábitat preferido de la golondrina común, es más fácil describir los hábitats que esta especie tiende a abandonar. Así, Jarry (1980) mostró que, en las regiones en las que la cría de vacuno se sustituye por cultivos cerealistas, las poblaciones nidificantes disminuyen en gran medida. Estos monocultivos, sometidos a un régimen de tratamientos químicos, distan de ofrecer a nuestra cazadora de insectos el mismo potencial alimentario. Y si hoy las golondrinas comunes se encuentran sobre todo en las granjas aisladas, en los pueblos medianos y pequeños y a veces en los arrabales de las grandes ciudades, no olvidemos que en el pasado estas aves poblaban también los centros urbanos,

El avión común: un urbanita…

El avión común es un urbanita pero, aun cuando numerosas colonias están instaladas todavía en los centros urbanos, cuanto

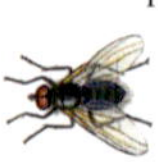

más crece la ciudad, menos anida esta especie en su centro y más se desplaza hacia su periferia. En España y Portugal ha aprovechado tradicionalmente las construcciones humanas para instalar sus nidos, y llega a formar grandes colonias, aunque se los puede encontrar en puentes, presas y roquedos, siendo estos últimos su hábitat ancestral. En Bélgica, algunos autores (Walravens y Langhendries, 1985; Fouarge y Monmart, 1992) mostraron que el 50% de los nidos se había construido en el medio urbano, el 11% en el medio suburbano y tan sólo el 3% en el medio rural. Según Walravens *et al.* (1985), la densidad en número de nidos por hectárea era de 1,9 en el medio urbano, de 1,5 en el suburbano y de 1,5 en el medio rural. Fouarge *et al.* (1992) observaron, en cambio, que el número medio de nidos por colonia era de 11,4 en el medio rural, frente a 4,64 en el medio suburbano y apenas 3,56 en el medio urbano. En Bélgica, según Walravens *et al.* (1985), la presencia de bosquecillos condiciona la de esta especie. Consumidor de aeroplancton, el avión común es un excelente indicador biológico, habiéndose observado una relación negativa entre el número de parejas nidificantes y el nivel de contaminación atmosférica. También se le encuentra en las zonas rocosas, que constituyen su

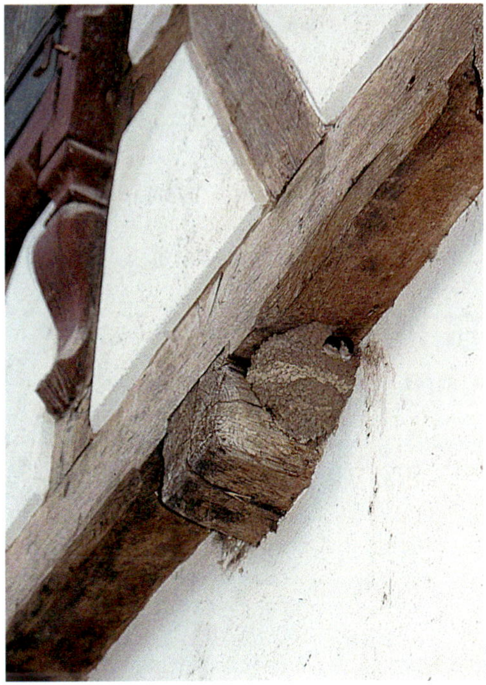

X. Ruffray

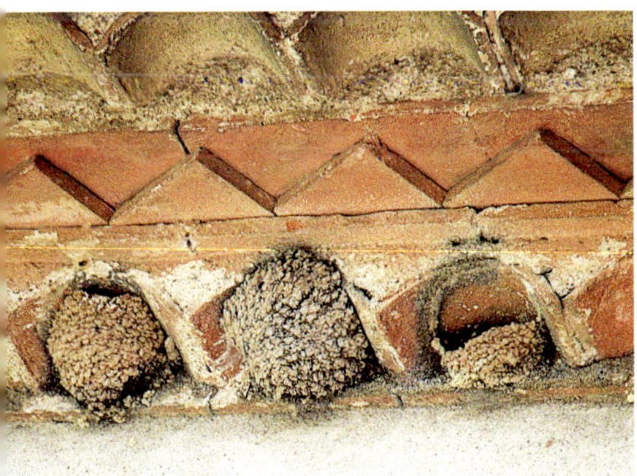

El avión común es un urbanita que vive cerca de los hombres. Bajo el alero de un tejado como en esta casa mediterránea, o bajo una de las vigas del entramado, como en esta casa alsaciana.

Senda de lo cotidiano

hábitat originario, en numerosos pueblos pequeños y en granjas o en edificios aislados. Esta especie suele instalarse bajo aleros y balcones y recorre a menudo varios kilómetros para alimentarse.

El avión zapador vive cerca del agua

El avión zapador anida en medios naturales (orillas de ríos, charcas y marjales) y también en medios artificiales como canteras de arena. La acción de los cursos de agua y de los canteros que refrescan los taludes donde construye sus huras favorece su instalación. Algunas colonias formadas por algunos individuos se instalan en edificios y muros de piedra. Parece ser que estas colonias atípicas están relacionadas con la desaparición durante esa misma temporada de una colonia típica próxima (González y Villarino, 1997). Aunque la mayoría de las colonias se establecen muy cerca del agua, algunas lo hacen en canteras situadas a varios kilómetros de distancia de las masas de agua más próximas. En términos muy generales, el lugar elegido, se compone de un curso de agua más o menos rápido o de un gran estanque o charca, bordeados por un bosque de ribera más o menos denso. Aun así, y debido a su modo de vida esencialmente aéreo, el avión zapador muestra una dependencia muy escasa del tipo de hábitat, y sólo hace falta que éste le asegure una gran cantidad de alimento (Voisin, 1994). La especie evita las zonas

El avión zapador anida a orillas del agua. En la imagen vemos cómo ha instalado su colonia bajo las máquinas de extracción en una cantera de arena a orillas del Loira. Las aves de estas colonias se alimentan a lo largo del río.

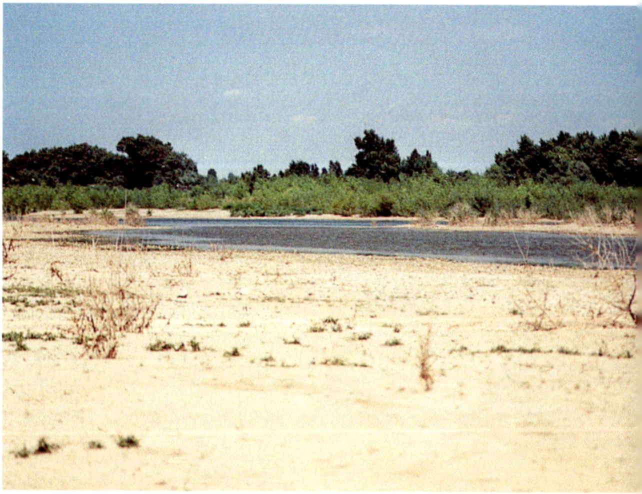

El avión roquero anida en escarpes rocosos que le ofrezcan salientes y anfractuosidades.

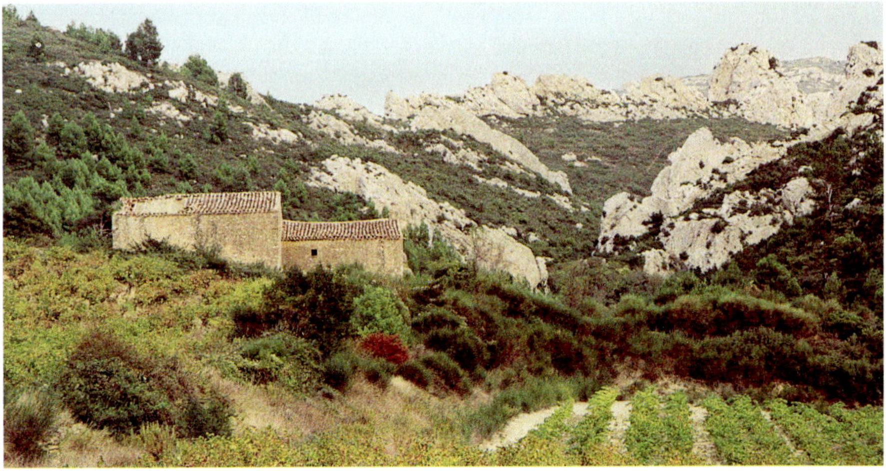

densamente boscosas o edificadas, los terrenos accidentados y los desiertos (Cramp, 1988).

El avión roquero: un hábitat en zonas escarpadas

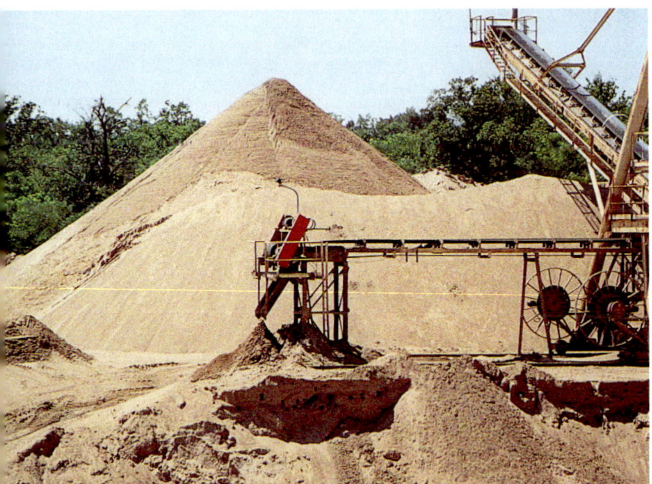

El avión roquero evita las zonas sin montaña y suele anidar en precipicios, riscos y cantiles, a veces por encima de los 2500 m (Bernis, 1971; Pleguezuelos, 1992). Algunos autores opinan que es indiferente al tipo de sustrato rocoso para

Senda de lo cotidiano

nidificar, y así esta especie puede anidar tanto en macizos calcáreos (de manera preferente en la Península; Guitián *et al.*, 1980) como en los esquistos y pizarras pirenaicos o en los basaltos de las zonas de origen volcánico. Puede hacerlo asimismo en túneles o presas, especialmente en aquellos lugares donde escasean o están ausentes otros hirundínidos antropófilos, o en cortados de tierra con algún estrato de arenisca (Tellería *et al.*, 1999) e incluso en antiguas minas de carbón (Calvet *et al.*, en prensa). Según Olioso (1994), busca sobre todo los escarpes rocosos que le ofrezcan voladizos y otras anfractuosidades donde pueda anidar al abrigo de las inclemencias climáticas y beneficiarse de un microclima preferentemente cálido y seco. Estas características también las cumplen a menudo los puentes, bajo los cuales anida con frecuencia el avión roquero, e incluso algunos edificios históricos como la catedral de Albi en Francia o el Banco de Ávila.

La golondrina dáurica: unos hábitats muy diversos

La golondrina dáurica prefiere las zonas montañosas de poca altitud y con presencia de agua.

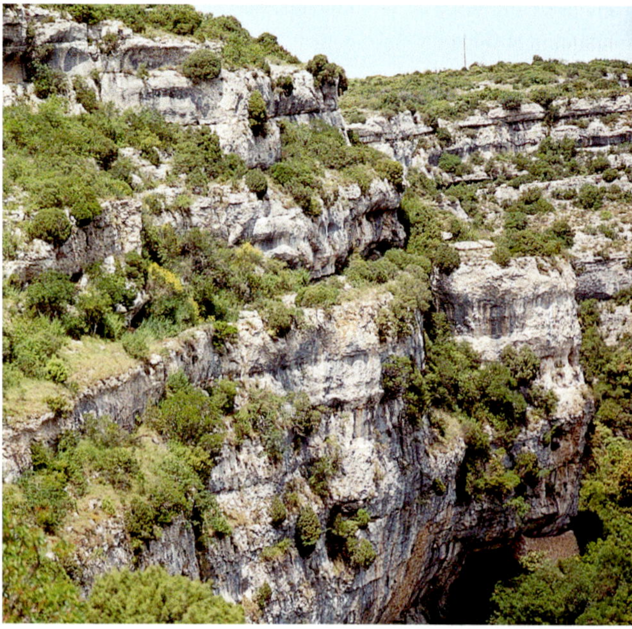

La golondrina dáurica anida en el sureste de Francia desde hace unas pocas décadas. Uno de sus lugares predilectos lo constituyen las gargantas y los puentes naturales de Minerve en el Hérault.

Al igual que el avión roquero, cría en precipicios y a menudo bajo puentes o en otras construcciones, preferentemente en ruinas, pero también bajo cavidades y extraplomos naturales o dentro de boquillas de evacuación de aguas de gran diámetro.
Según Nicolau-Guillaumet y Prodon (1994), vive sobre todo en regiones accidentadas, paredes rocosas, laderas soleadas y, de un modo más excepcional, en aglomeraciones. Según estos autores, la diversidad de los hábitats que ocupa hace del todo aleatoria su caracterización precisa. En efecto, se la puede encontrar tanto en zonas de encinares como de carrascales, de maquias bajas o de viñedos, a veces incluso lejos del agua.
En la Península sus mayores abundancias se registran en fresnedas, jarales y enebrales (Martí y Del Moral, 2003). Prefiere terrenos algo quebrados y no demasiado altos, aunque llega a alcanzar los 1400 m en Sierra Nevada y los 1500 m en la Sierra de Gredos (Pleguezuelos, 1992).
En Cataluña ocupa paisajes mixtos con áreas abiertas (campos de cultivo, yermos, matorrales bajos) y bosques poco densos, esencialmente encinares cerca del nivel del mar (Estrada *et al.*, 2004).
En Galicia y Burgos se encuentra en la proximidad de cursos fluviales (Penas-Patiño *et al.*, 1995, Román *et al.*, 1996).

El territorio

En el interior del hábitat en el que se instalan las parejas

de golondrinas y aviones hay una superficie más o menos reducida cuyos límites se vuelven más precisos al acercarse la reproducción, y que el macho defenderá con vehemencia contra todo intruso de su especie: el territorio. La superficie de dicho territorio depende de numerosos factores relacionados con el propio hábitat, la estructura social y los recursos alimentarios; ésta varía desde una decena de metros cuadrados en la golondrina común o el avión roquero hasta apenas unos cuantos centímetros cuadrados en las especies coloniales como los aviones común y zapador. En todos los casos, el territorio se defiende contra todo el que pretenda ocuparlo y sólo se utiliza para la reproducción.
No cumple ninguna función alimentaria, ya que los hirundínidos cazan en grupo, y su superficie suele variar con el tiempo. Algunos territorios pueden ser relativamente extensos al principio del periodo reproductor y disminuir a medida que se instalan nuevas parejas.
Las limitaciones meteorológicas y alimentarias... El periodo de regreso de las aves a sus territorios es más o menos precoz según los años, y su duración es más o menos larga. Esta última está estrechamente relacionada con

numerosos factores, sobre todo de tipo climático y en particular con la posición del anticiclón de las Azores. En efecto, cuanto más elevada sea la temperatura media, antes se observarán las primeras golondrinas en las distintas localidades. Todavía raros en febrero y marzo en el oeste de Europa, los insectos se vuelven más abundantes en abril y mayo, cuando los hirundínidos migradores llegan en masa. A partir de entonces, las fases sucesivas de su vida están sometidas al ritmo de esta fuente alimentaria más o menos disponible. Al principio de la época de cría, la cantidad de insectos es escasa y, si bien el máximo de abundancia en el oeste de Europa se observa a mediados de mayo, existen grandes variaciones de un día para otro, según las condiciones meteorológicas imperantes. En junio se observa ya una notable estabilidad en la abundancia de presas, cuyos niveles más elevados y estables se alcanzan entre julio y agosto. Este potencial alimentario disminuye a principios de septiembre.

Una regularidad relativa en "la vuelta a casa". En la golondrina común, esta regularidad es bastante apreciable y, por lo que respecta a Bélgica, Vansteenwegen (1992) mostró que el regreso de los adultos a sus territorios tiene lugar entre el 15 y el 21 de abril. En Alsacia, Ribaut (1982) lo observó durante la segunda quincena de abril; en Andorra

Curva de abundancia de los insectos

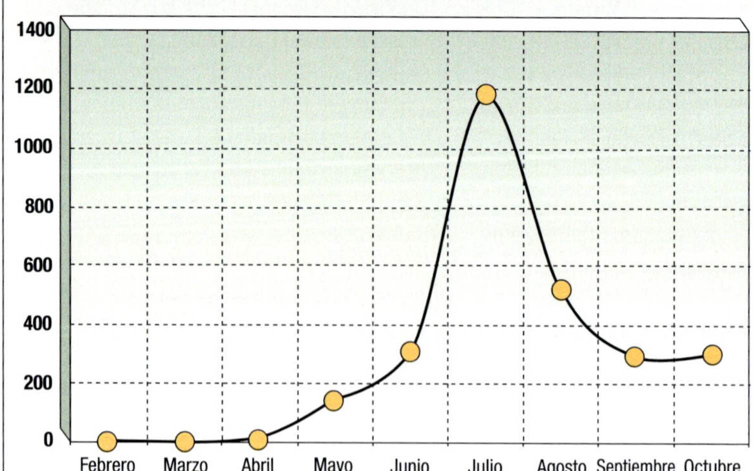

Curva de abundancia de los insectos en el oeste de Europa (Inglaterra, oeste de Francia...) desde la llegada de las golondrinas y los aviones hasta que se van (Bryant, 1975).

normalmente comienzan a construir el nido a mediados de abril (ADN, 2002); en la comarca del Pla d'Urgell se ha observado (Calvet *et al.*, en prensa) que los adultos ocupan los nidos del año anterior nada más llegar a principios de marzo, y que a finales del mismo mes ya inician las tareas de restauración.

Un territorio bien defendido por un macho a menudo vindicativo... Tan pronto como regresa de su migración, el macho toma posesión de su territorio y expulsa de él a los intrusos. Esta reanudación no siempre está libre de altercados y con frecuencia se ve perturbada por la llegada de uno o varios individuos que intentan apoderarse del territorio. En la golondrina común, la intrusión de un único individuo se salda a menudo con la expulsión de este último tras numerosas disputas (Ribaut, 1983). En el caso del avión zapador, la intrusión y la agresión de un individuo provoca una histeria colectiva entre los machos, los cuales se unen para expulsarlo; luego se calman con gran rapidez y vuelven a su puesto de observación. Fuera de sus territorios vigilados, los hirundínidos muestran en cambio una gran tolerancia...

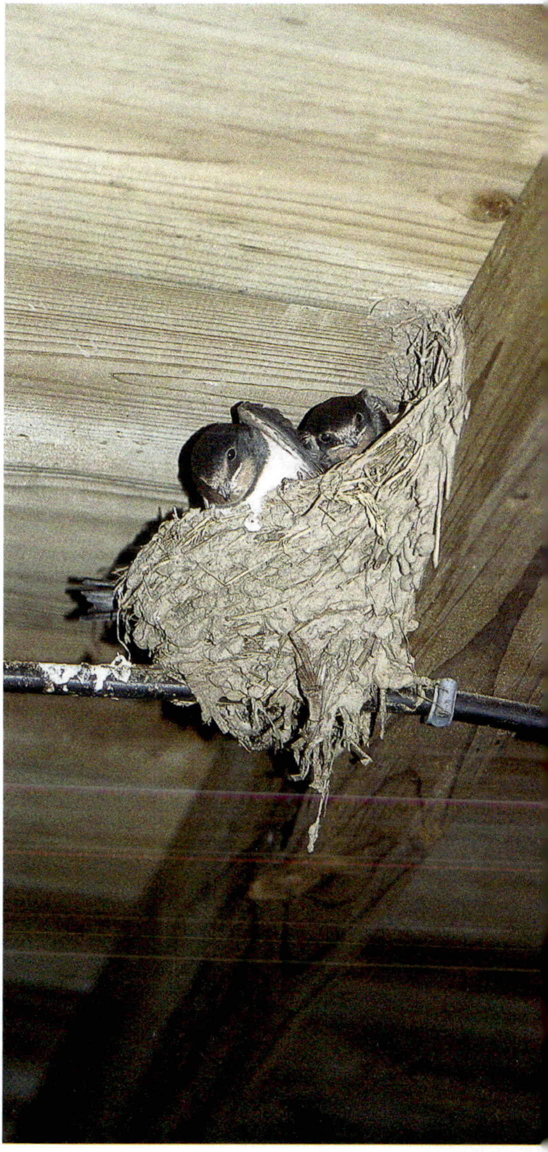

M. Couble/P. Carruette

El territorio de los hirundínidos no es muy extenso y sus límites se vuelven más precisos con el tiempo. Varía desde unos cuantos metros cuadrados en el caso de la golondrina común (en la imagen, un joven de 14 días) hasta apenas unos cuantos centímetros cuadrados en el del avión común.

Senda de la Vida

Tan pronto como regresan de su migración, golondrinas y aviones deben conquistar un territorio y construir o restaurar un nido que albergará dos o tres polladas, todo ello durante un periodo de seis meses. Los adultos nidificantes, extenuados después de una considerable pérdida de peso, se vuelven "anoréxicos", por lo que disminuye el coste energético que impone la caza.

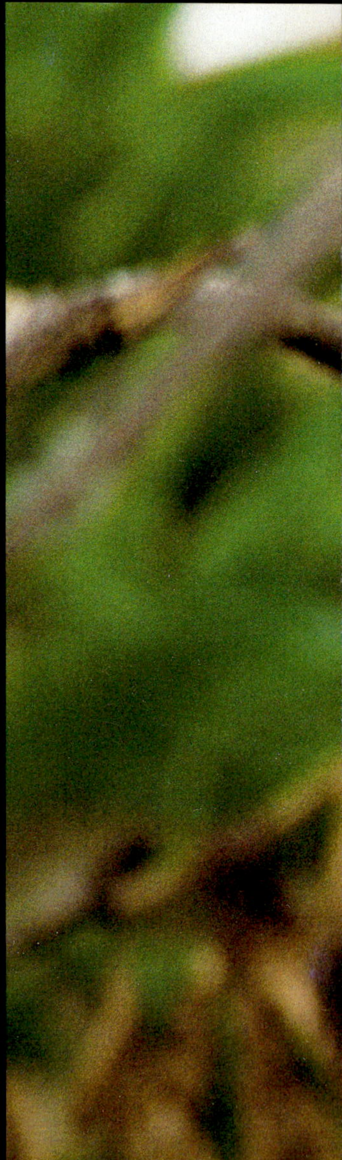

Reproducirse a toda costa para asegurar **el porvenir**

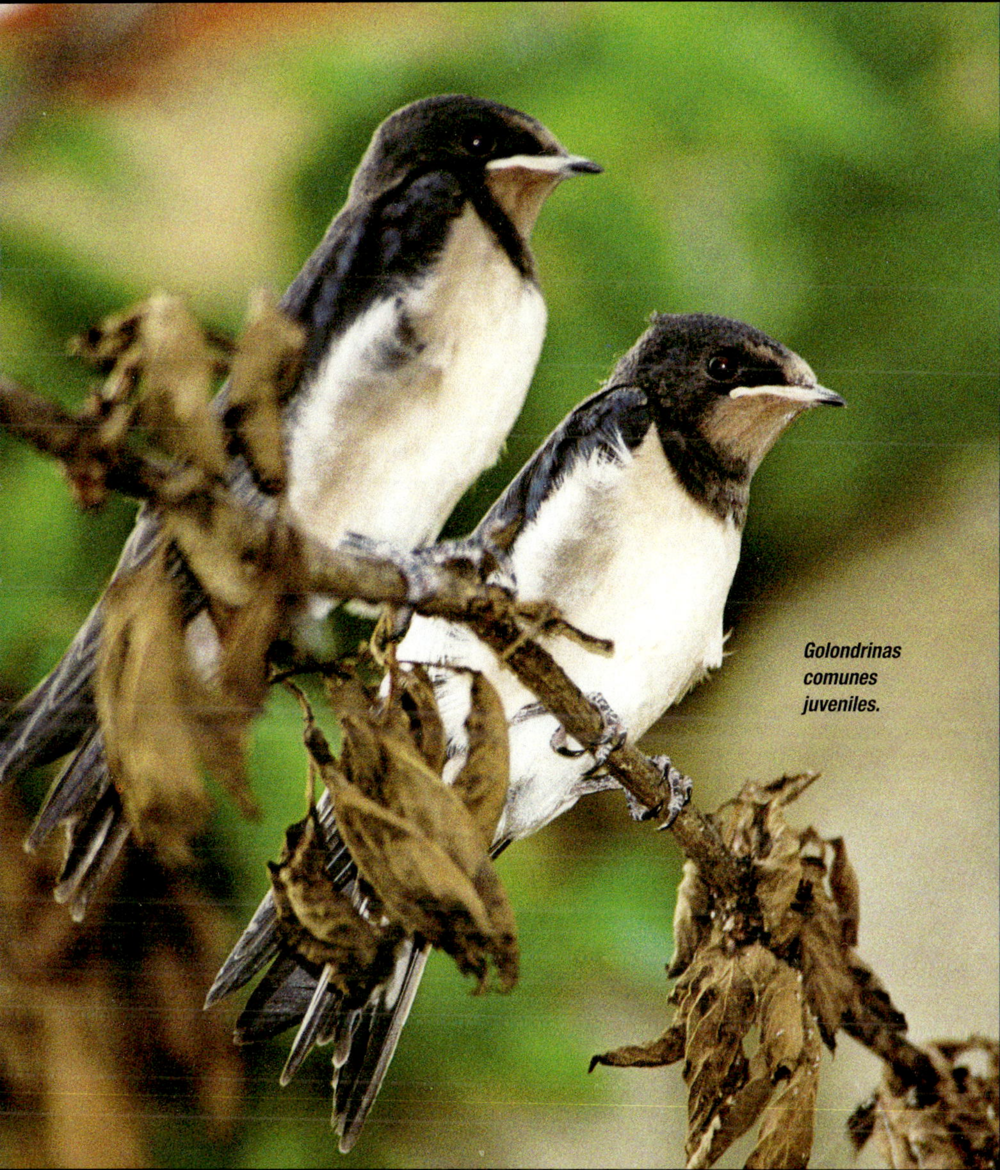

Golondrinas comunes juveniles.

de la especie

Senda de la vida

La estructura social

En su hábitat, tal como se ha definido antes, algunos hirundínidos viven aislados y otros lo hacen en colonias, pero sea cual sea la especie, existen numerosas variaciones. Por todo ello, es importante saber diferenciar dos grupos de hirundínidos: los "sociables", que pueden vivir en grupos, y los gregarios, que sistemáticamente viven en colonias. En el primer caso, la agrupación de varias/os parejas/individuos depende estrechamente de las condiciones ambientales. Una gran riqueza alimentaria o un lugar de nidificación propicio para la colonización favorecen la formación de un grupo, el cual será de hecho más fuerte frente a eventuales depredadores. Pese a ello, el comportamiento de estos hirundínidos socializados continúa siendo puramente individual y confinado a la familia. En el segundo caso, la agregación obedece a necesidades fisiológicas. En términos muy generales, la agrupación es necesaria para estimular la reproducción y a veces incluso para favorecer los encuentros entre sexos. En los hirundínidos gregarios, los vínculos comunitarios están particularmente bastante desarrollados. Éstos se establecen en colonias, sus nidos son construidos simultáneamente, a veces por varios individuos, la reproducción se inicia de un modo sincrónico y la alimentación tiene lugar sobre las mismas nubes de insectos. En ellos se observa por tanto una coherencia de grupo.

Los hirundínidos sociales

Alguṇas parejas de golondrina común viven aisladas y otras en pequeños grupos de unas 4 a 10 parejas, pero también pueden formarse a veces grandes concentraciones de más de 200 parejas. Obviamente, esta elección depende de numerosos factores. Así, por ejemplo, en Normandía los grandes establos albergan más de 20 parejas, mientras que en esta misma región, pero en zonas de *bocage* o de campiña tradicional en mosaico, donde las explotaciones son netamente menores, son numerosas las granjas que no albergan más de dos parejas. Según Vansteenwegen (1988), no existe relación alguna entre el tamaño de una colonia y la superficie de un edificio. Por el contrario, el autor observa una relación entre el número de parejas y el número de nidos antes de su instalación. Éstos indicarían, en efecto, el elevado potencial del lugar de nidificación que las golondrinas mantendrían construyendo nidos con regularidad. **El avión roquero** muestra numerosas similitudes con la especie anterior. También en su caso se observan parejas solitarias, pequeños grupos de 4 o 5 parejas y colonias más importantes que superan las 100 parejas. Pero sea cual sea la situación, los nidos están siempre situados a varias decenas de metros de distancia. En Cataluña, como en Francia, anida de forma solitaria pero en otras regiones del sur de la Península forma pequeñas colonias (De Lope, 1980).

Las golondrinas gregarias

El avión común anida en colonias que van de algunas decenas hasta muchos centenares de parejas. Su tamaño varía según la región y las más importantes están divididas en subcolonias con alguna pareja satélite solitaria. Los sitios de nidificación naturales han sido casi completamente abandonados en la mayor parte de Europa en un proceso que comenzó a mediados del siglo XIX y se completó en el inicio del XX. Desde mediados de la década de 1970 la especie anida con frecuencia creciente en establos y graneros de Bélgica y Francia, a veces simultáneamente excluyendo a la golondrina común (Hagemeijer y Blair, 1997). Para anidar, el **avión zapador** utiliza taludes terrosos o arenosos a orillas de ríos y marjales y en otras zonas abiertas, por lo general con charcas o pantanos, donde excava sus huras; ocasionalmente, anida en agujeros ya existentes en otros tipos de sustrato o en nidos de otras aves como el mirlo acuático. Sus colonias suelen ser importantes, pero el tamaño de éstas varía según las potencialidades de acogida del lugar elegido. A orillas del río Vena, en Burgos, algunas parejas crían en solitario, mientras que a orillas del Loira, pueden llegar a ser de varios centenares de parejas. No siempre es fácil saber si se trata de una misma colonia, de varias o de una colonia principal dividida en subcolonias.

A veces, tras realizar en él algunos arreglos, el chochín se apodera del nido de una golondrina común.

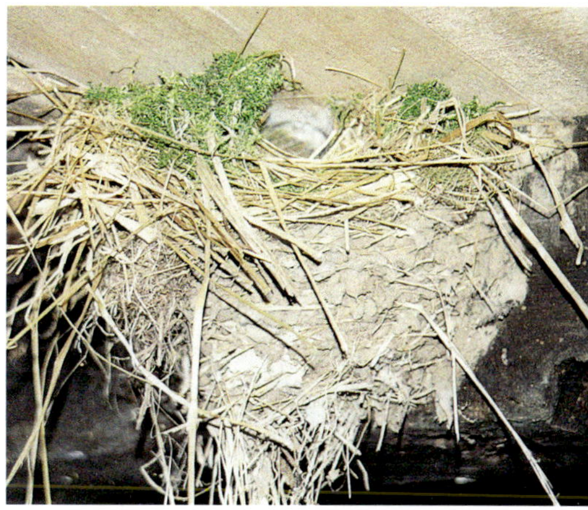

La cohabitación con otras especies

Numerosas especies de aves comparten los lugares colonizados por los hirundínidos. Los

Senda de la vida

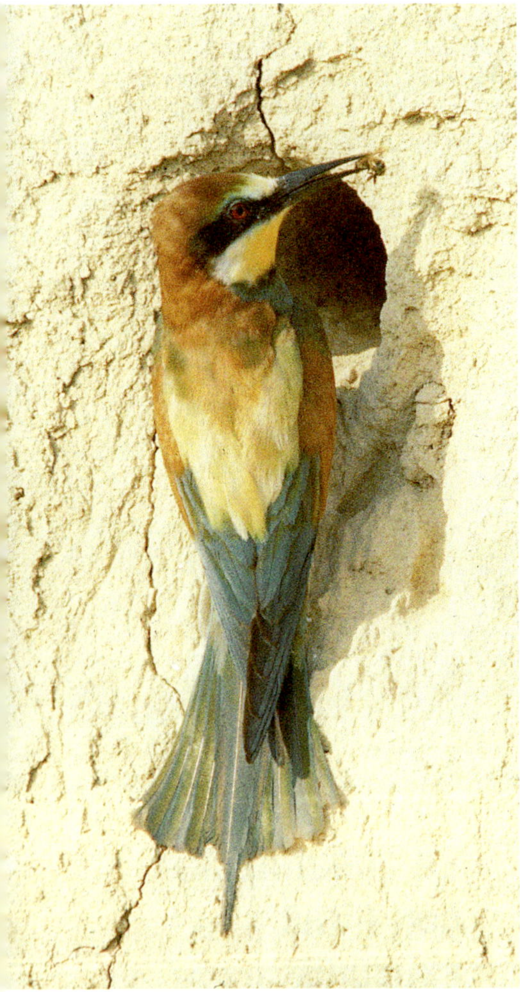

Los hirundínidos comparten, con mayor o menor fortuna, sus lugares de nidificación con otras aves. En una misma colonia, sin que exista interacción alguna, pueden encontrarse aviones zapadores y los magníficos abejarucos.

gorriones comunes se apoderan con frecuencia de los nidos de las golondrinas y de los aviones comunes. A veces, tras acomodarlos a sus necesidades, también pueden beneficiarse de estos nidos el chochín, el colirrojo tizón e incluso el papamoscas gris. En algunas colonias de aviones zapadores se encuentran el martín pescador, el abejaruco, el estornino pinto o el gorrión chillón. Inversamente, aunque con mucha menos frecuencia, se han observado golondrinas comunes que utilizaban para reproducirse el nido construido por un colirrojo tizón (Jacquemin, 1981) o un mirlo común.

Ya sean coloniales o no, las distintas especies de los hirundínidos rara vez compiten entre sí y pueden cohabitar sin dificultad. En algunas zonas, sucede incluso que dos especies aniden en una misma granja, concretamente la golondrina común en los establos, graneros u otras dependencias, y el avión común bajo los aleros de los tejados. Ambas especies, dadas sus costumbres y sus dietas bien diferenciadas, rara vez compiten. El segundo explota el plancton de altura constituido por microinvertebrados, mientras que la primera busca cerca del suelo presas bastante más voluminosas. Parece que es cada vez más frecuente la cohabitación de las dos especies en un mismo edificio. Se ha documentado la existencia de colonias mixtas de aviones roqueros y aviones comunes. El Cogul, localidad situada en el valle del río Set, en la comarca leridana de Les Garrigues, es uno de los muchos parajes en el que pueden observarse cuatro de las cinco especies de hirundínidos que crían en nuestro país: la golondrina dáurica y el avión roquero en las grutas a lo largo del curso fluvial, el avión común y la golondrina común en las casas del pueblo.

La reproducción: un comportamiento marcado por la fidelidad

Duración de la época de cría. Para los hirundínidos que se reproducen en la Península, el conjunto del ciclo de nidificación, que comprende varias reproducciones, dura alrededor de unos 6 meses. Para la golondrina dáurica (De Lope, 1980) hacen falta 49 días para una reproducción, o más concretamente 4 días para una puesta de 4 huevos, 23 días para la cría de jóvenes y 7 días más hasta su independencia, durante los cuales los adultos los vigilan y alimentan, incluso cuando, como a veces sucede, ya ha empezado la segunda reproducción. El intervalo entre el inicio de las dos puestas se estima en 52 días. Aunque existen pequeñas diferencias entre las especies, la duración de la reproducción es en definitiva bastante similar. Así, en la golondrina común, este mismo autor evalúa en 47 días el ciclo completo de una reproducción: 5 días para la puesta, 15 para la incubación, 20 para la estancia en el nido y 7 días de dependencia. El intervalo entre la primera y la segunda puesta es de 54,6 días de media (mínimo 33, máximo 91). Y entre la segunda y la tercera puesta es de 51,8 días (mínimo 48, máximo 56). Observamos, pues, que hay un periodo de reposo entre puestas de 7,6 y 4,8 días como media. Si la pareja se ve obligada a cambiar de nido, entonces el intervalo puede ser de 71,3 días (mínimo de 51, máximo de 107). Algunos autores citan unas duraciones entre dos reproducciones de 55 y 53,5 días (Vietinghoff-Rieschs, 1955; Löhrl y Gotscher, 1973). En el **avión común**, las hembras jóvenes que realizan una segunda puesta lo hacen 54,5 días como media después de la primera. Este intervalo es de 57,8 días para las hembras de dos años.

Fidelidad al lugar de nidificación

Para la mayoría de nosotros, las golondrinas y los aviones simbolizan de una manera

Senda de la vida

incontestable la fidelidad. Cada primavera, sin cuestionarnos siquiera al respecto, damos por cierto que los aviones y las golondrinas que se instalan bajo nuestros aleros o en nuestros graneros, son los de los años anteriores. Pero ¿realmente es así? Jarry (1980) dio una primera respuesta para la golondrina común. Estimó en un 96,6% la proporción de los adultos supervivientes que eran fieles a su lugar de nidificación de un año para otro. En Bélgica, con una población de unas 500 parejas estudiada durante varios años, Vansteenwegen (1988) estimó este porcentaje en un 65%, pero aun así consideró como una regla la fidelidad al lugar, ya que, según él, la mayoría de las aves se queda, pase lo que pase, dentro de un radio de menos de 1100 m en torno al lugar utilizado los años anteriores. Si la fidelidad de los adultos a su lugar de nidificación es innegable, por el contrario, la proporción de las jóvenes aves que vuelven a anidar en el lugar exacto de su nacimiento es ínfima (Jarry, 1980; Vansteenwegen, 1988): menos del 2% (Jarry, 1980; De Lope, 1983). Como sucede con muchas especies de aves, los machos jóvenes están especialmente apegados al lugar de origen y sólo se alejan de él unos cuantos centenares de metros, como máximo unos pocos kilómetros, mientras que las hembras se encuentran a veces a varias decenas de kilómetros. Así pues, la sustitución de las aves adultas se haría por individuos jóvenes no oriundos del lugar, pero que ya lo habrían descubierto en la época de cría anterior, atraídos por la presencia de adultos.

En el avión común, la fidelidad al lugar de nidificación es la regla. Según Cramp (1988), el 48% de los adultos supervivientes vuelve a instalarse en la misma fachada de casa y el 52% en los alrededores inmediatos. A este respecto, Fouargue y Monmart (1992) constataron que el 7% de las aves vuelve a ocupar el mismo lugar y que las demás no se alejan de él más de 35 m. La fidelidad de los jóvenes al lugar del nido es netamente superior en el avión común que en la golondrina común. En efecto, el 95% de los jóvenes que sobreviven a las migraciones y a la invernada regresa a su colonia de origen y construye su propio nido a menos de 100 m como media de aquel en el que nacieron. Una vez más, las jóvenes hembras están menos apegadas al nido de origen que los jóvenes machos. Esta fidelidad de los individuos es tal que una colonia puede estar compuesta por un 64% de jóvenes de un año nacidos en el lugar de nidificación, un 24% de aves de dos años y el resto por individuos de más tres años (De Lope y Da Silva, 1988; Gunten, 1963).

El seguimiento de varias colonias de aviones zapadores en el Jura (Scherrer y Deschaintre, 1970) permitió evidenciar que, de un año para otro, el 71% de los individuos era fiel a su lugar de origen. En el caso de esta especie, ligada a un hábitat que puede verse modificado por crecidas fluviales o por el trabajo de los canteros, la noción de fidelidad es bastante relativa o, como mínimo, más plástica. Por lo general, y pase lo que pase, el 87% de los jóvenes de un año y de los adultos que han sobrevivido vuelven a anidar en un radio de 10 km en torno a su lugar de nacimiento (Cramp, 1988). Una vez más, los jóvenes machos están más apegados al lugar de origen que las jóvenes hembras, con una tasa de retorno del 66,7% para los primeros frente a apenas el 33,3% para las segundas. En la golondrina dáurica, esta fidelidad parece bastante poco marcada y la mostrarían apenas unos cuantos individuos. En este sentido, De Lope (1980) constató que de entre 134 polluelos anillados, tan sólo 2 fueron controlados no lejos de su lugar de origen (4,7 y 8,4 km).

Esta fidelidad al lugar de nidificación es asombrosa, tanto más cuanto que las posibilidades de nidificación son innumerables. Y sin embargo, hay numerosos lugares, a priori muy favorables, donde las aves no se instalan nunca, en tanto que otros, pese a que se modifican con el tiempo, son continuamente ocupados. Según algunos autores, la explicación de este comportamiento residiría principalmente en la dispersión de los jóvenes cuando se independizan.

En efecto, es en este periodo, durante sus peregrinaciones locales, cuando "se volverían conscientes" del carácter particularmente favorable de su futura zona de nidificación. La presencia de los nidos ¿atrae acaso a otros hirundínidos? Es muy posible que sí, pero los estudios sobre el tema no han dado resultados concluyentes. Hoy se admite que, para especies coloniales como por ejemplo las grandes gaviotas, el éxito y la tasa de reproducción pueden favorecer alternativamente la colonización o el abandono de un lugar, según si éstos son buenos o malos. En el caso de los hirundínidos que viven agrupados o en colonias, es ésta una hipótesis interesante, ya que explicaría el abandono de lugares que, al dejar de ser favorables, ya no vuelven a ser utilizados por las aves durante muchos años, incluso cuando vuelven a darse condiciones favorables y pese a la existencia de nidos.

Fidelidad al nido

Para los aviones y golondrinas, el nido es el único vínculo con el "suelo" y estas aves son tan fieles a él como a su territorio de nidificación. De La Blanchère explica la historia de una pareja de golondrinas comunes que se instaló siete años consecutivos en el mismo nido. Cramp (1988) cita el caso de un macho que frecuentó el suyo durante 11 años. Las golondrinas comunes tienen dos o tres polladas cada año y los cambios de nido durante la época de cría, mientras se suceden las polladas, son muy raros. El 84% de las parejas utiliza el mismo nido durante la época de cría y tan sólo el 16% cambia entre una pollada y la siguiente. En el avión común, del 7 al 12% de las aves vuelve a utilizar el nido que ocuparon el año anterior. Los machos de más edad visitan primero una serie de nidos antes de decidirse por uno. Por lo general, el 73% de éstos ocupa nidos viejos, mientras que el 85% de los jóvenes de un año debe construir uno nuevo. Sea como sea, este nido se utilizará para llevar adelante las dos polladas sucesivas. El avión zapador, por su parte, se ve obligado la mayoría de las veces a excavar un túnel nuevo. Ya sea por la acción mecánica de las repetidas crecidas, ya sea por la explotación de las canteras, el talud en el que se instalan experimenta a menudo profundas transformaciones de un año para otro. Cuando el talud del año anterior no ha sido destruido, las aves pueden utilizar túneles antiguos después de acondicionarlos. En todos estos casos los aviones zapadores deberán realizar un trabajo importante de excavación. Las golondrinas dáuricas no son particularmente fieles al nido, aunque su tasa de retorno no deja de ser superior al 20% (De Lope, 1983). Como sucede con muchas especies, se utiliza el mismo nido para criar las distintas polladas.

La fidelidad de la pareja

Al igual que cerca del 90% de las especies de aves, los hirundínidos son monógamos y, además, "fieles" durante toda la época de nidificación e incluso fuera de ella. Algunas parejas de **golondrina común**, tras haber pasado el invierno juntas, sólo vuelven a encontrarse al final de este largo viaje, mientras que otras viajan juntas. Cada año, el macho, que ya está ocupado en la defensa de su territorio, corteja a la hembra y espera el momento propicio para copular con ella. Para ello se esfuerza con incesantes exhibiciones nupciales: vuela, se posa, canta, se acerca... ¡cuánta energía desplegada! Finalmente, cuando la hembra elige la ubicación del nido y se posa, obtiene su recompensa. A partir de entonces, las dos aves se dedican febrilmente a la construcción o reparación del nido, asegurando el macho al mismo tiempo su vigilancia y la del territorio. Entre los jóvenes machos reproductores, este comportamiento es algo distinto en la medida en que, además de desempeñar el papel antes descrito, tienen que buscar

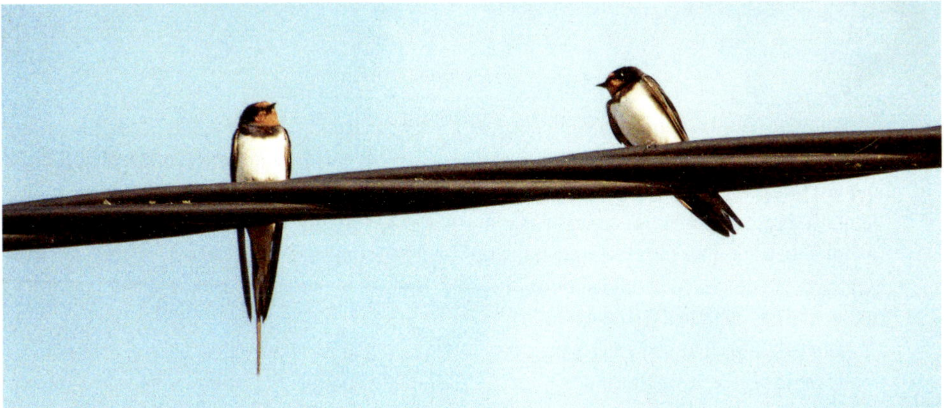

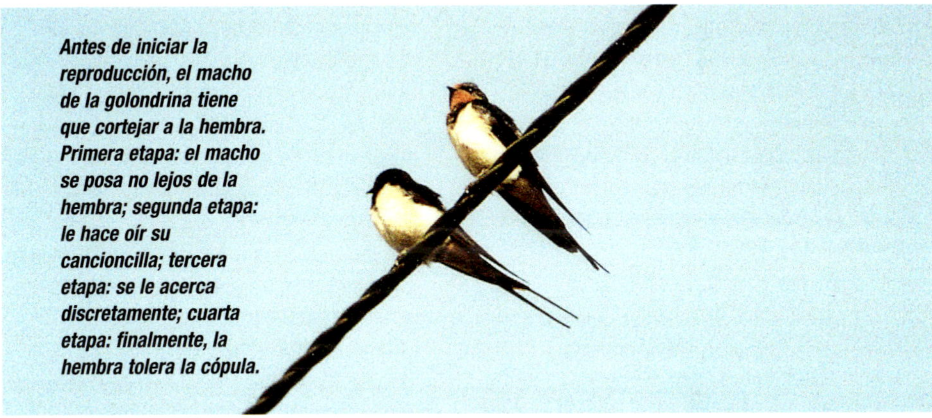

Antes de iniciar la reproducción, el macho de la golondrina tiene que cortejar a la hembra. Primera etapa: el macho se posa no lejos de la hembra; segunda etapa: le hace oír su cancioncilla; tercera etapa: se le acerca discretamente; cuarta etapa: finalmente, la hembra tolera la cópula.

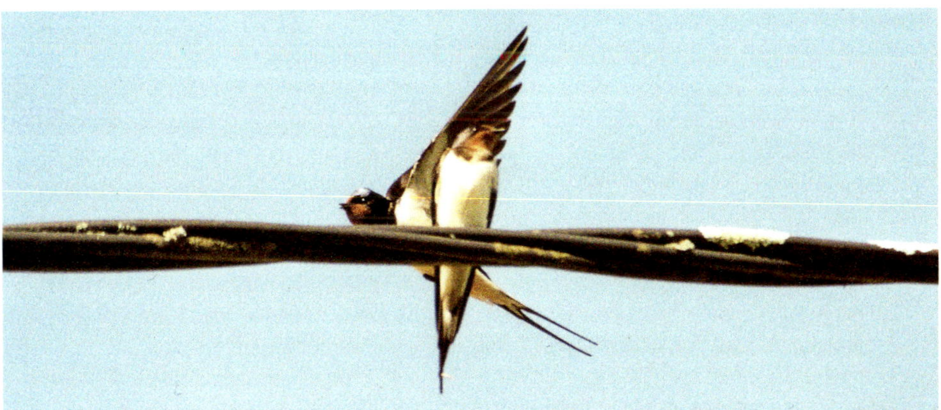

activamente una hembra y, si es necesario, cortejar a las que ya están apareadas, con lo que entran en conflicto con los otros machos. Aun cuando se ha demostrado que los miembros de una pareja de golondrinas comunes pueden quedar unidos durante muchos años, son casos excepcionales. En general, la pareja se forma para una época de cría, y a veces dura dos o tres años consecutivos, pero el porcentaje elevado de mortalidad, y por lo tanto de viudedad, acaba con esta fidelidad.

Golondrinas y aviones son en principio monógamos, pero su fidelidad está sujeta a numerosas excepciones. Existen casos de poliandria, en los que la hembra puede disponer de varios machos, y otros más frecuentes de poliginia, en los que algunos machos se aparean con varias hembras. En este último caso, existe la mayoría de las veces una gran sincronización de las distintas hembras para la puesta.

El avión común. En esta especie es raro que las aves se apareen durante largos años, siendo frecuentes los cambios de pareja de un año para otro. Con todo, los individuos continúan siendo fieles durante toda la época de cría y no se ha mencionado caso alguno de poliandria o de poliginia, lo que probablemente se explica por el sincronismo de la reproducción, dado que las aves se encuentran en la misma fase de nidificación en el mismo momento. Aunque, como hemos dicho, los cambios de pareja son más bien raros durante la época de cría, una gran perturbación de la colonia puede hacer que las parejas se separen y que vuelvan a formarse luego con otros individuos.

El avión zapador. Es una especie particularmente gregaria en la que los individuos de una misma colonia pueden quedar unidos durante todo el año. También es monógama. Al igual que el avión común, es colonial y su reproducción está sincronizada, lo que no facilita las relaciones extraconyugales. Aun así, no es raro observar machos apareados o establecidos persiguiendo hembras todavía solteras con las cuales pueden copular mientras su propia hembra está en el nido. En esta especie, al igual que en las anteriores, son raros los cambios de pareja a lo largo de la época de cría y es probable que éstos dependan de la desaparición de uno de los dos sexos.

La golondrina dáurica. En esta especie la monogamia es la regla: no se ha registrado ni poligamia ni infidelidad. Aunque es evidente que la rareza de las parejas de golondrinas dáuricas en las zonas colonizadas en fechas más recientes (norte de la Península, sureste de Francia, etc.) no facilita los comportamientos de este tipo, cabe decir que éstos tampoco han sido observados por los ornitólogos españoles en las poblaciones mucho más numerosas del suroeste de la Península.

El avión roquero. Según parece, la fidelidad de las parejas no sufre excepción alguna en esta especie. Con todo, aún es poco lo que se conoce sobre ella.

Las aves reproductoras

Todas las especies de golondrinas y aviones que anidan en la Península están preparadas fisiológicamente para reproducirse la primavera siguiente a su nacimiento, cuando tienen aproximadamente un año de edad y están por tanto en su segundo año de vida (Jarry, 1980; De Lope, 1983). Algunas de estas aves anidan con éxito desde su primer regreso a Europa; la reproducción de las demás es más tardía. Para la **golondrina común**, Jarry (1980) estima en un 9,2% la proporción de los jóvenes de un año que participan en la reproducción. Este autor formula la hipótesis de que la gran mayoría de estos jóvenes queda "en reserva" en todos los cuarteles de invierno africanos, con lo que se garantiza así la supervivencia de las poblaciones. Este contingente representaría el 10% de los efectivos nidificantes totales. Esta tesis viene confirmada por la observación habitual de golondrinas en Senegal y Mauritania durante el periodo reproductor, siendo así que la especie no anida en estos países. Barbrault, que estudió la reproducción de esta golondrina en Charente Marítima, piensa que una gran parte de los jóvenes sólo anida a partir de los dos años, esto es, durante su tercer año, algo que confirman los resultados de los estudios realizados por Jarry (1980) y Hémery *et al.* (1979).
En el **avión común**, los jóvenes están también preparados para reproducirse al año de edad. Según Rheinwald *et al.* (1976), las parejas estarían formadas por individuos de la misma edad. En esta especie, el regreso a Europa de las aves jóvenes parece muy considerable. Gunten (1963) describe colonias formadas por un 63,4% de jóvenes reproductores de un año, un 23,5% de jóvenes de 2 años y el resto de aves de más edad.
En la **golondrina dáurica**, de entre 134 polluelos anillados en 1977 (De Lope, 1983), dos fueron controlados como nidificantes en 1978, a unos pocos kilómetros de su lugar de nacimiento. Así pues, la nidificación de aves de un año de edad es una realidad.
Los aviones zapador y roquero pueden reproducirse al año siguiente a su nacimiento. No disponemos de información de los ejemplares de cada clase de edad.

Ubicación de los nidos según las especies

La golondrina común se establece preferentemente en los edificios rurales.
La construcción de los nidos y su ubicación están bien documentadas. Por lo general,

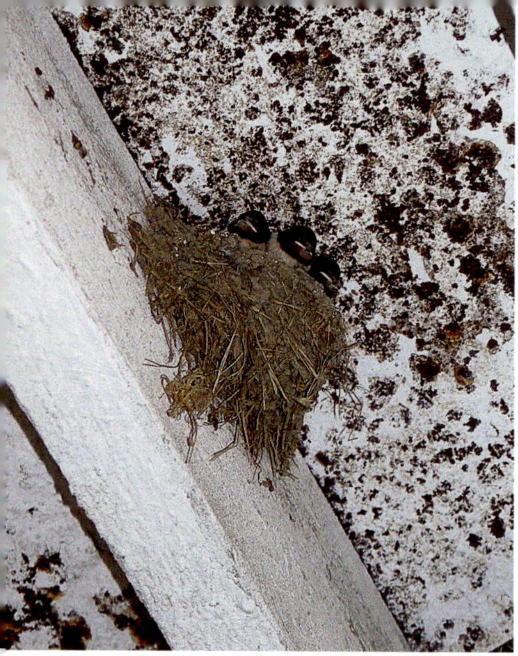

M. Coublon/P. Carruette

Nido de una golondrina común construido junto a una jácena.

construye el nido en el interior de los edificios, a 3-4 m de altura y junto a las vigas, principalmente dentro de establos, apriscos y graneros ocupados o no por el ganado. En Asturias, Alonso de Iñarra (en prensa), en un detallado estudio de nidos y puestas realizado en una aldea cercana a la costa, observa que de 170 nidos examinados, un 75% están construidos en vigas de madera de establos o cuadras para ganado vacuno. El nido está colocado en un saliente de las vigas de madera del techo, un clavo o una tabla y a veces sobre la misma viga; un 15% se asientan sobre el techo de corredores y soportales o porches de las casas de labranza y el 10% restante están en cobertizos, graneros o tenadas. En Bélgica, Vansteenwegen (1988) indicó que

La golondrina común utiliza las edificaciones agrícolas

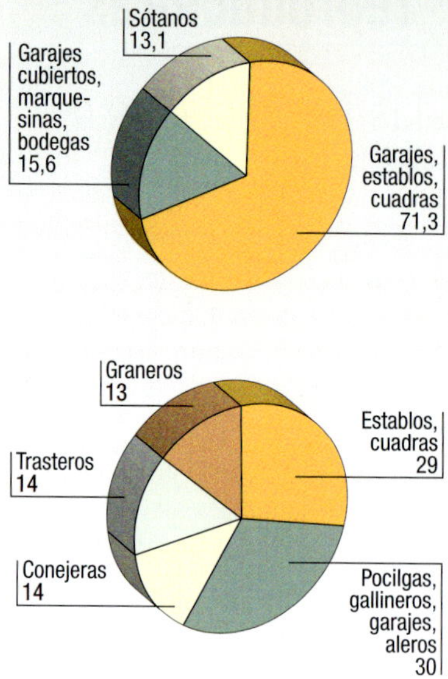

En la región parisina, la golondrina común prefiere anidar en graneros, establos y cuadras (según LPO, 1988). En Alsacia opta sobre todo por los establos y las pocilgas (Ribaut, 1982).

la presencia más o menos permanente de ganado en un local está en correlación con la de esta golondrina. El autor constató asimismo que la arquitectura del local puede ser un factor decisivo; de este modo, los lugares más poblados, después de los edificios agrícolas ocupados y en plena actividad, son las granjas en las que se ha abandonado definitivamente la actividad ganadera. Vansteenwegen también observó

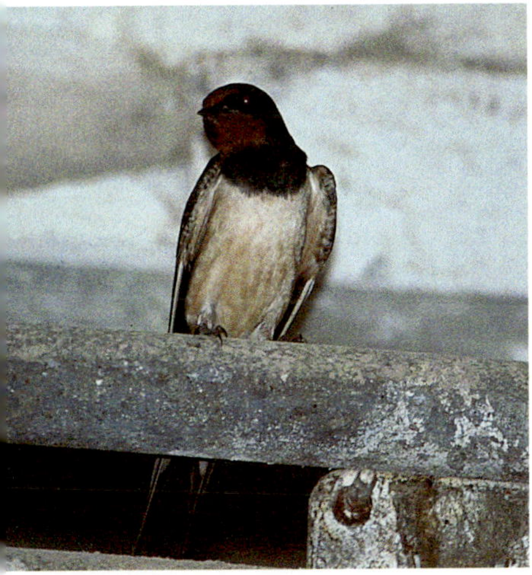

La golondrina común dispone a menudo de un soporte en el que puede posarse para vigilar la pollada. En este granero, los nidos han sido encalados.

P. Étienne

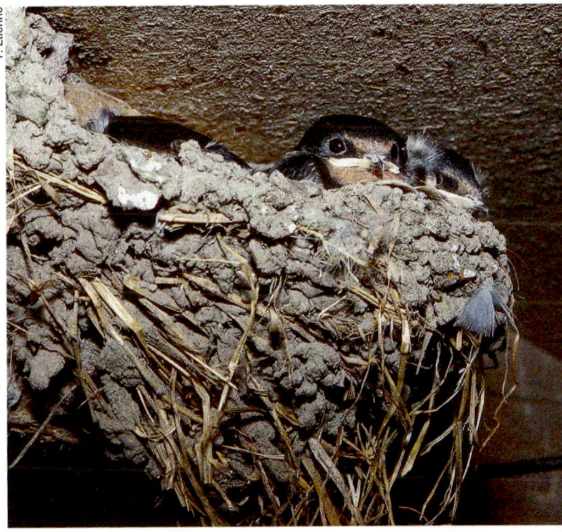

Los nidos construidos en graneros en los que el calor se mantiene gracias al ganado son particularmente confortables. Los jóvenes permanecen impasibles, incluso cuando el nido se vuelve demasiado pequeño para 4 o 5 aves muy crecidas.

que la especie prefiere las granjas y los establos a las cuadras y pocilgas. Según Jarry (1999), las golondrinas escogen los establos, cuadras, apriscos, pocilgas y gallineros en función de la presencia de animales domésticos que calienten estos lugares, especialmente al principio de la primavera. No hay que olvidar que tras haber frecuentado las grutas al menos hasta principios del siglo xx, cuando todavía se observaban casos de este comportamiento en los archipiélagos franceses de Houat y de Belle-Île, la golondrina común también anidaba con frecuencia en los amplios conductos de piedra de las grandes chimeneas domésticas. En Francia, esta costumbre sólo se observa hoy en algunas localidades de Normandía, Bretaña, Loira Atlántico y norte de la Vendée. En la provincia de Burgos se han documentado al menos 3 casos de nidificación bajo puentes (Román *et al.*, 1996), fenómeno muy raro en el norte del país galo, donde sólo se ha observado un caso en el Loir-et-Cher. En marzo de 1969 se encontró en Trujillo (Cáceres) una pareja de golondrinas que construían su nido en un chaparro Quercus, encajado entre dos pequeñas ramas a 1,7 m del suelo. En junio de 1988 se encontró un nido con cuatro pollos construido sin barro en una oquedad de

Senda de la vida

un doble techo de escayola en Alcalá de Henares (Cueva y Blanco, 1989). Entre otros lugares insólitos pueden citarse también los casos de nidos instalados en viejos fortines junto a la playa, en paradas de autobús cubiertas situadas en pleno campo, o dentro de los restos de embarcaciones que quedan totalmente rodeadas de agua durante las pleamares. Dentro de los edificios, algunos nidos reposan en equilibrio sobre el borde despegado de un viejo papel de pared o en lo alto de una columna de decoración. También se han descubierto nidos sobre una pantalla de lámpara, o bien en un hueco de muro en el que el ave había añadido tan sólo un pequeño murete como fachada (Godin, 1979). El lugar de nidificación más extraordinario es sin duda el que presentó *L'oiseau Magazine*, la revista editada por la LPO (el equivalente francés de la Sociedad Española de Ornitología): estaba enganchado a un cordel y tenía forma de bote. La nidificación en el exterior de los edificios es bastante rara y parece ser la obra de jóvenes inexpertos cuya reproducción se salda a menudo con el fracaso.

El avión común prefiere los aleros. En principio, este hirundínido anida en el exterior de los edificios, bajo aleros, canalones o balcones, a alturas muy variables que a menudo dependen del soporte. Murgui (2002) encontró en la ciudad de Valencia que el 33% de los nidos estaba situado bajo aleros, el 34% bajo alféizares de balcones con ornamentación arquitectónica y el 15% estaba construido dentro de balcones. En Normandía y en el cabo Fréhel en Bretaña, así como en numerosos lugares de la península Ibérica, colonias de tamaño considerable anidan en precipicios. Pero la implantación de esta especie en el interior de los edificios es cada vez más frecuente. Éste es el caso de

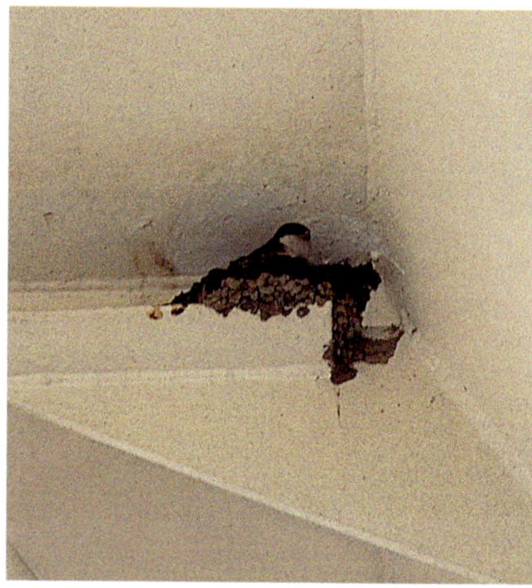

Ph. J. Dubois

Un caso bien particular: estas parejas de aviones comunes anidan en el transbordador que une Quillebœuf-sur-Seine (Eure) con Port-Jerôme (Sena Marítimo).

Andorra, donde este proceso de sustitución coincidió con el boom urbanístico de la década de 1960 (ADN, 2002), o de las regiones del norte de Francia, especialmente de la Essonne, donde actualmente el 91,3% de los nidos se construye en graneros, establos y cuadras, y tan sólo el 7,4% bajo cornisas. En estos

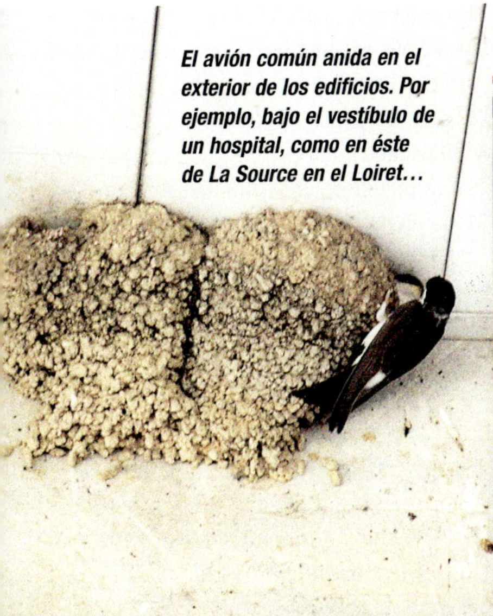

El avión común anida en el exterior de los edificios. Por ejemplo, bajo el vestíbulo de un hospital, como en éste de La Source en el Loiret...

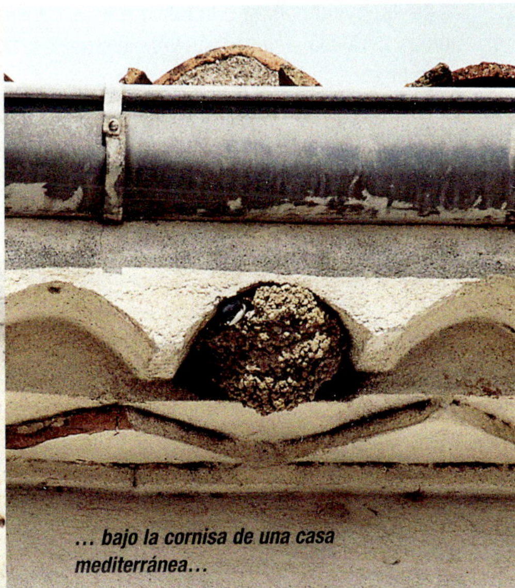

... bajo la cornisa de una casa mediterránea...

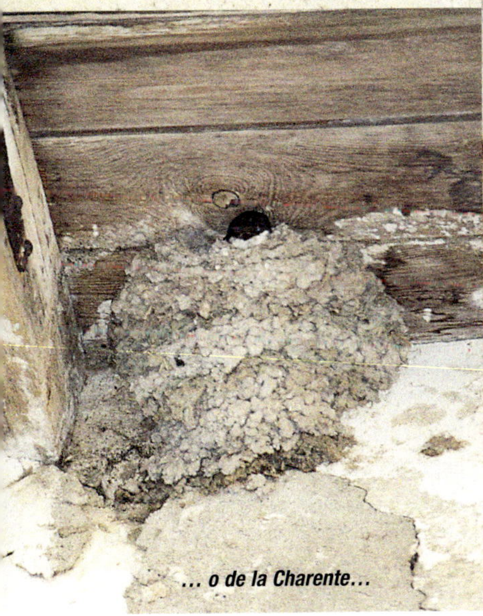

... o de la Charente...

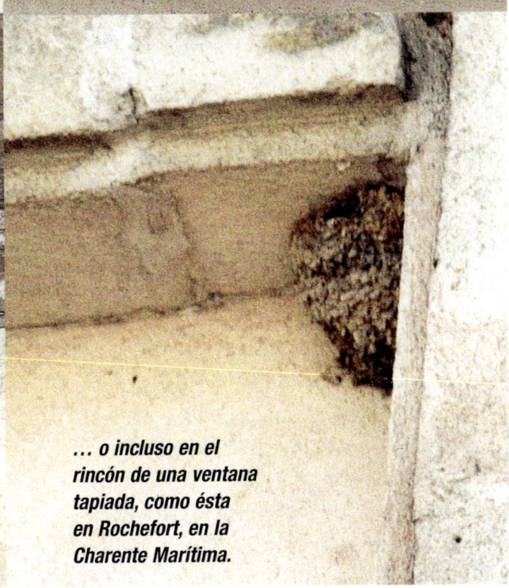

... o incluso en el rincón de una ventana tapiada, como ésta en Rochefort, en la Charente Marítima.

casos, el avión común comparte más o menos armoniosamente el espacio con su prima la golondrina común. Yeatman (1976) citó su nidificación en las huras de una colonia abandonada de aviones zapadores. En 1976, P.-J. Dubois citó la nidificación de 5 parejas en el transbordador que une Quillebeuf-sur-Seine (Eure) con Port-Jerôme (Sena Marítimo). En 2000, es decir, 24 años más tarde, ¡pudo constatar que todavía anidaban allí! Cada vez que salía el barco, los adultos regresaban a la colonia y se aprovechaban del trayecto para cazar y alimentar a sus polluelos (P.-J. Dubois, com. pers.)

El avión zapador excava túneles en la arena.

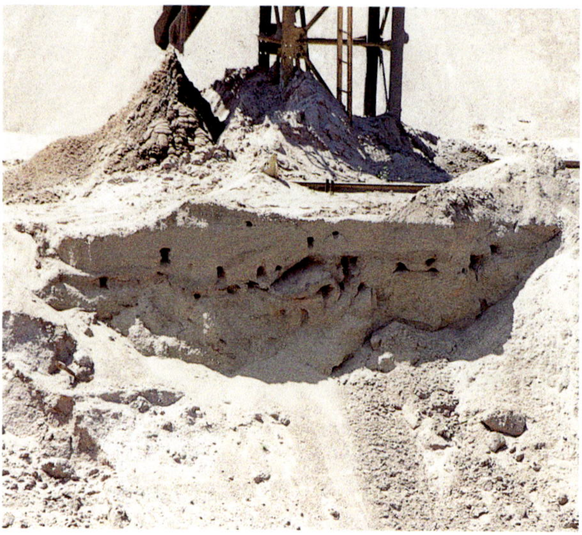

Una cantera, una orilla fluvial, pero en cualquier caso dentro de una madriguera. El avión zapador busca principalmente terrenos blandos y de pequeña granulometría (< 4 mm), donde excava su madriguera. Los taludes terrosos, los bancos de arena de las orillas fluviales, las canteras de arena son perfectamente adecuados para ella, siempre que la pared sea vertical y que pueda excavar su hura a menos de 1 m de la cumbre y a 3 m del suelo. Sin duda, las graveras y canteras para la extracción de áridos han proporcionado a los aviones zapadores un sustituto apropiado a los taludes naturales donde excavan sus nidos. Aunque continúen siendo medios de duración incierta, al menos han paliado la reducción de emplazamientos naturales para la nidificación. Otros medios artificiales también cumplen esta función: una colonia instalada en los muros de contención del río Vena a su paso por Burgos era ya conocida en 1954 y continuaba ocupada en la década de 1990 (Román *et al.*, 1996).

En el exterior, en la pared de un acantilado, pero también a veces bajo un túnel… El avión roquero es una especie que ha sido objeto de escasos seguimientos y tan sólo por unos pocos ornitólogos. Aunque instala su nido preferentemente bajo los salientes de algunos precipicios de 10-20 m de altura (a veces mucho menos), cabe mencionar que, al igual que las otras especies de la familia, tiende a acercarse al hombre. Un túnel de carretera, una presa, un edificio religioso, un alero de tejado o incluso un talud son algunos de los lugares en los que puede anidar. A este respecto, Isenmann (2000) revela que la nidificación de esta especie en lugares artificiales ya no es una excepción en Francia, como debía serlo aún durante la primera mitad del s. XX. De hecho, este tipo de nidificación se ha generalizado durante los últimos veinte años. En España ya se conoce este hábito desde hace tiempo (Herrera, 1970; Guitián *et al.*, 1980).

En riscos, bajo un puente, natural o no, o en un edificio en ruinas.

En la Península y en otras regiones, la golondrina dáurica suele construir su nido bajo un saliente de acantilado o bajo un puentc, a 4-5 m de altura, pero, en Francia, sólo anidaba bajo puentcs o dentro de ruinas. En Albania esta especie frecuenta los barracones de un antiguo cuartel militar. Es muy posible que, al igual que el avión roquero, esta golondrina se esté acercando cada vez más a los hombres y a sus edificios.

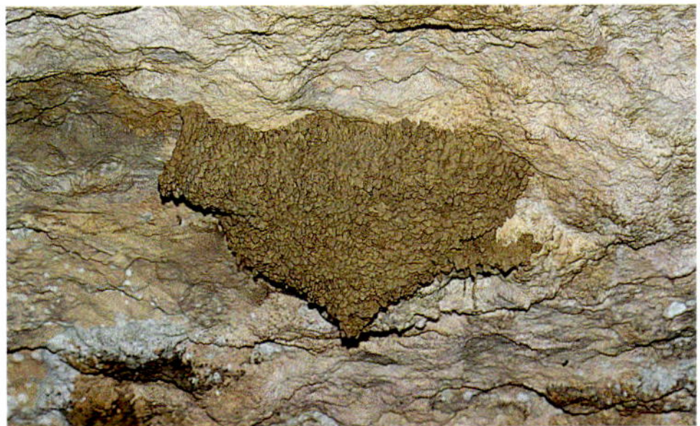

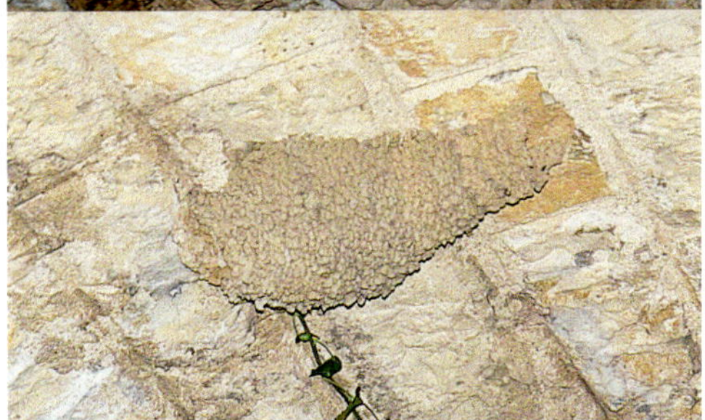

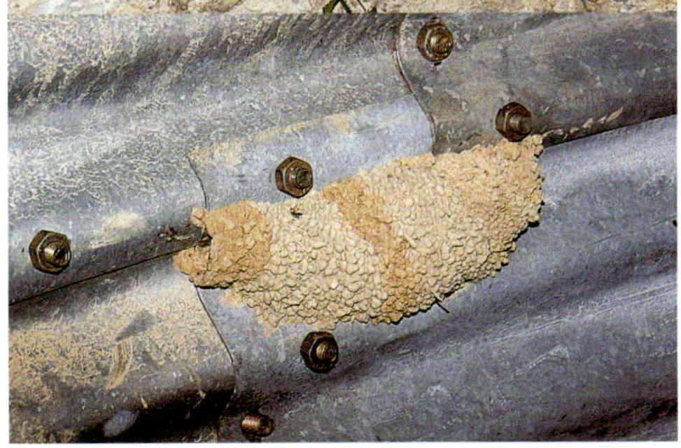

Photos X. Rufray

Para construir su nido, la golondrina dáurica necesita siempre un voladizo. Puede hacerlo bajo un saliente natural, bajo un túnel o aun bajo un cobertizo de chapa ondulada.

Este avión roquero ha construido su nido dentro de una cueva, con lo que éste es casi invisible.

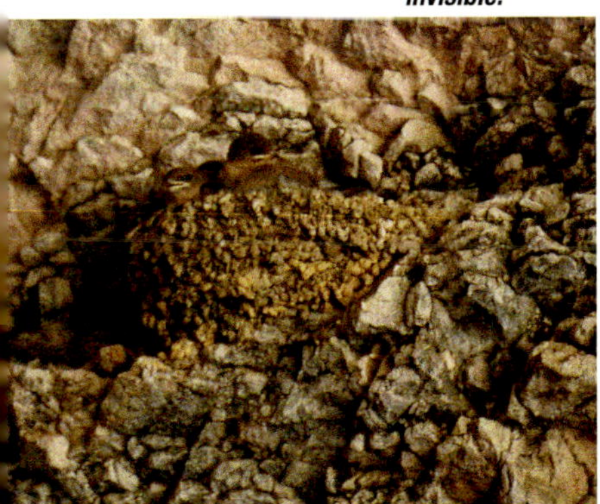

Acercarse a los hombres, una estrategia para sobrevivir

En el caso de la golondrina y del avión comunes, se ignora la historia de su acercamiento al hombre. La primera, según Géroudet (1951), nos habría acompañado desde las cavernas de nuestros ancestros hasta nuestros asentamientos actuales, sin solución de continuidad. La segunda, en cambio, aún no se ha antropizado por completo y, si bien una parte importante de la población (cerca del 90% de las parejas en Francia, según Isenmann, 1999) anida hoy sobre o dentro de edificios, el resto continúa haciéndolo en zonas rupestres. En esta especie se observa además que, tras una ocupación externa de los edificios, la tendencia actual es la de colonizar el interior, fenómeno relativamente reciente. En el avión roquero, especie rupestre por excelencia, este comportamiento es contemporáneo y por tanto perfectamente conocido. Según Isenmann (1999), si la nidificación de esta especie en lugares artificiales era excepcional en el siglo XIX e incluso durante la primera mitad del XX, hoy ya no puede considerarse como rara, por lo menos en Francia desde hace una veintena de años. El autor constata, en efecto, que por lo menos en 33 departamentos franceses, de los 39 en los que la especie anida, se han descubierto una o dos parejas nidificando en un lugar artificial; además, señala que la especie se ha vuelto más abundante en numerosas regiones. Este fenómeno se ha constatado asimismo en otros países y, por ejemplo, en España se conoce desde 1960 (Herrera, 1970). Según Isenmann, esta adaptación ha permitido incrementar a la vez el número de lugares de reproducción, el número de todas las parejas reproductoras y, sin duda alguna, el éxito en la reproducción. El autor concluye diciendo que esto podría conducir a un uso prioritario de los lugares artificiales, con unas consecuencias demográficas y ecológicas similares a las que se han producido en la golondrina y el avión comunes. En la golondrina dáurica, que anida con frecuencia bajo puentes o dentro de ruinas, la nidificación en otro tipo de construcciones humanas es todavía bastante rara. Pero vale la pena mencionar a este respecto un caso notable en más de un aspecto que tiene lugar en Albania (Fasola et al.*, 1997) y que, a su nivel, podría apoyar la hipótesis formulada por Isenmann. En este país, en efecto, y en una región completamente desprovista de zonas rupestres favorables, esta especie ha conseguido colonizar en gran número los barracones militares de los que se construyeron centenares de miles durante la década de 1970 y que luego se abandonaron, un medio que el ave probablemente no habría ocupado si no hubieran existido estas construcciones.*

Apoderarse de un nido ya edificado

Los hirundínidos no reconstruyen sistemáticamente sus nidos cada año. Algunos de estos nidos, particularmente bien construidos y situados en lugares secos y protegidos, pueden durar unos diez años. Por lo general, las aves de más edad llegan antes a Europa y se apoderan de los nidos ya edificados y mejor situados. En la golondrina común, por ejemplo, el 73% de las aves de 2 y 3 años de edad ocupa viejos nidos, mientras que el 85% de las aves de un año de edad se ve obligado a construir uno.

Construir o reconstruir el nido

Tanto si se trata de una construcción como de una

restauración, ambos miembros de la pareja participan activamente en ella. Según el tipo de nido o de rehabilitación que se realiza, hacen falta de 100 a 1000 viajes y a veces incluso más (1040 pellas de tierra y unas 2000 raicillas para una golondrina común). De Lope (1980) contó 143 viajes para una pareja de golondrinas dáuricas que restauraba un viejo nido. Según Lind (1960), la construcción de un nido de avión común supone el transporte de 1074 pellas de tierra.

Para obtener todos sus materiales de construcción, estas aves recorren a veces grandes distancias. Así, una pareja de golondrinas dáuricas recorrió, para cada pella de tierra, un trayecto de 1450 m (Cotron y Prodon, 1976), es decir, una distancia total ¡de 1500 km!

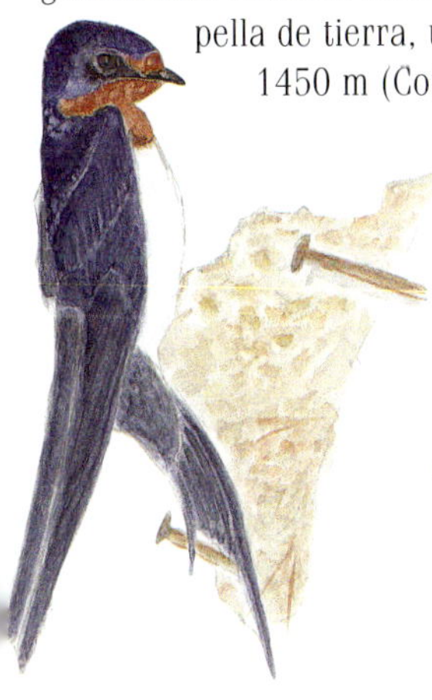

En los graneros, las golondrinas comunes ajustan muy a menudo su nido sobre clavos.

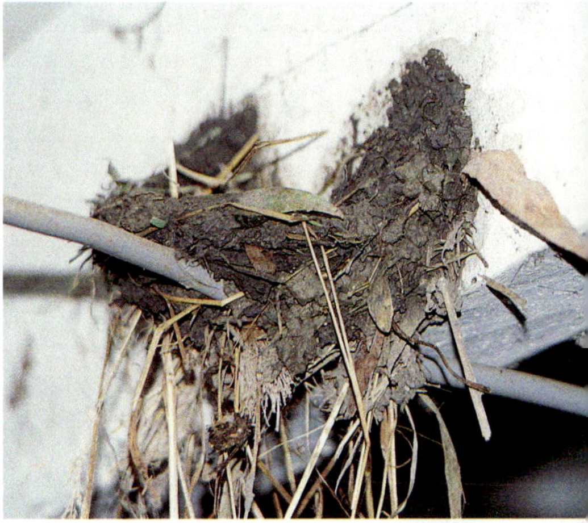

Para la construcción de un nido hacen falta numerosos aportes de barro. Muy a menudo, las golondrinas se apoyan sobre un soporte ya existente. Esta golondrina común ha escogido un cable eléctrico.

El seguimiento de una jornada completa

de construcción indicó, sin embargo, que los dos miembros de la pareja no participan en ésta del mismo modo. De entre los 168 viajes sucesivos realizados con materiales, 59 fueron hechos por el macho y 109 por la hembra. A lo largo de esta jornada, el macho descansó 22 veces y la hembra apenas 7.

El tiempo de construcción de un nido varía entre 3 y 15 días, según las especies y las condiciones climáticas. Para **la golondrina común**, según Gys y Cormier (1978), hay que contar de 10 a 12 días, duración que a veces puede reducirse a menos de 8 días. Según Ribaut (1982), este trabajo tarda

M. Couble /P. Carruette

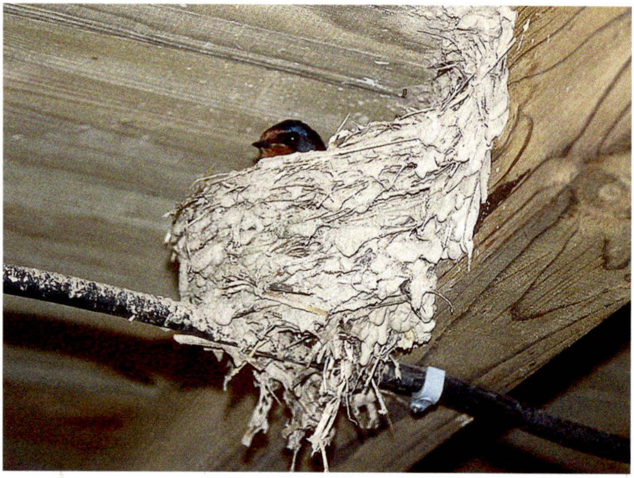

El nido de la golondrina común corresponde a una semiesfera unida a una de las vigas de un granero. Entre el techo y el nido queda un espacio de varios centímetros.

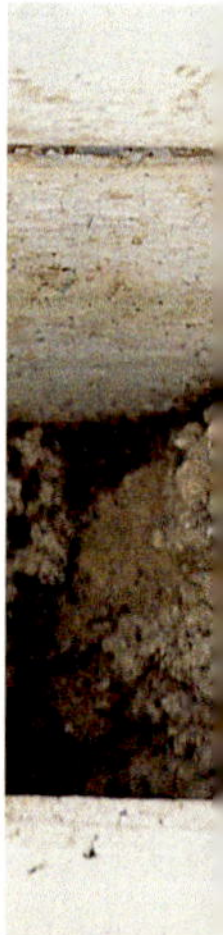

de 5 a 10 días, mientras que De Lope (1983) lo estimó en 18,87 días para **la golondrina dáurica** en Extremadura. Lind (1960) estimó en 10,4 días el tiempo medio que **el avión común** invierte en la construcción de su nido, y en 3,5 el que necesita para restaurar un viejo nido. En España, la reconstrucción de un nido de **golondrina dáurica** completamente destruido tardó menos de 4 días, mientras que por lo general se necesitan de 12 a 18 días (De Lope, 1980). **El avión zapador**, que excava huras, es un caso particular. El trabajo de excavación del túnel, de unos 60 a 70 cm de longitud, dura de 4 a 5 días y a veces más. El avance diario fue estimado por Petersen (1955) en 13 cm y por Stoner (1980) en 8-10 cm. Cuando empieza sus labores de acondicionamiento, el macho recibe muy a menudo la ayuda de otros machos muy activos; a continuación, la pareja prosigue ella sola un trabajo que muy pronto, sin embargo, será realizado únicamente por la hembra. En **el avión roquero**, ambos sexos participan en la construcción del nido, para la que hacen falta de 9 a 10 días (Guitián *et al.*, 1980).

Unos albañiles y zapadores sin igual

Las golondrinas comunes y dáuricas y los aviones común y roquero son unos albañiles inigualables. El material de base para la construcción

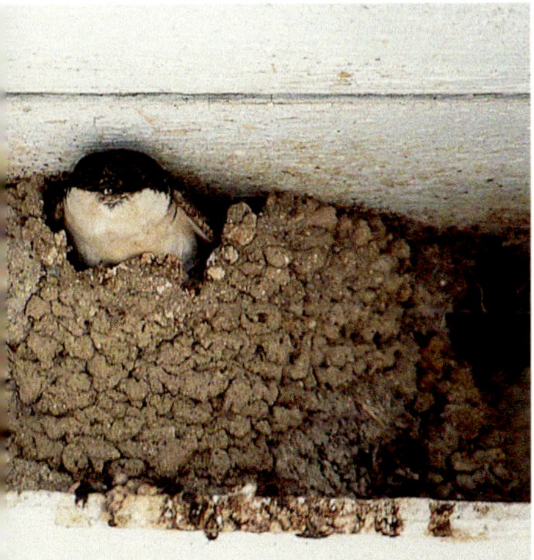

El nido del avión común es una copa cerrada adosada al soporte, con apenas un pequeño orificio de acceso.

del nido se compone de pellas de tierra –recogida no lejos del futuro nido– amasadas con saliva, a las que a veces se añaden hierbas secas. El resultado es una construcción de adobe que puede recordar a algunas construcciones de África subsahariana. **La golondrina común y los aviones común y roquero** empiezan sus construcciones aplastando barro y dándoles forma de copa a lo largo de un soporte, y prosiguen depositando pellas de tierra amasadas con saliva. El avance se realiza desde la parte inferior hacia la superior del soporte elegido. En **la golondrina dáurica**, la cámara se construye empezando primero por el lado opuesto al futuro túnel y por el punto más elevado. El avance se realiza hacia la parte inferior de la bóveda bajo la cual se construye el nido (De Lope, 1983). Una vez terminado el nido, las golondrinas lo acondicionan tapizando el fondo con hierba seca, crines de caballo cuando las encuentran y plumas diversas, mostrando según parece cierta preferencia por las de las gallinas domésticas. Muy oportunistas, añaden a veces plumas de perdiz o de aves salvajes de todo tipo.

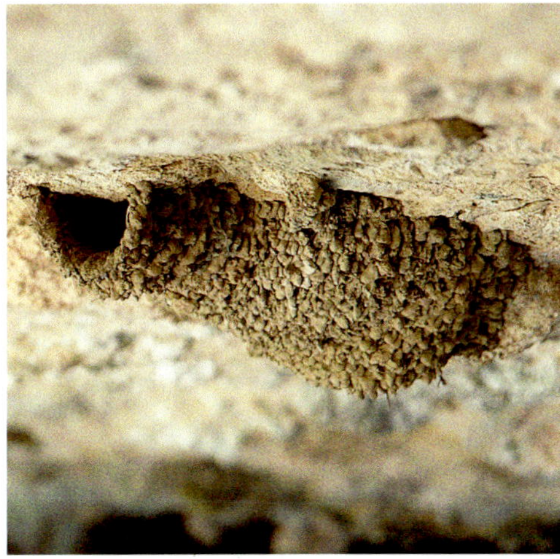

El nido de la golondrina dáurica es con diferencia el más elaborado. Sólo puede accederse a él a través de un túnel.

Aunque estén construidos con el mismo material, estos

nidos pueden presentar formas muy variadas. El nido de **la golondrina común** corresponde a un cuarto de esfera, o a una semiesfera no cerrada, y está casi siempre junto a una de las jácenas o vigas de un

Senda de la vida

Porcentajes acumulados de las puestas de la golondrina común en Francia*

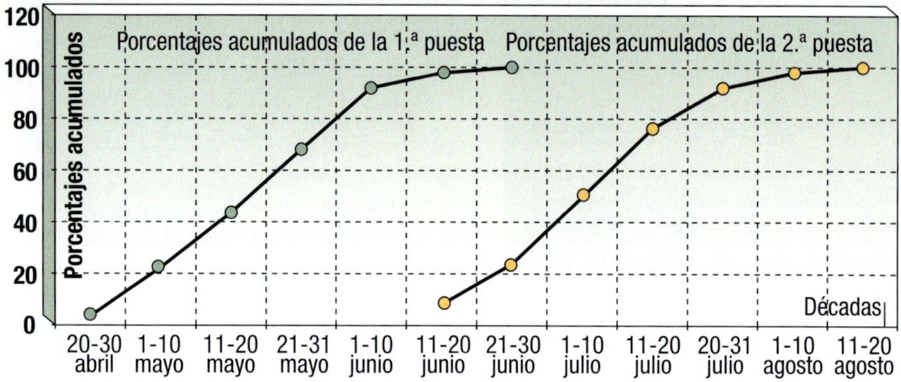

**En el norte de la península Ibérica las puestas se adelantan sólo unos pocos días.*

En Francia, más del 50% de las primeras puestas de golondrina común tienen lugar antes del 31 de mayo, y más del 50% de las segundas puestas antes del 11 de julio.

granero. El del **avión roquero** es bastante similar, pero está unido a un precipicio, a un túnel o a veces a un edificio.

El avión común construye el suyo en las fachadas, protegido por el canalón, bajo un alero o bajo un balcón. Tiene forma de copa cerrada y sólo tiene un orificio del tamaño del ave, orientado hacia la izquierda, hacia la derecha o hacia el centro.

El más elaborado es, con diferencia, el de **la golondrina dáurica.** Construido en cavidades naturales, bajo un puente o en un edificio en ruinas, se compone de una copa y de un túnel de acceso de unos cuantos centímetros de longitud. Está totalmente cerrado y sólo puede accederse a él a través del túnel.

El del avión zapador es una madriguera cuya forma y profundidad varía según la textura del suelo. En un suelo blando, como el de una cantera de arena, la profundidad del nido está muy a menudo comprendida entre 60 y 70 cm. En las graveras, la longitud es más variable, ya que su profundidad viene determinada por la presencia de gravas, de tierra blanda o de arena. Según la granulometría también podrá ser rectilíneo o sinuoso (Duboc, 1983). Sea cual sea su forma o su longitud, termina en una cámara cuidadosamente tapizada con hierba seca y con plumas.

La puesta y la incubación

El periodo de puesta. Tras un tiempo más o menos largo de construcción o, en el mejor de los casos, de restauración, no tarda en iniciarse la puesta. Según la latitud y, por lo tanto, según el periodo de llegada de las aves, ésta es obviamente más o menos precoz.

En el sur de España, por ejemplo, las golondrinas comunes ya han puesto sus huevos en febrero, mientras que en el Maine-et-Loire (Gys y Cormier, 1976), en el tercio norte de Francia, habrá que esperar a mediados de mayo. En esta región, el 50% de las primeras puestas tiene lugar antes del 31 de mayo y el 75% antes del 8 de junio. Una vez que la primera pollada ha emprendido el vuelo, y para las parejas que lo intentan, el 50% de las segundas puestas tiene lugar antes del 15 de julio y el 75% antes del 19. En Burgos (Román *et al.*, 1996), la mayoría de las puestas se efectúa durante la segunda quincena de abril y la primera de mayo. En torno a la primera semana de julio se efectúa el grueso de las segundas puestas.

Las primeras puestas de una población de golondrinas

Fenología reproductora de la golondrina común a partir de datos obtenidos de una colonia de la provincia de la comarca del Pla d'Urgell (37 nidos seguidos entre los años 1996 y 1997). Modificada de Calvet* et al. *(en prensa).

Fechas para la primera y segunda puestas de la golondrina común

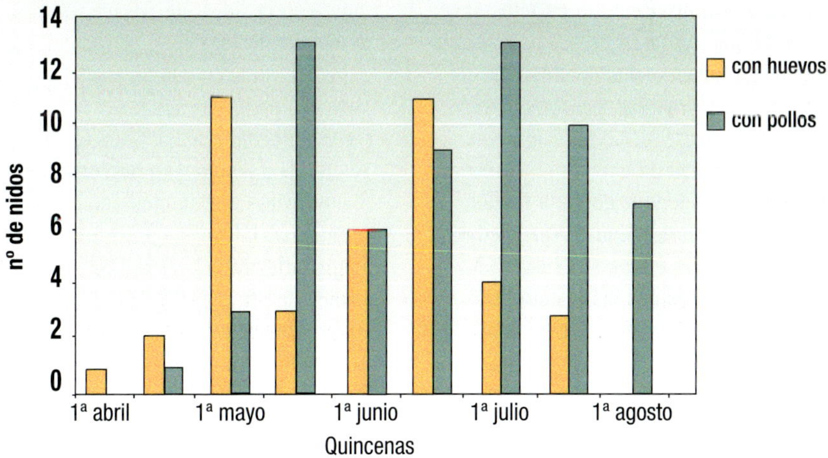

considerada en conjunto se escalonan sobre 40 días, frente a 30 para las segundas puestas. Por lo demás, Ribaut (1982) constató que cuanto más tarde llegan las aves, con mayor rapidez anidan. Cuando empieza el periodo de nidificación, a principios de abril, el intervalo entre la llegada y la puesta es de 10 a 42 días, mientras que hacia mediados de mayo es más reducido y llega a ser de 11 a 22 días. Los individuos más viejos, que la mayoría de las veces vuelven más pronto de sus cuarteles de invierno y utilizan nidos ya construidos, realizan un mayor número de puestas. Éste es también el caso, según parece, de los que tienen más edad entre los jóvenes de un año.

En Inglaterra, así como en el norte de España, la puesta

del **avión común** empieza en mayo y se extiende hasta el mes de agosto (Bryant, 1975). La mayoría de los huevos de la primera puesta ya están puestos entre finales de mayo y principios de junio (promedio, el 29 de mayo, más o menos 11 días) y los de la segunda a finales de julio o principios de agosto (promedio, el 21 de julio, más o menos 13 días). No obstante, en Badajoz las puestas se avanzan hasta dos meses, e incluso llegan a realizar una tercera (Pajuelo *et al.*, 1992). Las puestas más tempraneras de la golondrina dáurica en Extremadura son de abril, más del 70% de las primeras puestas tiene lugar antes de finales de junio, el 62% de las segundas antes de finales de julio y el 72% de las terceras puestas antes de finales de agosto. Algunas puestas se escalonan hasta el mes de septiembre (De Lope, 1980).

El avión roquero puede poner sus huevos a finales de abril o a principios de mayo (Guitián *et al.*, 1980), pero algunas puestas más tardías tienen lugar en Francia durante la primera quincena de junio (Brugière, 1985). En la comarca catalana del Penedès las segundas puestas se producen a principios de julio (Mestre, 1980), mientras que en Burgos éstas tienen lugar a finales de mes (Román *et al.*, 1996). En el tercio norte de Francia, las primeras puestas del avión zapador tienen lugar en torno al 15 de mayo (Troquereau, 1982), pero en el sur de la Península pueden empezar ya a finales de marzo (Tellería *et al.*, 1999).

El número de puestas. Casi todas las especies realizan dos puestas y a veces tres. Sin embargo, las tasas de participación de los adultos en las segundas puestas y en las terceras disminuyen en gran medida.

Del 50 al 80% de las parejas de golondrina común

realiza una segunda puesta y menos del 10% una tercera. En Maine-et-Loire, por ejemplo, Gys y Cormier (1978) observaron durante un primer seguimiento, que el 63% de las parejas participaba en una segunda puesta, pero ninguna en una tercera. Durante un segundo seguimiento, de entre 36 parejas estudiadas, estas proporciones fueron, respectivamente, de 80,55% y 2,78%. El estudio de Alonso Iñarra en Asturias evidencia que el 55% de las parejas hacen dos puestas y solamente un 5% realizan tres. En Auvernia, según Dulphy (1986), este porcentaje de segundas puestas implica al 77-84% de las parejas; Dulphy indicó también que por encima de los 800 m, las aves no efectuaban una tercera puesta. Según Jarry (1980), la proporción de las parejas que realizan una segunda puesta en Seine-et-Marne varía entre 52,89% y 69,53%. El autor indicaba también que estas variaciones no tenían nada de insólito y que estudios similares efectuados en otros países europeos llegaban al mismo resultado. Jarry mencionó que el número de parejas que realizan una tercera puesta es siempre limitado y sólo supone el 0,94-6,48% de los efectivos nidificantes. Parece que estas proporciones se superan en el sur de España; sin embargo, de 351 parejas estudiadas en Extremadura, el 80,9% efectuó dos puestas y el 12,8% realizó tres (De Lope, 1983).

En la golondrina dáurica, el 86% de las parejas realiza una segunda puesta y el 22% una tercera

Tanto en la golondrina común como en el avión zapador, las puestas se componen de 4 y 5 huevos.

Composición de las puestas

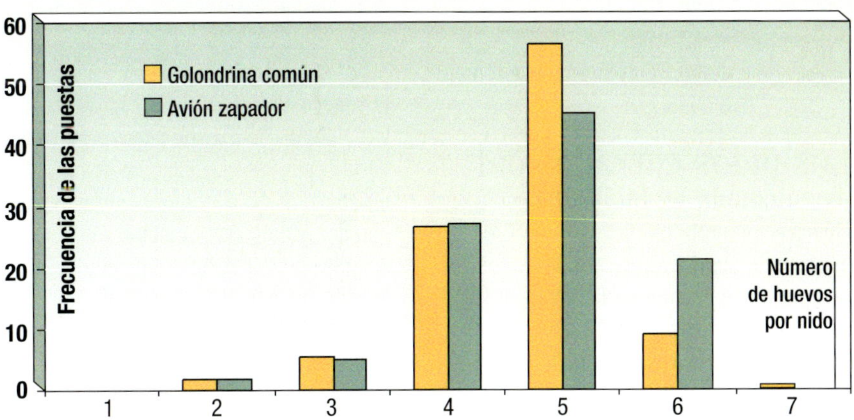

Frecuencia del tamaño de puesta de la golondrina común en tres zonas de España

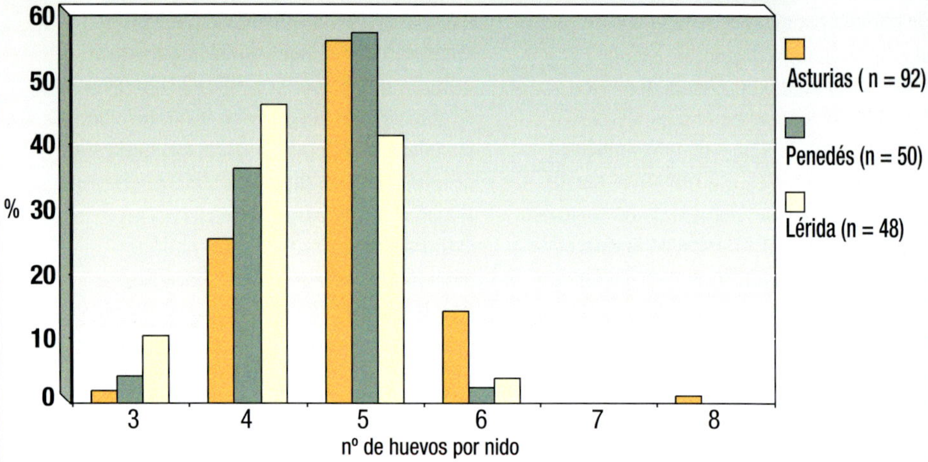

Basada en Mestre, 1980 y Calvet* et al., *en prensa. Similares resultados se han obtenido en Francia (Servant, 1977; Gys y Cormier, 1978; Ribaut, 1982).

(De Lope, 1980). También existen casos de cuatro puestas sucesivas, aunque suele tratarse de puestas de sustitución que tienen lugar después de la pérdida de una nidada.

Los nidos cerrados del avión común no facilitan la observación de la nidificación y no se dispone de mucha información sobre la tasa de participación de las aves en las segundas y terceras puestas. Pese a ello, según Bryant (1975), el 86,8% de 11 parejas seguidas realizaron una segunda puesta.

Suele admitirse que el avión zapador realiza dos puestas, excepto en la parte norte de su área de distribución. Lo mismo puede decirse del avión roquero, especie particularmente poco conocida.

El tamaño de la puesta. El ritmo de la puesta y el número de huevos puestos por nidada varía según las especies. La hembra pone un huevo al día a primeras horas de la mañana y empieza a incubar los huevos después de la puesta del penúltimo. Con todo, unos huevos no incubados durante varios días pueden producir jóvenes (Ribaut, 1982). Existen casos de parasitismo y algunas hembras pueden beneficiarse de la ausencia de una de sus vecinas para poner su huevo en el nido de ésta. Este comportamiento no tiene incidencia alguna, en la medida en que la golondrina no hace ninguna distinción entre sus propios huevos y los demás. Los huevos de una misma nidada son uniformes pero su tamaño puede diferir de una puesta a otra para una misma pareja. Este fenómeno fue puesto en evidencia por Bryant (1978), quien observó que el peso medio de los huevos de una primera puesta en el avión común es de 1,68 g (± 0,22 g), y el de las segundas de 1,64 g (± 0,21 g). A lo largo de la incubación, los huevos de una puesta disminuyen en peso en aproximadamente un 9%. Las primeras puestas de la golondrina común contienen siempre un mayor número de huevos que las segundas y por supuesto que las terceras. Así pues, se da una disminución del tamaño de puesta del 20% a lo largo de la estación, variación que se observa a todo lo ancho del área de distribución de la raza nominal. En Alsacia, por ejemplo, Ribaut (1982) observó que la proporción de puestas de 2 huevos aumenta a finales de la época de cría.

En el avión común se da un fenómeno idéntico, a no ser porque las primeras puestas de las aves más viejas son siempre más importantes que las de las aves de un año, e inversamente para las segundas.

De forma generalizada, y con independencia de la especie de hirundínido, las primeras puestas son siempre mayores que las segundas y las terceras. Aquí se muestra para la golondrina común.

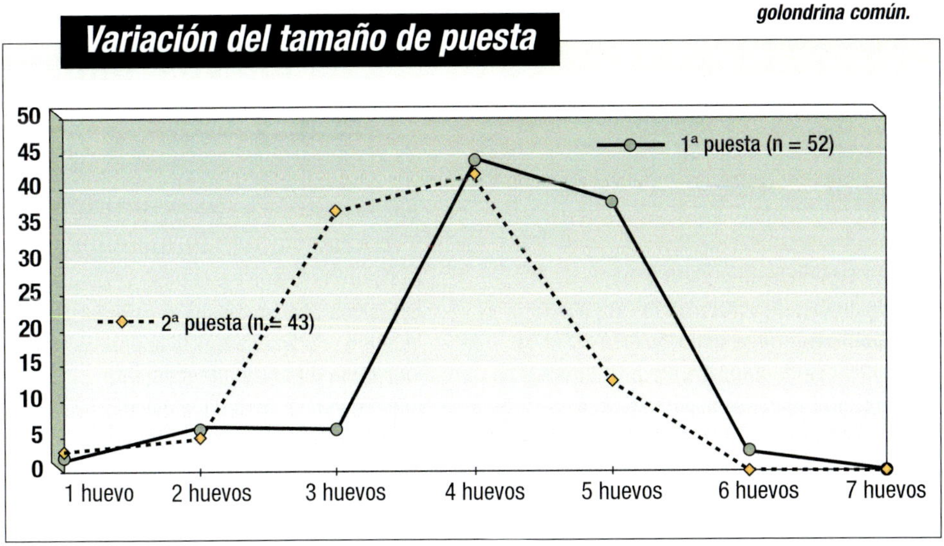

Senda de la vida

En Alsacia, Ribaut (1982) estimó el tamaño medio de las nidadas de la golondrina común en 4,66 huevos. Según Servant (1974), es de 4,69 huevos en el Limousin. Gys y Cormier (1978) la evaluaron en 4,12 huevos para el Maine-et-Loire, con un promedio de 4,31 huevos para la primera nidada y de 4,12 huevos para la segunda. En 1979, también en este departamento, Gys daba un número medio de huevos de 4,19 para la primera nidada, de 3,82 para la segunda y de 4,0 huevos para la tercera. En el conjunto de la época de cría y de las parejas seguidas, el promedio es de 4,04 huevos. El promedio registrado para las puestas en la comarca del Penedès es de 4,58 y de 4,4 para la comarca del Pla d'Urgell. Más al sur, en Extremadura, los resultados de De Lope (1983) fueron, respectivamente, de 4,99 huevos para la primera puesta, de 4,52 para la segunda y de 3,89 para la tercera.

El tamaño medio de las primeras puestas de avión común es de 3,87 huevos y el de las segundas de 2,95 (Bryant, 1975). Si se tienen en cuenta los huevos no fecundos, ausentes de las segundas puestas, el promedio de las primeras puestas es entonces de 4,13 huevos. De 882 puestas en Alemania, Hund y Prinzinger (1979) obtuvieron una media de 4,1 huevos/puesta con las siguientes frecuencias: 4% 2 huevos, 23% 3 huevos, 38% 4 huevos, 29% 5 huevos, 5% 6 huevos y menos del 1% 7 huevos. Para 183 primeras puestas obtuvieron una media de 4,8 y para 165 segundas puestas la media fue de 3,3. El tamaño de puesta en la golondrina dáurica varía de 2 a 7 huevos, siendo 4 el número más frecuente. También aquí el tamaño medio de puesta disminuye de la primera a la tercera (de 4,5 a 3,6 huevos). Las puestas de 7 huevos suelen observarse en las primeras, donde dominan las de 5 huevos (50%). En las segundas puestas, las de 4 huevos (57%) son mayoritarias y en las terceras ya no se observa ninguna puesta de 6 huevos (De Lope, 1980). El avión roquero realiza 2 puestas de entre 2 y 5 huevos. Y, finalmente, el avión zapador realiza dos puestas de 4 a 5 huevos.

Los huevos: tamaño, peso y color

Los huevos de golondrinas y aviones son de forma elíptica. El color, el tamaño y el peso varían según la especie. En la golondrina común son blancos y toda su superficie está salpicada de pequeñas manchas marronosas. Miden en promedio 19,7 mm de longitud y 13,6 mm de anchura y pesan 1,9 g. En el avión común son de dimensiones comparables, aunque más ligeros (1,68 g), de un blanco puro, y a veces tienen puntitos de color rojo brillante. En la golondrina dáurica miden 20,3 mm de longitud y 14,2 mm de anchura. Pesan 2 g y son blancos y brillantes. Los del avión roquero (20,2 mm, 14,0 mm; 2,2 g) son los de mayor tamaño y peso. Son blancos y brillantes y están marcados con unos puntos rojos y grises. Los del avión zapador son los más pequeños y ligeros (17,6 mm, 12,6 mm; 1,34 g). Son de color blanco puro.

La interrupción eventual de la puesta. Como mostró Bryant (1975), sucede a veces que una o dos puestas del avión común se interrumpen temporalmente. Este fenómeno se da muy a menudo cuando hay escasez de presas: si éstas llegan a faltar por completo, la puesta puede detenerse para reemprenderse cuando vuelve la abundancia. Así pues, la puesta "se suspende". Esta suspensión, que es de duración limitada y no puede superar los 2 días, no se ha observado nunca en el caso de las segundas puestas, las cuales tienen lugar en un periodo de mucha mayor abundancia para nuestros cazadores de insectos.

Una adaptación notable: la placa incubatriz. El plumaje de un ave tiene que ser isotermo para evitar toda pérdida de calor, pero esto plantea un problema durante la incubación, ya que los huevos deben mantenerse calientes. Unos doce días antes del principio de la puesta, a veces menos, las hembras pierden las plumas de su vientre, con lo que aparece una zona desnuda e intensamente vascularizada que forma un edema, la denominada "placa incubatriz". Esta inflamación, muy propicia para la incubación, mantiene los huevos a una temperatura constante de 34 °C. Sin embargo, los huevos no pueden disponer de una temperatura homogénea en toda su superficie, ya que la parte situada en contacto directo con la piel es más caliente que la que está situada en el fondo del nido. De ahí que, para compensar estas diferencias, la hembra dé la vuelta a sus huevos con regularidad, realizando una rotación desde el exterior hacia el interior del nido, y a la inversa. La parte ventral de las hembras se queda, así, desnuda desde el periodo de puesta hasta el periodo de cría de los pollos, e incluso puede suceder a veces que las plumas no hayan crecido del todo en el momento de iniciar la migración. Los machos que participan en la incubación presentan asimismo placas incubatrices, a diferencia de los que no participan en ella. En este caso, el proceso empieza prácticamente al mismo tiempo, aunque suele ser menos marcado, siendo mucho menos importante en ellos la zona desnuda. Con todo, hay casos en los que la placa tiene las mismas características, lo que puede crear cierta confusión en el momento de determinar los sexos. Las plumas vuelven a crecer al final del periodo de nidificación y pueden tardar unos cuarenta días en crecer.

Senda de la vida

Las duraciones de la incubación. En la golondrina común, la hembra asegura por sí sola la incubación de los huevos. La duración de la incubación es en promedio de 14,8 días en Alsacia (Ribaut, 1982) y de 17 a 18 días en Maine-et-Loire (Gys y Cormier, 1978). A veces sucede que la incubación es más larga pero, una vez transcurridos 28-29 días, la hembra abandona sus huevos, que son sin duda alguna infecundos. No obstante, se dan excepciones, como ese caso citado por Ribaut (1982) de una hembra que no abandonó su puesta hasta transcurridos 53 días de incubación. En el avión común, ambos sexos participan en la incubación de los huevos, que dura 14,6 días como media (Bryant, 1975), sea cual sea el tamaño de la nidada e independientemente de si se trata de la primera o de la segunda puesta. Aunque durante el día ambos miembros de una pareja de aviones zapadores participan a partes iguales en la incubación, por la noche es sobre todo la hembra la que incuba. En esta especie, la incubación dura de 13 a 15 días, siendo 12 y 16 días los valores extremos.
En la golondrina dáurica, la incubación dura 14,5 días como media (De Lope, 1980). Ambos miembros de la pareja participan en la incubación. Una vez más, sin embargo, la hembra es la más asidua. Así, en el 8.º día de la incubación, según constató De Lope (1980), el macho se ve obligado a incubar durante 34 minutos y la hembra más de 160 minutos. En el avión roquero, tan sólo la hembra incuba los huevos, aunque tras la eclosión se turna con el macho en las fases de ceba.

En las especies en que las hembras se encargan de esta tarea en solitario, éstas dejan el nido cada 20 minutos, pero cuando ambos progenitores participan en la incubación, éstos son incubados de modo continuo. Una vez eclosionados los huevos, los adultos se llevan los trozos de cáscara y los dispersan por la naturaleza.

La eclosión y el desarrollo de los polluelos

El periodo de eclosión. El seguimiento de 178 nidos de golondrina común en el Limousin mostró que el 6,2% de las eclosiones de las primeras polladas tiene lugar antes del 20 de mayo, el 29,2% entre el 27 y el 31 de mayo, el 42,1% entre el 1 y el 6 de junio, y en fin, el 11,8% entre el 7 y el 10 de junio. Este esquema es válido para la mayoría de especies de hirundínidos. Para cualquiera de las especies, la mayor parte de las eclosiones de las primeras puestas (del 50 al 70%) tiene lugar entre la última semana de mayo y la primera de junio. Las segundas puestas se producen sobre todo a finales de julio y principios de agosto. Por lo que respecta a las terceras puestas, que son menos numerosas, la mayoría eclosionan a finales de agosto. Con todo, éstas pueden ser más tardías y producirse ya bien entrado septiembre. Estas fechas se adelantan, sin embargo, en poblaciones más meridionales de la Península.

La duración de la eclosión. En la golondrina común, de entre 87 puestas particularmente bien seguidas, el 44% de los huevos eclosionó el mismo día, el 44% durante dos días y el 12% con una duración de 2 a 3 días (Ribaut, 1982). Así pues, la eclosión de una puesta puede durar de 24 a 36 horas. En el avión común, la velocidad de eclosión de una puesta de dos huevos es de 0,75 días, la de una de tres huevos de 1 día, la de una de 4 huevos de 1,27 días y la de una puesta de 5 huevos de 1,8 días. Si se computa sobre el conjunto de las puestas, la duración media de eclosión es de 1,14 días (Bryant, 1975). Se constatan diferencias temporales importantes. En el momento

El aumento de peso de los polluelos es considerable hasta el 15.º/16.º día, pero decrecerá a partir de entonces. Por el contrario, el aumento de la longitud del ala es constante y prosigue bastante después del primer vuelo de los jóvenes (Bryant, 1975).

Evolución del peso y del tamaño del ala de los polluelos de golondrina común

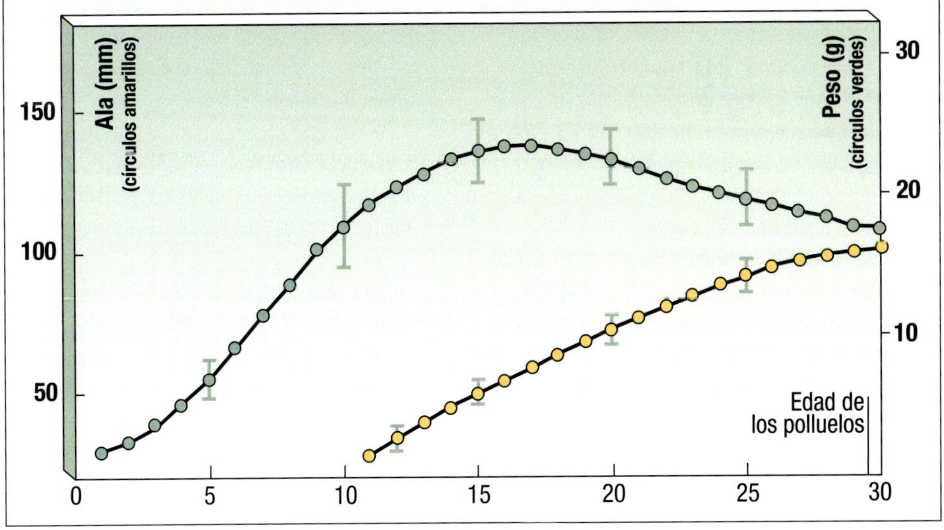

Senda de la vida

de la eclosión, la línea de rotura de la cáscara se sitúa en el tercio más hinchado del huevo (De Lope, 1980). Los polluelos nacen implumes y ciegos y pesan en torno a los 2 g (extremos, 1,3 y 2,5 g). En los casos de eclosiones simultáneas, los jóvenes de un mismo nido son más ligeros que los polluelos que eclosionan con cierto desfase. Menos de una hora después de su nacimiento, reciben sus primeras cebas.

El éxito en la eclosión. El éxito en la eclosión, que equivale a la proporción entre el número de huevos incubados y el número de jóvenes eclosionados, fluctúa según la región y las condiciones meteorológicas imperantes.

En la **golondrina común** es del 76% para la primera pollada, del 65% para la segunda y del 82% para la tercera. Computado para el conjunto de los huevos de todas las puestas, este éxito en la eclosión es del 78% (Gys, 1981). Jarry (1980) considera que, según los años, la tasa de eclosión oscila entre el 73,12% y el 83,19% en la región de París, resultados que coinciden con los de otros investigadores europeos.

En el **avión común**, el éxito en la eclosión fue evaluado por Pajuelo *et al.* (1992) en un 85,6% y por Bryant (1975) en un 85,8%. Según este autor, un eventual descenso de este porcentaje se explica por una tasa de infertilidad elevada que afecta a numerosos huevos de algunas puestas.

En un seguimiento de 135 nidos de **golondrina dáurica**, De Lope (1983) observó que la proporción de eclosiones era más elevada para las terceras (88%) y las segundas (80%) puestas que para las primeras (77,8%), en tanto que el número medio de huevos producidos es proporcionalmente inverso.

En el **avión zapador**, el éxito en la eclosión es del 78 al 88% (Cramp, 1988). Según parece, este éxito va estrechamente unido a la longitud de la hura y al momento de la reproducción del conjunto de la colonia. Cuanto más profunda es aquélla, mayor es el número de parejas en fase de nidificación y mayor será el éxito en la eclosión.

El crecimiento de los recién nacidos. Durante los primeros días que siguen al nacimiento, los pequeños, casi por completo desnudos, a excepción de una pequeña zona de plumón situada en el dorso, no poseen todavía la capacidad de regular su temperatura, por lo que tienen que ser empollados durante todo el día, alternativamente, por ambos adultos.

A medida que crecen, la duración de esta incubación disminuye durante el día hasta cesar por completo hacia los 7 a 10 días. Durante este periodo, el aumento de peso es rápido y se estima en 0,77 g al día como media (máximo 0,92 g, mínimo 0,05 g; De Lope, 1983). En cada nidada, el peso máximo se alcanza el mismo día para el conjunto de los polluelos de la pollada (De Lope, 1983). Hacia el 6.º día, aparecen los cañones de las futuras plumas y los ojos se abren. Una docena de días después ya han salido las plumas y los adultos ya no incuban más a los polluelos, ni de día ni de noche. El crecimiento del ala es lineal y prosigue bastante después del primer vuelo. Así, en la golondrina común, el ala plegada (es decir, desde la muñeca hasta el extremo de las rémiges más largas) mide 90,3 mm en el momento de la salida del nido y puede alcanzar 124,5 mm unos 54 días después (De Lope, 1983).

La cría de los jóvenes: una tarea compartida

En sus primeros días de vida, cuando los polluelos son incapaces de moverse, los sacos fecales que producen cuando reciben comida son consumidos por los adultos. Tan sólo al cabo de unos días, estos últimos se los llevan para dispersarlos por la naturaleza. A los 15 días de edad, los jóvenes ya defecan fuera del nido. Las cebas, aseguradas por ambos progenitores, son extremadamente frecuentes y tienen lugar poco después de la eclosión de los polluelos. Muy rápidamente, al llegar uno o ambos adultos, los jóvenes se colocan en el borde del nido para recibir la bolita de insectos en su pico abierto de par en par. En los Pirineos orientales, Cotron y Prodon (1976) observaron un intervalo medio de 3 minutos y 30 segundos entre 2 cebas en una pollada de golondrinas dáuricas. Ambos adultos mantienen el ritmo hasta los días 16 y 17. En el avión zapador, este intervalo es de 1 a 5 minutos. Cada joven es alimentado en esta especie 4,2 veces por hora si el tiempo es fresco y húmedo, y 9 veces cuando es seco (Cramp, 1988). En esta especie, la observación

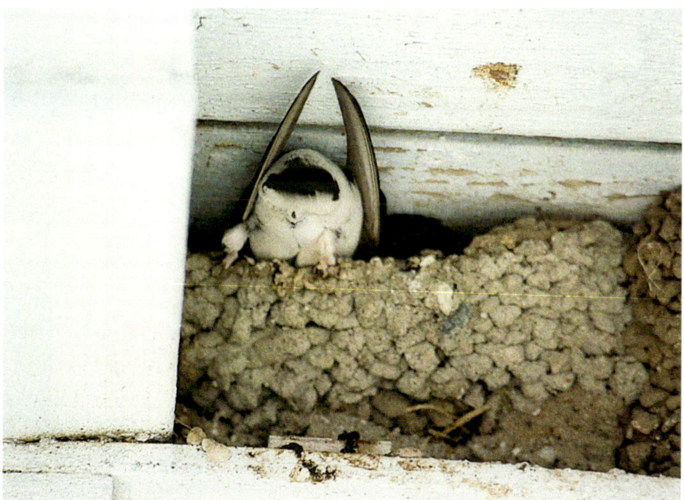

A los 15 días, los jóvenes defecan fuera del nido. Avión común.

Senda de la vida

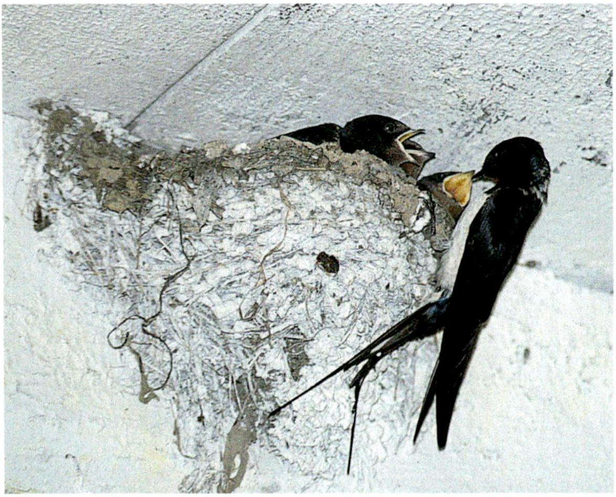

del ritmo de alimentación diario muestra que un ave adulta puede realizar de 115 a 200 entregas de comida al día. En una buena jornada, habrá aportado unos 7 g de insectos, esto es, cerca de 7000 presas.

Aun cuando el macho asume él solo esta función entre el 1.º y el 5.º día, su actividad es casi comparable a la de la hembra entre el 6.º y el 10.º día y puede decrecer considerablemente, asumiendo a veces la hembra toda la tarea. Éste no es, sin embargo,

Reparto de las actividades de ceba en la golondrina dáurica

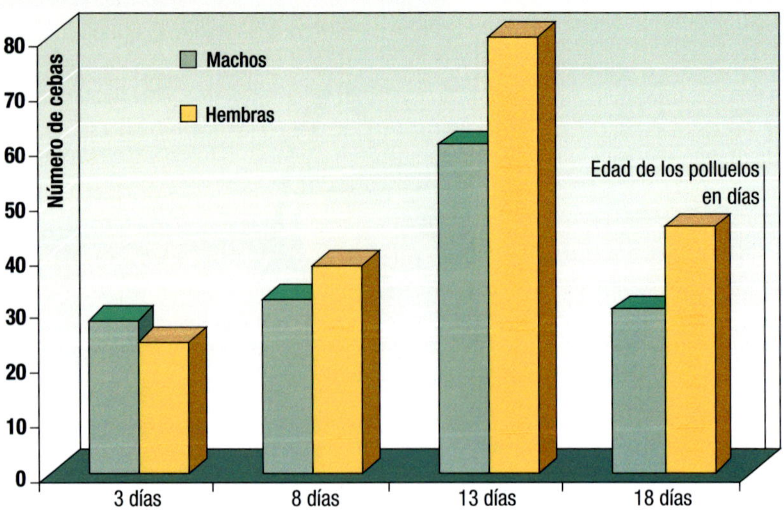

En la golondrina dáurica, ambos sexos participan en la alimentación de los jóvenes hasta el 8.º día. A continuación, la actividad de la hembra se vuelve más importante.

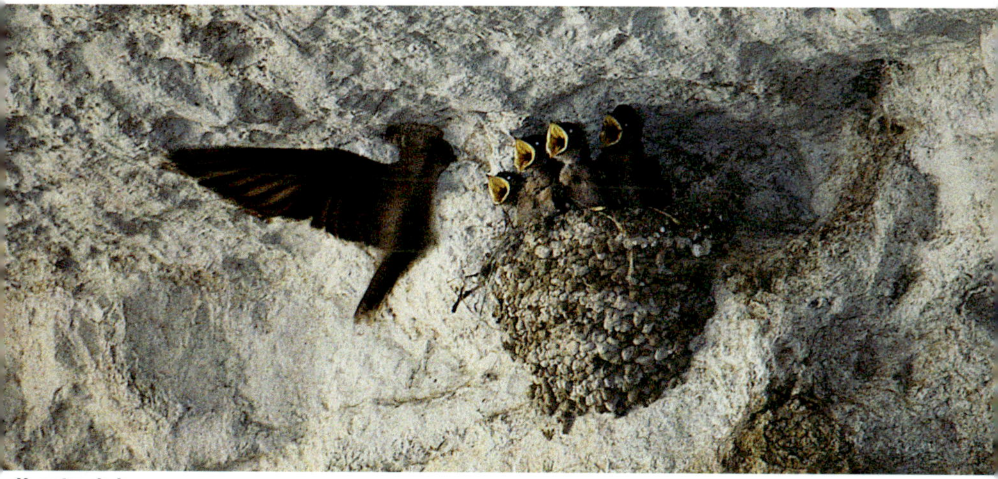

Ya antes de la llegada de los padres, las jóvenes golondrinas se precipitan hasta el borde del nido, con el pico abierto de par en par. Es un fenómeno general entre las golondrinas. Avión roquero.

un caso general. Por lo demás, el reparto de las tareas varía según las especies. Así, De Lope (1980, 1983) mostró que la participación del macho es menor que la de la hembra, dándose el caso inverso en la golondrina común.

La cría de los jóvenes dura entre 2 y 3 semanas. La estancia en el nido de los polluelos de la **golondrina común** es de 21,2 días como media según De Lope (1983), y de 21,1 días según Ribaut (1982). En el **avión común** es de 30,6 días y en la **golondrina dáurica** de 22 a 26 días (De Lope, 1980). Pero contrariamente a las otras paseriformes, los jóvenes, incluso después de irse del nido, vuelven a éste para dormir. Algunos comportamientos relacionados con la cría de los polluelos de la golondrina común merecen ser comentados. Así, por ejemplo, en los casos de poligamia, el macho participa en la cría de las dos polladas, aunque a veces sucede que una de las dos polladas sea desatendida y perezca. Con todo, se han observado casos de machos ajenos a la pareja que cooperaban en la cría de los jóvenes de una hembra desatendida, o de una hembra que, tras haber criado a sus polluelos, participa en la cría de los de la segunda hembra. En casos mucho más raros, los jóvenes nacidos de la primera generación pueden participar en la cría de la segunda. Esta última actitud no es exclusiva de esta especie, y en el avión común puede

Senda de la vida

Los jóvenes son extremadamente pacientes y se quedan la mayor parte del tiempo inmóviles en el fondo del nido. En la imagen, polluelos de 4-5 días reclamando la comida al acercarse el adulto.

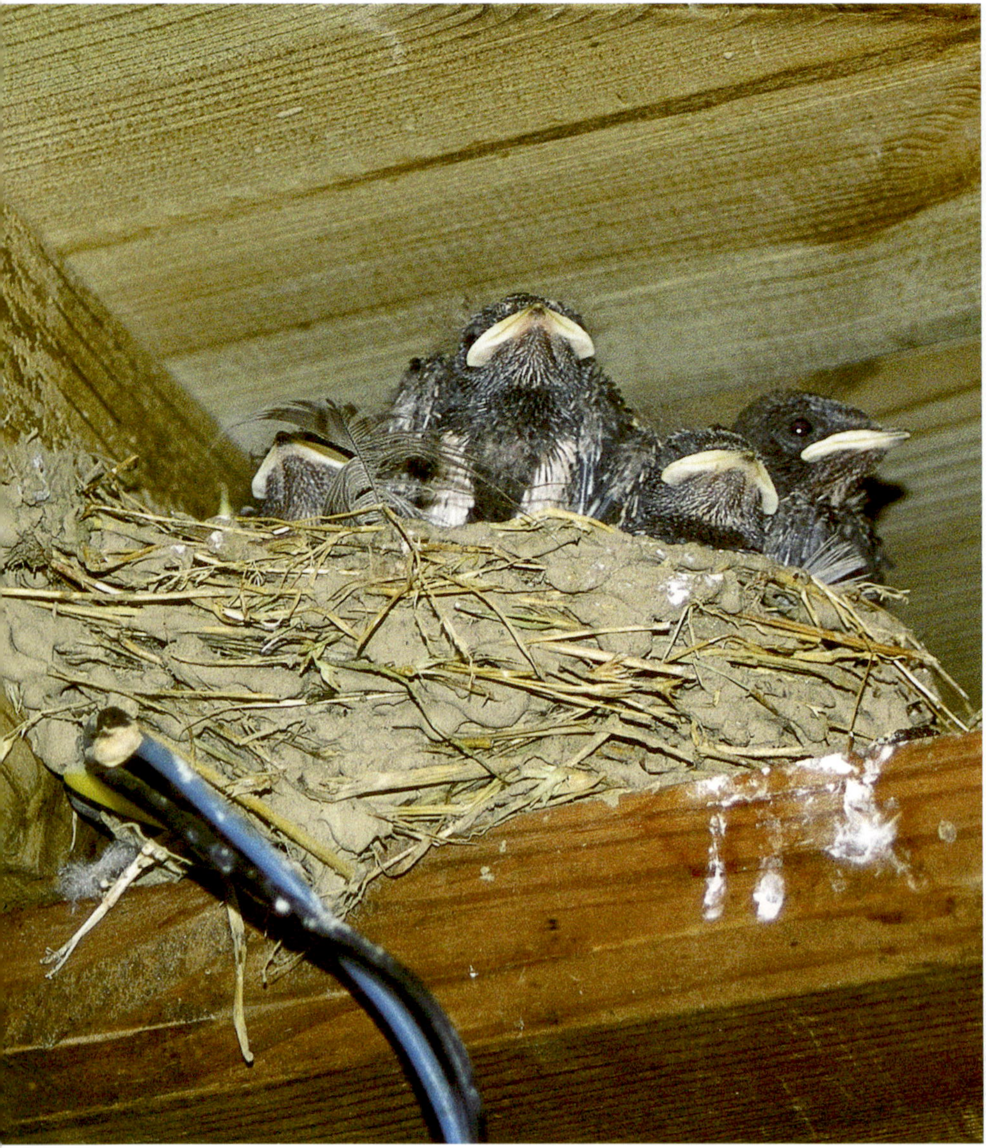

Fotos M. Couble/P. Carruette

Las entregas de alimentos son muy frecuentes, pero tan sólo un polluelo es alimentado durante cada ceba…

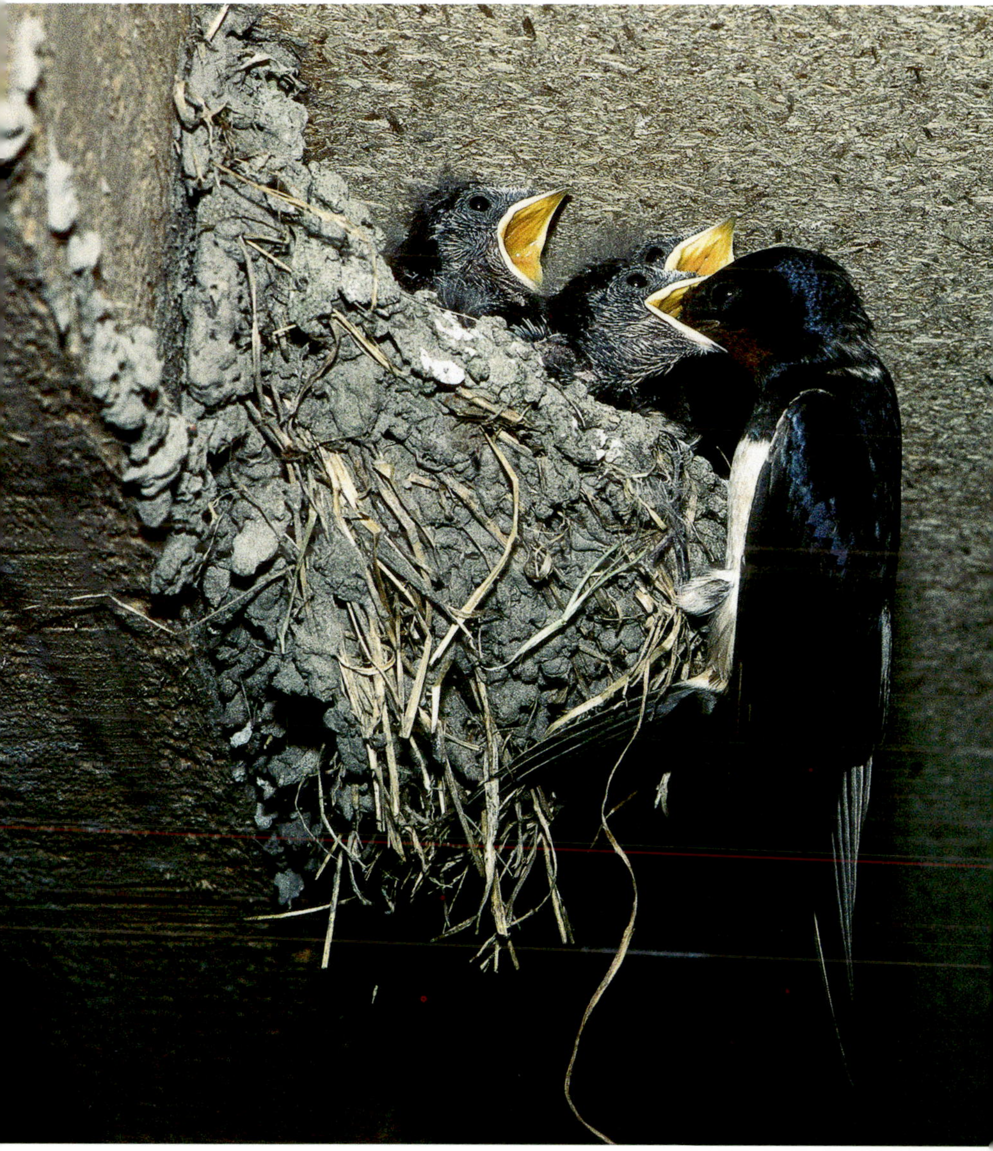

Senda de la vida

considerarse incluso un caso generalizado. En este último, el sentido de la familia parece que está particularmente bien desarrollado, ya que los hermanos mayores participan de forma activa en la cría de los más pequeños. Jarry (1980) calculó que una muestra de 276 polluelos de golondrina común contenía un 55% de machos y un 45% de hembras.

Los primeros vuelos

El periodo del primer vuelo. En la comarca del Pla d'Urgell, el vuelo más precoz de las primeras polladas de golondrina común tiene lugar el 24 de mayo (Calvet *et al.*, en prensa), y el más tardío el 23 de julio, mientras que para las segundas puestas, el más precoz se observa el 6 de agosto y el más tardío el 10 de septiembre. Sea cual sea la especie, es durante la segunda quincena de junio cuando se registra la mayoría de los primeros vuelos de las primeras polladas. Los de las segundas, por su parte, se producen en torno a mediados de agosto. Los primeros vuelos de las terceras polladas son más tardíos: aunque es frecuente observarlos a mediados de septiembre, existen numerosos casos de polladas todavía sin volantones a mediados de octubre, especialmente en el caso del avión común.

El éxito en el número de jóvenes volantones. Depende de numerosos factores y en

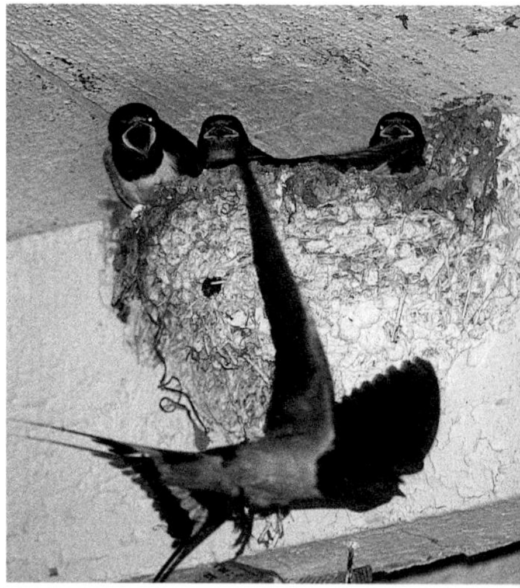

En cada viaje, una golondrina aporta tan sólo una bolita de insectos y por consiguiente sólo alimenta a uno de los jóvenes. Los otros serán alimentados en los siguientes turnos.

particular de las disponibilidades alimentarias. La dinámica de la especie y por tanto su futuro depende de ello. En la región parisina, el número de jóvenes de golondrina común producido durante una temporada es de 5,4 a 6,74 como media por pareja nidificante (Jarry, 1980). Según este autor, las parejas más viejas son las más productivas: hasta 9,5 jóvenes al año. En Alsacia, tras un seguimiento de 680 polladas, Ribaut (1983) estimó esta tasa de primeros vuelos en 7,59 jóvenes volantones por pareja reproductora y año. En el Limousin (Servant, 1978), la tasa es de 5,5 jóvenes volantones, en el Maine-et-

Loire de 7,7 (Gys y Cormier, 1978) y en Auvernia de 7,2 (Dulphy, 1985). En el núcleo reproductor estudiado en la comarca del Pla d'Urgell se obtuvo una tasa de 5,3 jóvenes por pareja y año (Calvet *et al.*, en prensa) sobre un total de 63 polladas.

Si la disponibilidad de presas es fundamental para la supervivencia de los jóvenes en el nido, la situación de este último también puede ejercer cierta influencia. Así, por ejemplo, en Alsacia el número de jóvenes volantones es más elevado en los establos y las pocilgas (90%) que en los graneros (88%), las conejeras y los gallineros (88%). Los nidos instalados en el exterior son los menos productivos. Así, 120 de las 135 polladas de **golondrina dáurica** seguidas por De Lope (1980) produjeron 446 polluelos: una media de 3,72 polluelos por nidada. Habida cuenta del número de nidadas realizadas por cada una de las parejas, puede estimarse en 6,86 el número anual de jóvenes producido por cada pareja. Al igual que Ribaut (1980), este autor observó que el 50% de las jóvenes golondrinas, ya fueran comunes o dáuricas, nacía durante la primera pollada. Para las otras especies, que viven en nidos inaccesibles o que han sido poco

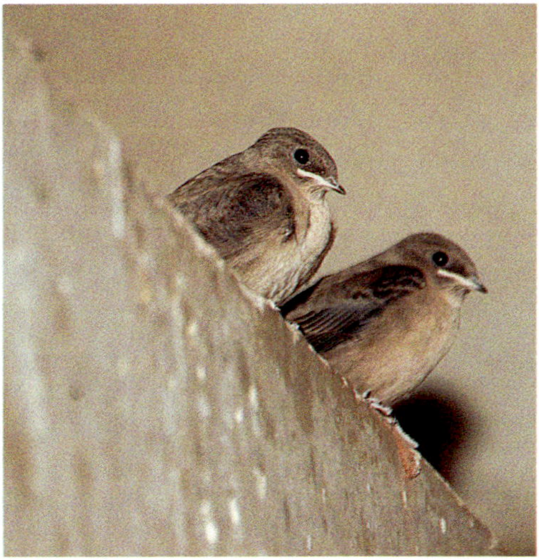
X. Rufray

Lo mismo sucede con estos jóvenes aviones roqueros posados sobre una pared.

Tras salir del nido, los jóvenes continúan dependiendo de sus padres. Aquí, estas jóvenes golondrinas comunes posadas sobre un portón esperan a que les traigan comida.

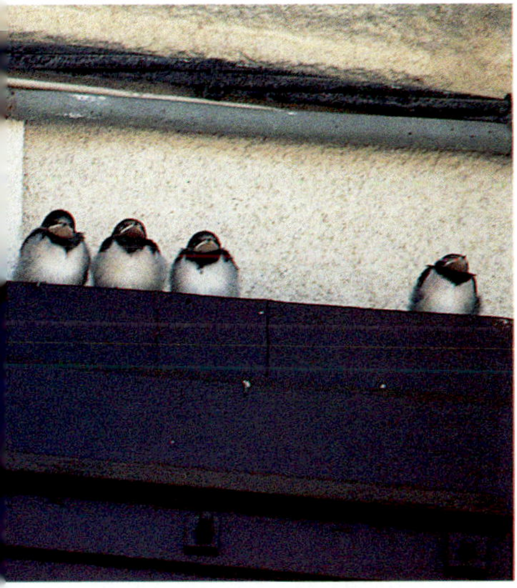

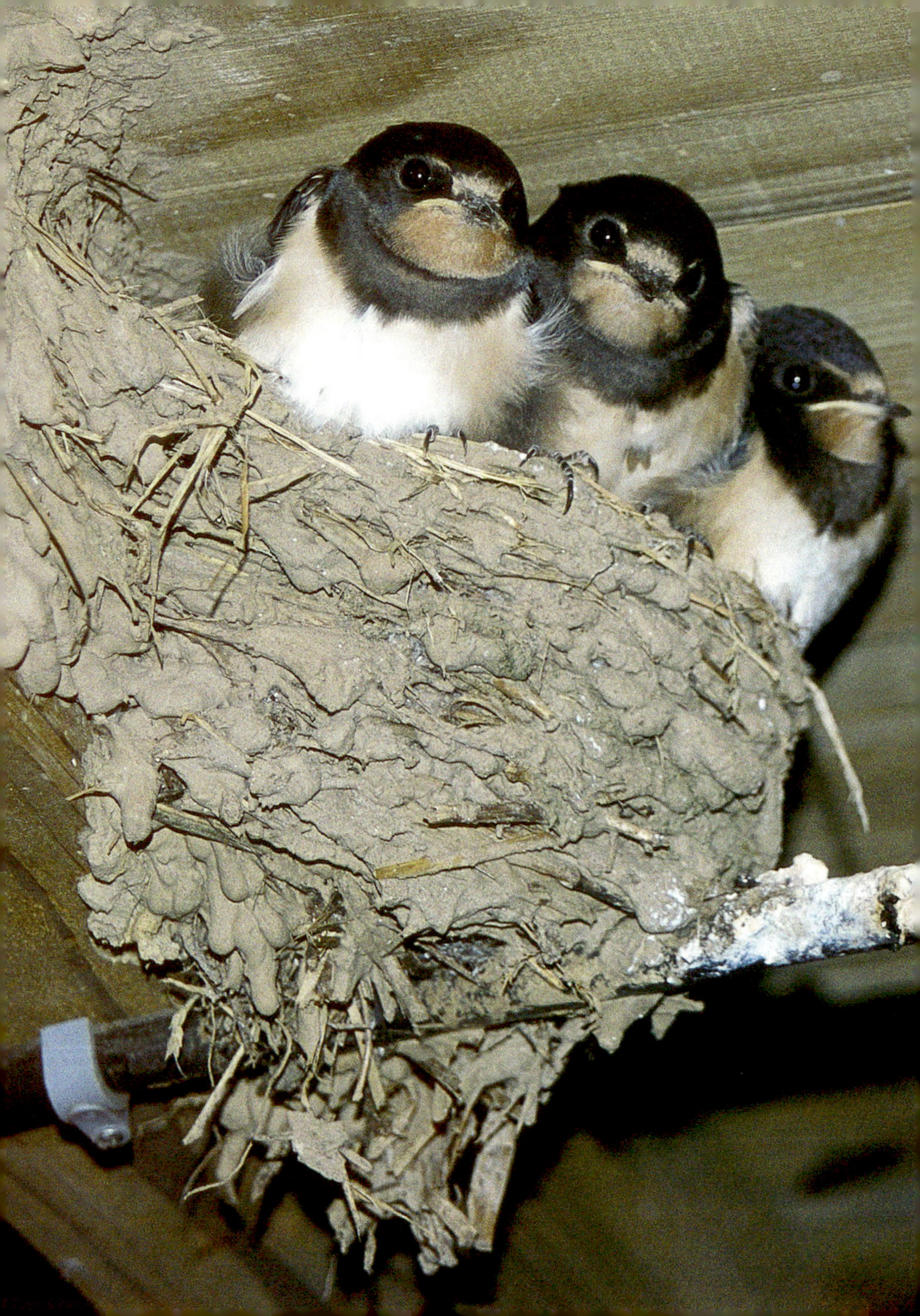

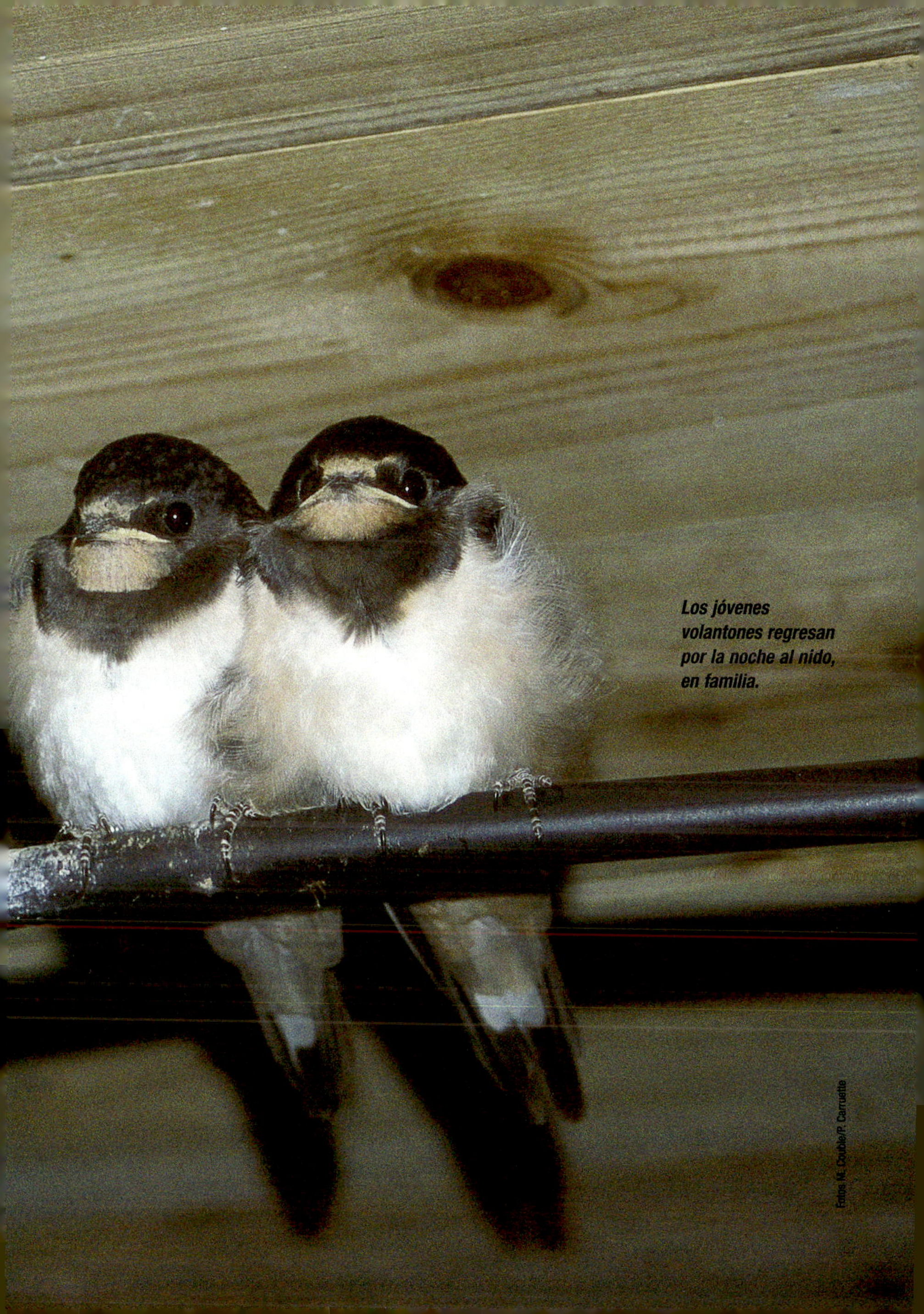

Los jóvenes volantones regresan por la noche al nido, en familia.

Fotos M. Couble/P. Carruette

Senda de la vida

estudiadas, no disponemos de una evaluación precisa del éxito en los primeros vuelos. Guitián *et al.* (1980) obtuvieron una media de 3,18 pollos que lograron volar de una muestra de 11 nidos.

Las causas de fracaso. Entre el momento en que los huevos eclosionan y su primer vuelo puede producirse un gran número de incidentes. De entre 589 nidos de golondrina común estudiados en Alsacia (Ribaut, 1983), tan sólo en 481 los polluelos llegaron a efectuar su primer vuelo: 16 nidos fueron abandonados antes de la puesta, 19 durante la incubación y 28 en el momento de la cría. A ello hay que añadir la depredación de 28 polladas, la caída del nido se produjo en 6 casos y el incendio de un granero en los otros 4. Tras 7 años de estudio, Jarry (1980) observó una tasa de mortalidad de los huevos del 13 al 18% para las primeras puestas, del 8 al 12% para las segundas y del 8 al 14% para las terceras en la golondrina común. La tasa de mortalidad de los polluelos fue de 4 a 15% para las primeras polladas, de 3 a 8,5% paras las segundas y nula para las terceras. Al igual que Ribaut (1983), este autor aportó algunas precisiones sobre la naturaleza de las causas de fracaso. Aunque en el 24% de los casos la causa no pudo detectarse, el autor subrayó que las razones principales eran, por orden de importancia, una intensa competencia con el gorrión común (30%), la depredación por lirones caretos (20%) y las inclemencias climáticas (11%). Las otras causas, marginales, no representaban más del 5% si se consideraban por separado, aunque llegaban al 15% consideradas en conjunto. Incluían, entre otras, casos de depredación, de conflictos intra e interespecíficos, tratamientos químicos...

La promiscuidad de los nidos de las especies coloniales puede provocar su destrucción, pese a que a priori constituye una garantía de supervivencia. En la Somme, por ejemplo (Robert, 1979), una comadreja se especializó en la captura de jóvenes aviones zapadores en el nido. En el Aisne (Beaudoin, 1980), el depredador especialista era un armiño. En 3 horas visitó no menos de 50 agujeros, de donde consiguió extraer 50 jóvenes golondrinas que llevó a su madriguera, donde le esperaban sus crías. En Suecia se conoce el caso de una colonia de 408 nidos, 300 destruidos por tejones.

La emancipación

A la salida del nido, cuando se prepara una segunda reproducción, los jóvenes continúan siendo dependientes de los padres y éstos atienden todas sus peticiones. Esta dependencia durará de 8 a 10 días en la **golondrina común**, una quincena de días

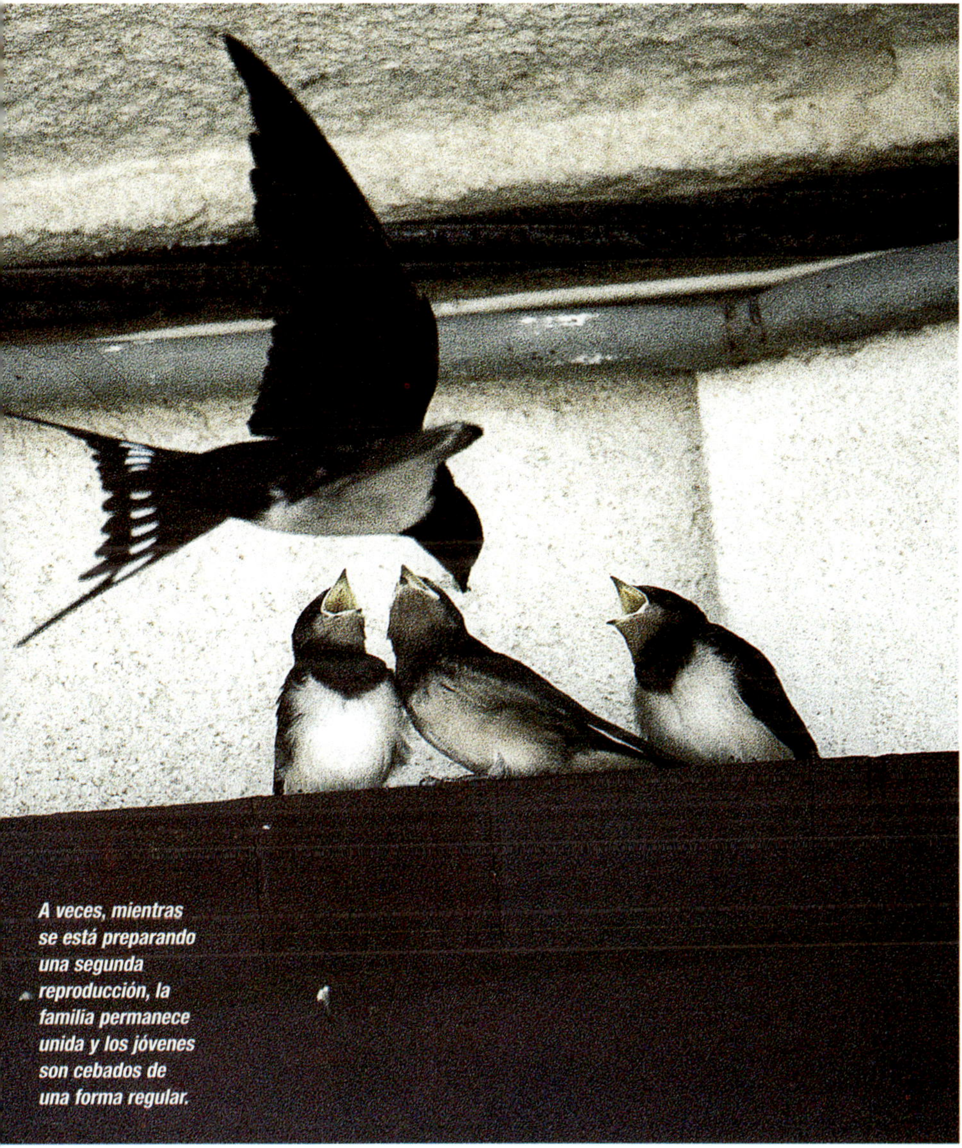

A veces, mientras se está preparando una segunda reproducción, la familia permanece unida y los jóvenes son cebados de una forma regular.

en la **golondrina dáurica**, de 2 a 3 semanas en el **avión roquero** y una treintena de días en el **avión zapador**. Es durante este periodo cuando los progenitores dan de comer a los volantones y les enseñan a cazar. Llegado el momento, serán expulsados del territorio. Aun así, la mayoría de ellos no se aleja mucho de su lugar de nacimiento, aprenden a descubrirlo y se agrupan muy a menudo con los demás jóvenes de su vecindario. En algunas especies, como el avión zapador, existen guarderías que los adultos visitan con gran regularidad para dar de comer a sus polluelos, a los que reconocen sin dificultad alguna.

Si la salida de los nidos suele ir acompañada de una agrupación local de los jóvenes, rápidamente se observa la creación de dormideros que atraen a todos los jóvenes de una región, los cuales se reúnen entonces sobre los cables eléctricos. Según mostraron Olioso y Garcin (1992) en Provenza, el 70% de los jóvenes anillados y controlados proviene de menos de 20 km. A partir de entonces, las aves empiezan a desplazarse hacia el sur. Las de primer año no siguen una dirección determinada y algunas van hacia el este o el oeste. Curiosamente, el norte también puede convertirse en un destino, aun cuando los cuarteles de invernada se sitúan en el sur. Así, por ejemplo, la captura de aves juveniles el 10 de mayo (Doumeret, 1985) en la Charente Marítima, región cuyos jóvenes no se van de los nidos hasta finales de mayo y no se alejan de éstos hasta mediados de junio, hace suponer que estas aves juveniles habían nacido en el sur de España y que habían sido arrastradas por migrantes que se dirigían hacia el norte.

Una reproducción agotadora

Ya desde su regreso, los hirundínidos concentran sus esfuerzos en la reproducción de tal manera que se producen alteraciones físicas hasta los días 10.º y 21.º de incubación. Los machos pierden peso de un modo constante, si bien en proporciones menos importantes. Según algunos científicos, esta variación de peso no tiene una relación directa con los esfuerzos que despliegan los adultos para alimentar a sus polluelos, sino que sería la consecuencia de modificaciones fisiológicas. Una liberación de lípidos se traduciría en una disminución de peso, con lo que disminuirían las necesidades energéticas y el coste energético de la caza. Las golondrinas se volverían entonces "anoréxicas". Estas modificaciones no se producen sin consecuencias ya que, por ejemplo, una disminución en el número de presas se traduce en una

Prohibido acercarse...

Golondrinas y aviones son aves pacíficas y cuando uno se acerca a sus nidos, por lo general, huyen profiriendo gritos de alarma. Pero éste no es siempre el caso y algunos individuos intrépidos atacan al intruso sin vacilaciones. Algunos de nosotros hemos tenido la ocasión de observar cómo una golondrina atacaba a un gato que se arrastraba discretamente hacia su nido. Con gran valentía, el ave se lanza en picado sobre éste, profiriendo un grito en el momento en que le roza las orejas, lo que a menudo basta para hacerle desistir de su intento. También sucede a veces que, en esta situación precisa, la golondrina adopte la misma actitud hacia el hombre. En fechas recientes, cuando me encontraba bajo el nido de un avión roquero ocupado en observar tres jóvenes a punto de emprender su primer vuelo, la pareja me "obligó" a retroceder. Por turnos, el macho y la hembra volaban en picado hacia mí y rozaban mi cabeza al tiempo que proferían un tsirp *muy agudo a la manera de los charranes. Una vez que me hubieron emplazado a una distancia respetable, las aves volvieron a cazar a lo largo de la pared rocosa, ignorándome por completo.*

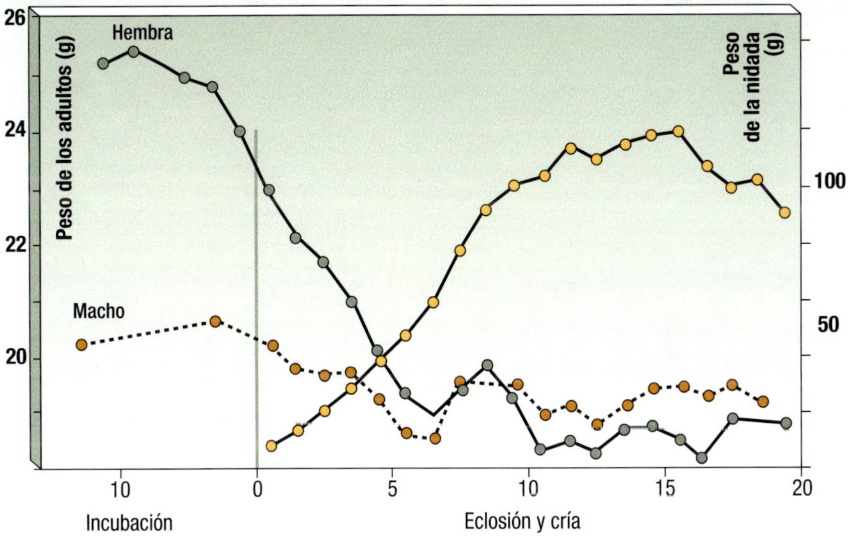

pérdida de peso suplementaria en los adultos y por consiguiente en su debilitamiento. Así se explica por qué disminuyen las probabilidades de supervivencia de las hembras que realizan una segunda puesta con respecto a las que sólo realizan una.

Así como los dos adultos de la golondrina común pierden muchísimo peso, los jóvenes, por el contrario, lo van ganando.

Senda gastronómica

Bajo estas líneas: *Insectos magníficos, algunos de ellos tan raros hoy en día…*

A la derecha: *El aprendizaje de la vida. Un macho enseña a un joven a cazar.*

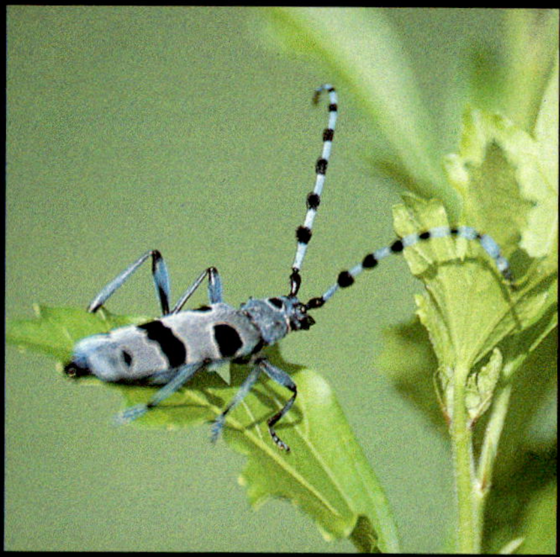

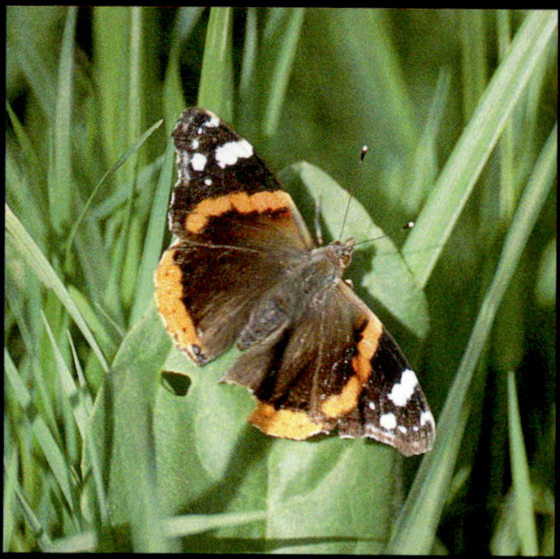

Los hirundínidos son depredadores pequeños que no tienen más opción que la de optimizar sus probabilidades de capturar presas. Cada ataque, cada movimiento se calcula con precisión y se adapta a las circunstancias.

Moscas, mosquitos, hormigas volantes, pulgones… **con tal**

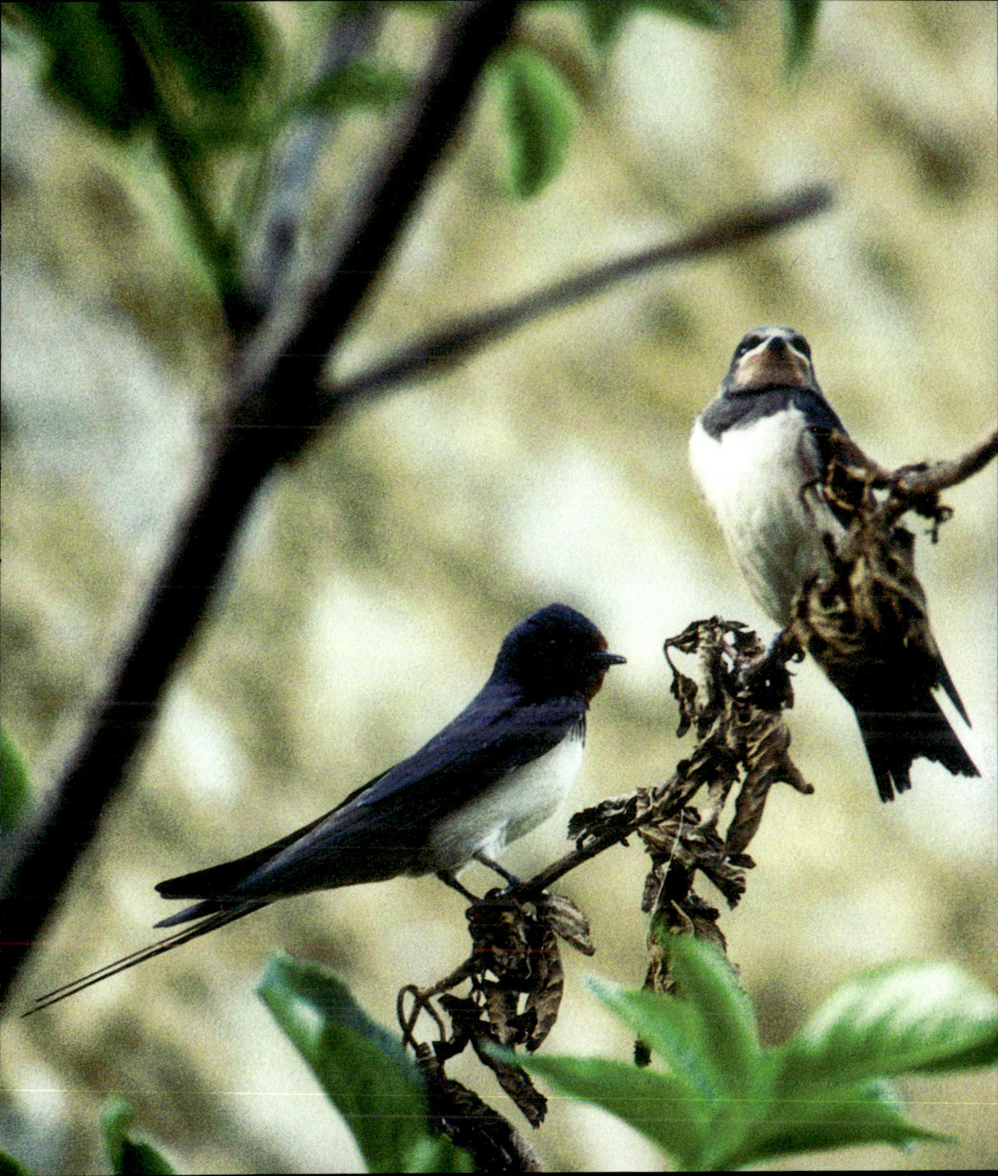

de que vuelen

En el menú: insectos tragados en vuelo

¿Quién de nosotros no ha observado las acrobacias aéreas flexibles y rápidas de las golondrinas, durante las cuales rozan la superficie del agua, tragando el imprudente mosquito quironómido apenas salido de su envoltorio larvario, o bien estas mismas piruetas a ras de la vegetación, donde sorprenden y capturan en un abrir y cerrar de ojos la presa codiciada? Con frecuencia, en torno al tractor por donde revolotean, se atracan de insectos; y cuando no hay tractores, es en torno al ganado vacuno, o bien en África en torno a los búfalos y los elefantes, donde estas aves se afanan. A veces cazan en el suelo, no dudando en perseguir a los insectos entre la vegetación o incluso sobre las ramas de los árboles donde se posan (Turner, 1982). Rékàsi (1966) observó golondrinas que capturaban insectos sobre el dorso de un cerdo en el que estaban posadas. Algunas corren enormes riesgos y no vacilan en sobrevolar los campos incendiados para perseguir a los insectos que escapan de las llamas. En la literatura se citan casos de hirundínidos que consumen bayas (Turner, 1989), pero en términos generales son en su mayoría unas grandes consumidoras de insectos y otros invertebrados que por lo general capturan al vuelo. El espacio aéreo es su universo, y se estima que la golondrina común y el avión zapador pasan en él el 90% de su tiempo (Cramp, 1988). Esta duración es más reducida para el avión común, que sólo pasaría en el aire el 50% de su tiempo, ya que sus presas son particularmente dependientes de las horas más cálidas del día.

La caza: altitud variable...

La presencia de los hirundínidos depende estrechamente de la distribución y la abundancia de los insectos. Son raras y solitarias en las zonas empobrecidas y son numerosas y forman grupos cuando abundan las presas. No todos los hirundínidos tienen el mismo tipo de alimentación y, debido a sus distintos modos de cazar, rara vez compiten entre sí. La **golondrina común** persigue los insectos en vuelo. Su vuelo de caza es rápido, con virajes bruscos y cambios de rumbo sorprendentes. Los aleteos alternan con cortos vuelos planeados, en particular cerca de los setos vivos o de los edificios. Esta especie caza a menos de 7-8 m del suelo (Turner, 1982), a menudo incluso a ras de la vegetación, y rara vez se aleja a más de 200 m de su nido (Bryant y Turner, 1982). El terreno

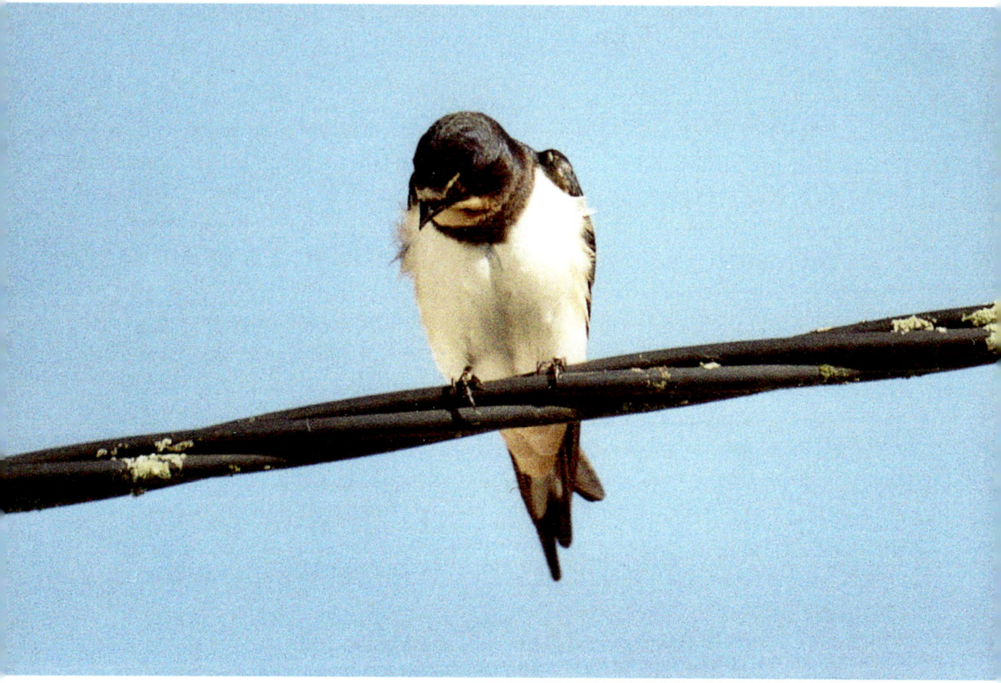

Las golondrinas y los aviones son depredadores pequeños de mirada aguzada.

de caza del **avión común** se sitúa a mayor altitud, a una veintena de metros en promedio, a veces a varios kilómetros de su lugar de nidificación, pero en general dentro de un radio de 500 m. Recurre al vuelo planeado más a menudo que a los aleteos rápidos y captura sus presas únicamente en vuelo.

Más especializado, el avión zapador, con su vuelo

mariposeante, caza a ras de los cursos de agua o en el corazón de las canteras inundadas, a unos 15 m de altura como media. Al igual que la golondrina común, esta especie rara vez se aleja a más de 200 m de su nido. Con todo, algunos individuos pueden cazar hasta a 1 o 2 km de su lugar de nidificación, a lo largo de los grandes ríos. Su vuelo es rápido y está entrecortado de planeos y de repentinos cambios de rumbo. A lo largo de los acantilados, a una veintena de metros del suelo y a menudo a bastante menos, es decir, a 100-200 m del nido, caza el **avión roquero**. Su vuelo lento, flexible y ágil, está salpicado de rápidos cambios de rumbo. A veces, tras caer en picado casi hasta el pie del acantilado, endereza su trayectoria y, con unos cuantos aleteos, remonta hasta la cima antes de iniciar un nuevo picado.

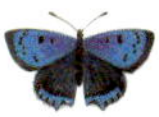

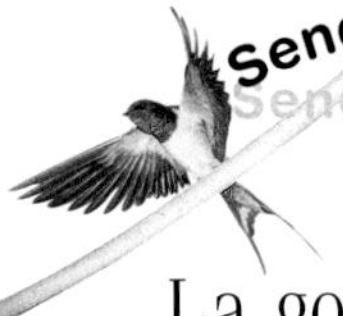

La golondrina dáurica frecuenta las mesetas calcáreas

y caza un poco a la manera de la golondrina común, aunque con un vuelo menos rápido y más grácil. Utiliza con frecuencia el vuelo planeado, en particular a lo largo de los acantilados cuyas anfractuosidades visita en vuelo. Una vez más, la caza se realiza a escasa altitud y no lejos del nido. Durante el periodo de cría de los jóvenes, las golondrinas adultas cazan solas o en parejas. Terminado éste, es frecuente verlas en bandadas más o menos importantes, explotando a la perfección las nubes de insectos.

… y presas diversas

Al tratarse de aves tan rápidas y cuya presencia en

nuestras latitudes es de tan breve duración, no es fácil averiguar su régimen alimentario, tanto más cuanto que éste varía según las estaciones y que las presas son de dimensiones muy reducidas. La mayoría de las veces se trata de regímenes alimentarios determinados durante el periodo de nidificación. En algunos casos se recolectan los excrementos debajo de los nidos y luego se analizan. Otro método consiste en hacer regurgitar a los polluelos impidiéndoles la deglución con la ayuda de un pequeño collar. Así las cosas, la lista de las especies dista de ser exhaustiva y da tan sólo una idea de la diversidad de los insectos consumidos.

Debido a los numerosos hábitats que frecuenta, la

golondrina común tiene acceso a una gran variedad de especies de insectos. Cuando pasa volando por encima de los prados, atrapa saltamontes, pulgones, moscas helicóptero (sírfidos), típulas, pequeños coleópteros adultos de todo tipo y mariposas. Cuando caza no lejos de las charcas o de los cursos de agua, consume mosquitos, efímeras, frigáneas, libélulas y también mosquitos. Cerca de los bosquecillos o de las casas, añade a esta lista ya larga moscas adultas, pulgones, hormigas voladoras, tijeretas, arañas y cigarras. Puede darse incluso el caso de que se dedique a la pesca, cuando los pequeños espinosos u otros pececillos afloran a la superficie de un curso de agua. Muy aéreo, el **avión común** dirige sus capturas hacia las nubes de insectos más o menos densas. Le gustan especialmente los pulgones pero no desdeña las efímeras, frigáneas, típulas, moscas y hormigas voladoras, los pequeños coleópteros –incluidos algunos acuáticos– y las arañas. El **avión zapador** manifiesta una marcada preferencia por los insectos acuáticos (Cramp, 1988). Su régimen alimentario se compone invariablemente de efímeras, típulas, pequeñas libélulas, frigáneas,

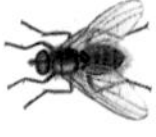

Unas presas que difieren según las especies

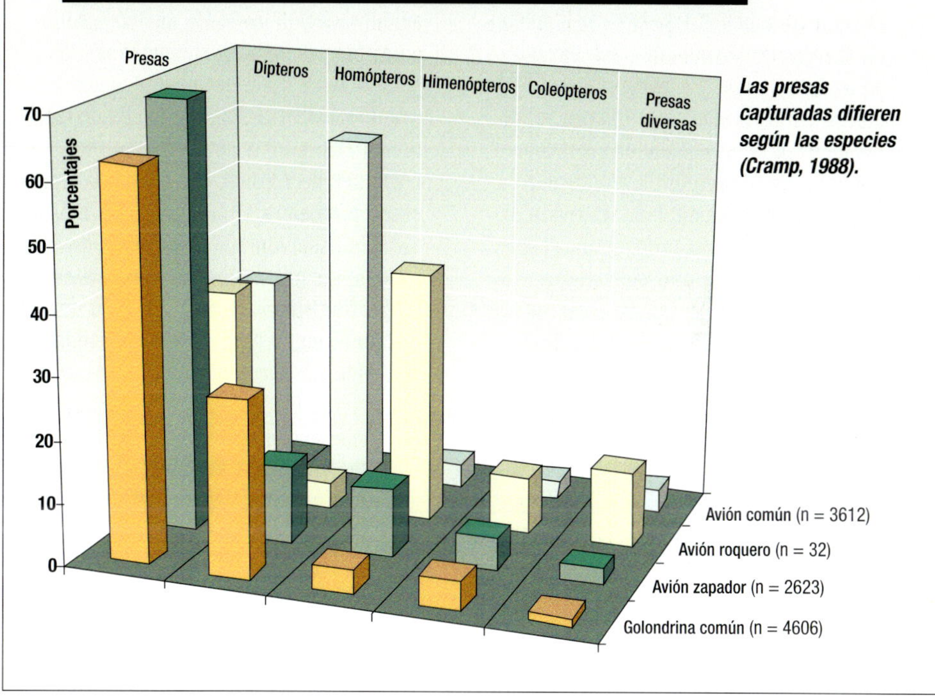

Las presas capturadas difieren según las especies (Cramp, 1988).

mosquitos culícidos y quironómidos. En ocasiones captura también saltamontes, pequeñas mariposas nocturnas, pulgones, hormigas voladoras, pequeños coleópteros e incluso pequeñas arañas en su hilo. La alimentación del **avión roquero** es más ecléctica, aun cuando en algunas zonas su régimen se compone principalmente de pequeñas mariposas nocturnas. Consume asimismo moscas, gorgojos y otros coleópteros, incluidos los coprófagos de pequeñas dimensiones, pequeñas mariposas, hormigas voladoras y a veces incluso avispas. Cuando anida cerca del agua, captura frigáneas y coleópteros girínidos.

Así pues, las mismas especies aparecen en los distintos regímenes alimentarios de los diferentes hirundínidos. De todos modos, cada uno de ellos muestra sus marcadas preferencias. La **golondrina común** y el **avión zapador**, por ejemplo, consumen con preferencia

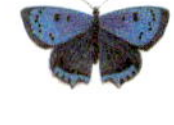

dípteros, los cuales representan el 70% de su alimentación. Las moscas dominan en la dieta de la primera, y los mosquitos en la del segundo. El **avión común**, por su parte, prefiere con diferencia los homópteros, y en particular los pulgones, mientras que los dípteros representan menos del 30% de su dieta. El **avión roquero** captura, en proporciones casi equivalentes, dípteros y coleópteros. La **golondrina dáurica**, por su parte, prefiere con diferencia los imagos alados de las hormigas (Cotron y Prodon, 1976).

Incluso cuando todas las especies orientan su depredación hacia los mismos grupos o los mismos insectos, no dejan de seleccionarlos por su tamaño. Según Cramp (1988), la longitud media de las presas capturadas por la golondrina común es de 4,1 mm, de 3,5 mm por el avión común y de 3,05 por el avión zapador. Este tamaño es proporcional al peso de las presas, que es mayor para la golondrina común (6 mg) que para el avión común (2 mg) y para el avión zapador (1,3 mg). Los hirundínidos se comportan

Para una misma especie, casi el mismo régimen

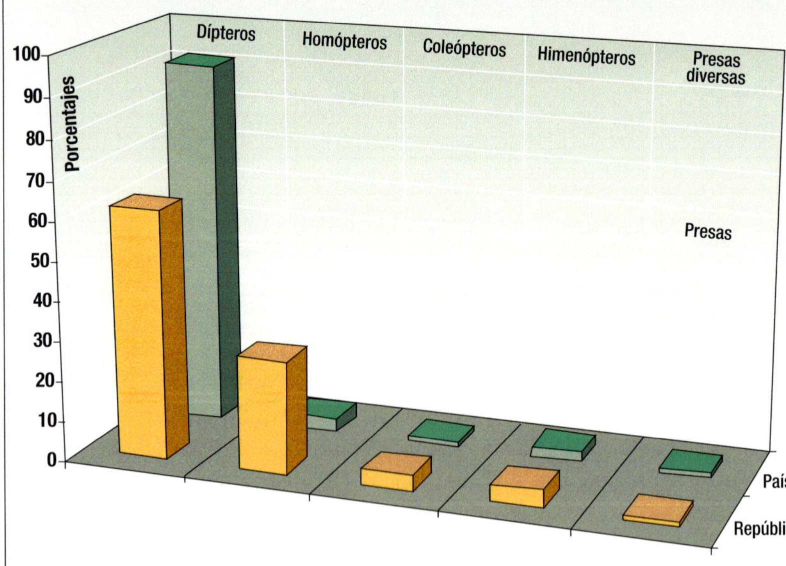

Para una misma especie, el régimen es prácticamente el mismo. Aquí, para la golondrina común galesa y checa...

a veces como oportunistas y sus regímenes pueden variar en función de la calidad de los medios, aunque no cambien de forma radical de una región a otra o de un país a otro durante una misma estación. La composición del régimen alimentario de la **golondrina común** en el país de Gales y en la República Checa muestra similitudes evidentes. En ambos casos, los dípteros constituyen la base de su alimentación, si bien en la República Checa ésta se completa con una proporción no despreciable de homópteros. Lo mismo sucede con el **avión zapador** estudiado en Escocia y en la ex URSS. Los dípteros representan más del 50% de la dieta, y el resto se compone casi exclusivamente de homópteros en un caso y de homópteros y coleópteros en el otro. La alimentación de los polluelos apenas eclosionados es algo distinta: los adultos confeccionan bolitas con decenas de insectos y de invertebrados con el cuerpo menos quitinoso. Estas bolitas, formadas por insectos más o menos numerosos y más o menos pesados, son sensiblemente más pesadas en la

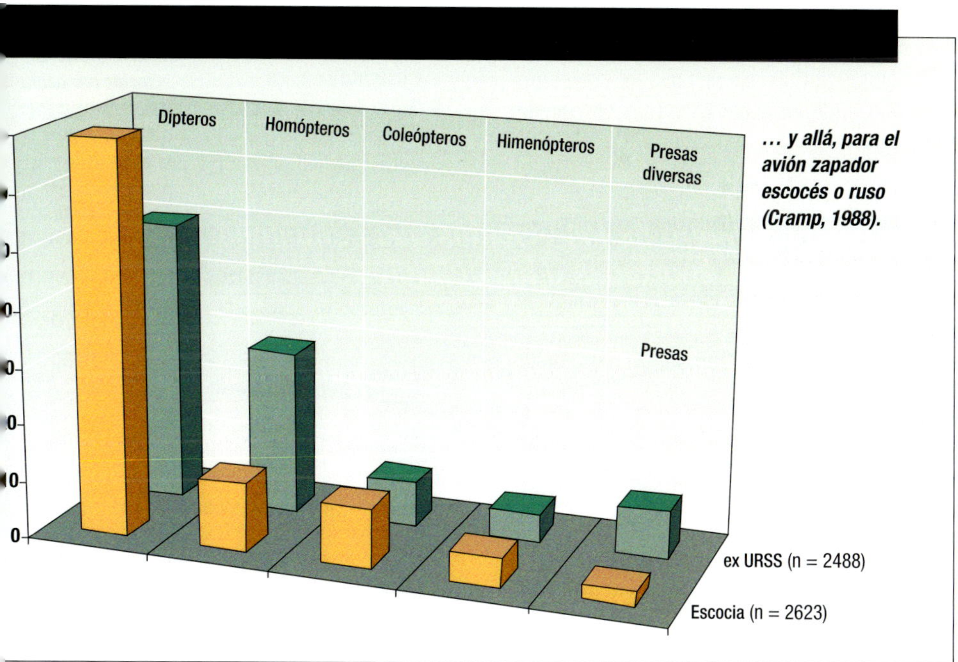

... y allá, para el avión zapador escocés o ruso (Cramp, 1988).

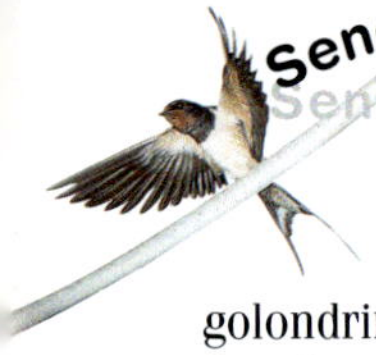

golondrina común que en en los aviones común y zapador. Tanto durante la migración como durante la invernada, los comportamientos no varían mucho, hasta el punto de que millares de aves de varias especies pueden cazar juntas sin entrar realmente en competencia.

Las estrategias alimentarias

Los hirundínidos son pequeños depredadores de insectos que, al igual que cualquier otro depredador, deben maximizar sus éxitos en la captura. En su caso, el esfuerzo invertido en la persecución debe quedar ampliamente compensado por el aporte energético de las presas capturadas. Esto es tanto más cierto cuanto que las aves reproductoras, además de su propia supervivencia, deben velar por la de varias polladas sucesivas. Las golondrinas orientan naturalmente su modo de captura hacia insectos grandes y más "rentables" que son capaces de reconocer en vuelo. Sin embargo, el análisis de todos los excrementos o de las bolitas que aportan a los jóvenes muestra que junto con las presas grandes se encuentran a menudo otras más pequeñas. La razón de esta mezcla de tamaños es estratégica; en efecto, una golondrina

El peso medio de las bolitas aportadas a los jóvenes y el número medio de insectos por bolita son sensiblemente distintos según la especie de hirundínido (Cramp, 1988).

Peso y número de los insectos que componen las bolitas aportadas a los polluelos

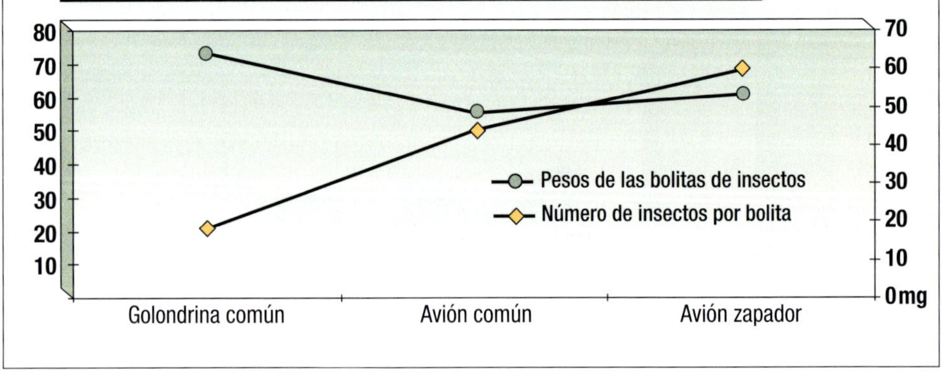

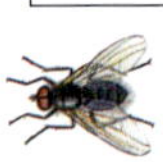

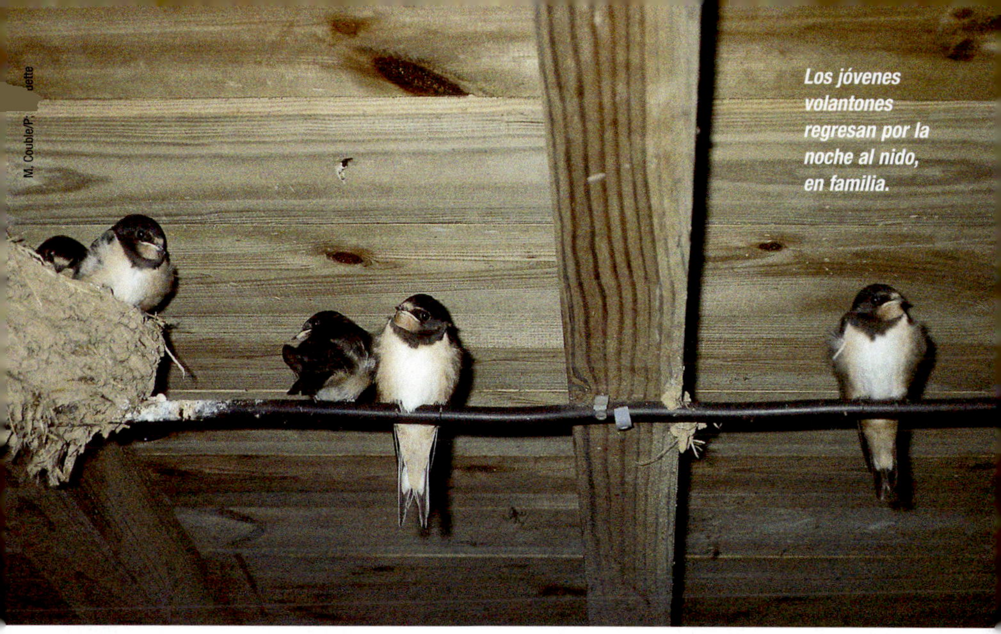

Los jóvenes volantones regresan por la noche al nido, en familia.

necesita 6 segundos para capturar un gran insecto, pero le basta con tres para uno pequeño. La mezcla de los dos permite reducir a tres segundos y medio el tiempo de persecución y de minimizar las pérdidas energéticas debidas al esfuerzo invertido. Por lo demás, aun cuando las golondrinas guardan en su memoria los lugares de captura más favorables y pueden arriesgarse a realizar un vuelo más largo para capturar grandes insectos, no orientan necesariamente sus esfuerzos hacia una concentración concreta de insectos, sino que, por seguridad, visitan varias concentraciones, donde capturan insectos más pequeños, los cuales, como ya se ha dicho, no les obligan a realizar grandes esfuerzos. A menudo muy concentrados y muy abundantes, éstos alientan tanto más a la depredación cuanto que su tiempo de persecución es menor, con lo que se incrementa la eficacia alimentaria y por consiguiente las ganancias energéticas. En los casos en que se den condiciones meteorológicas muy adversas, la escasa intensidad de vuelo de los grandes insectos, a menudo poco numerosos y relativamente discretos, obliga a los hirundínidos a ahorrar energía. En este caso, cazan las más de las veces en vuelo planeado, cerca de los edificios situados no lejos del nido y evitando en la medida de lo posible los agotadores aleteos. Así pues, las aves miden cada uno de sus esfuerzos, ya que de lo contrario se arriesgarían a sufrir graves consecuencias fisiológicas. Y cuando los recursos están alejados, la golondrina trae bolitas de insectos más pesadas para rentabilizar el esfuerzo.

Senda de la muerte

Como en todas las especies de animales, la producción de jóvenes, así como su supervivencia, son vitales para compensar la mortalidad de los adultos y asegurar la viabilidad de las poblaciones de hirundínidos.

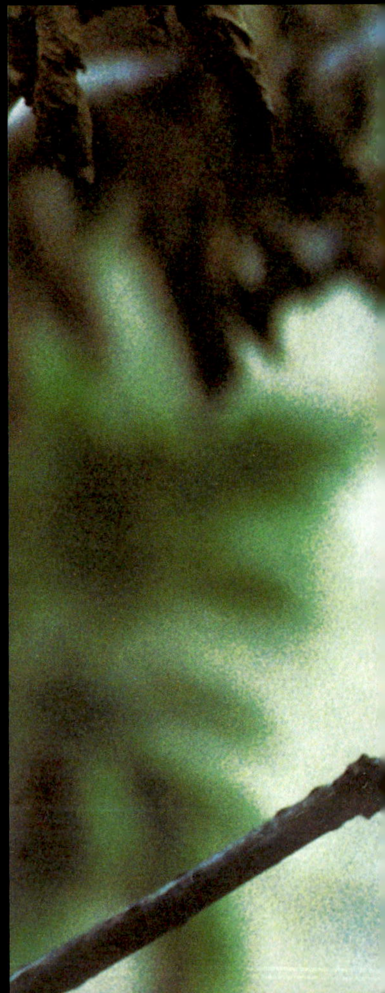

Una necesidad para el futuro: **criar numerosos**

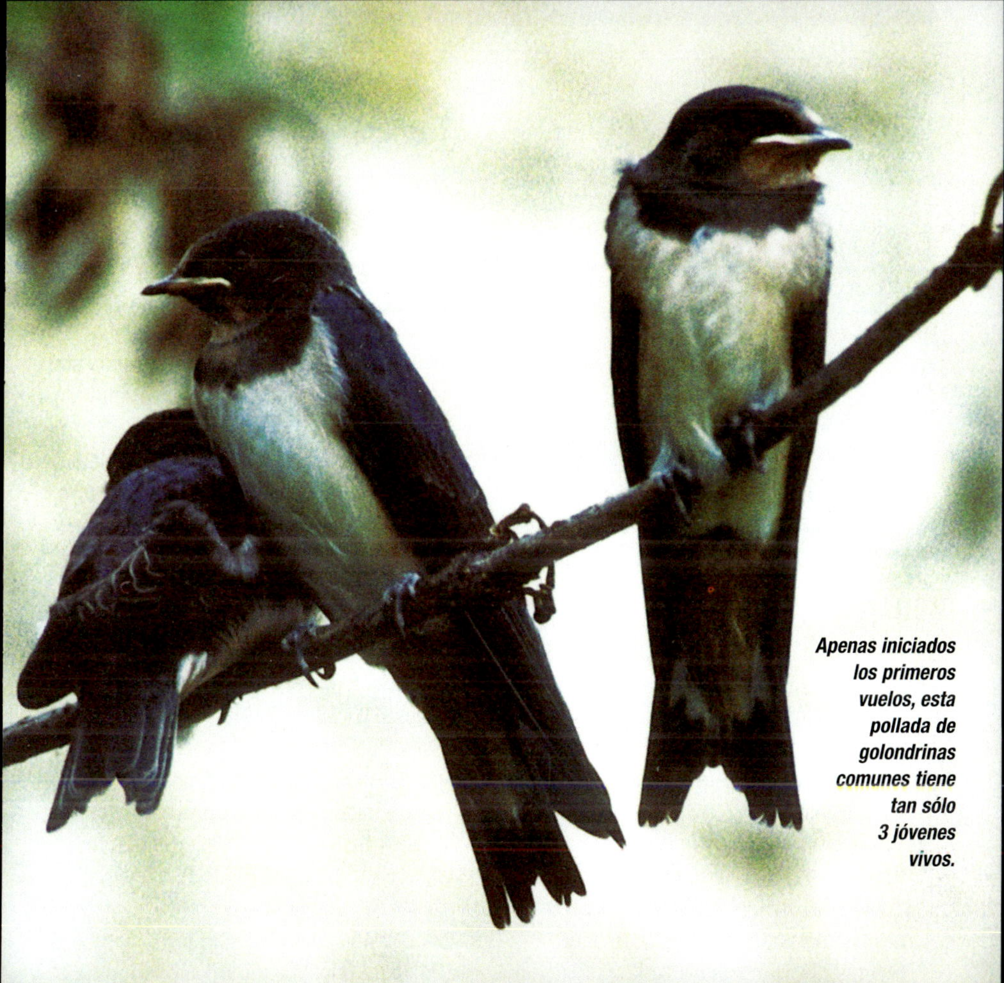

Apenas iniciados los primeros vuelos, esta pollada de golondrinas comunes tiene tan sólo 3 jóvenes vivos.

jóvenes

Pirámide de edades en la golondrina común

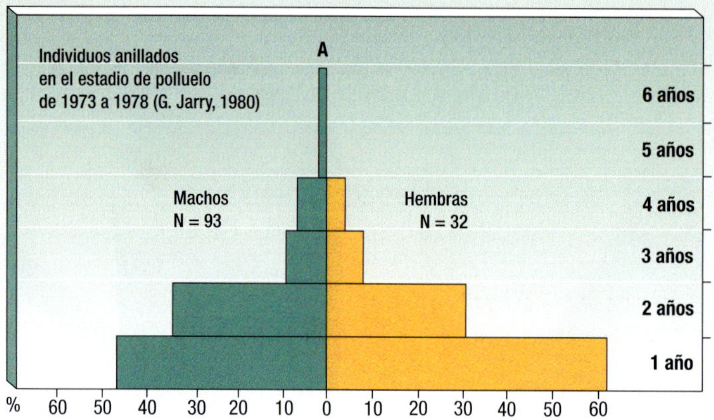

La esperanza de vida

Una población animal está sujeta a fluctuaciones en sus efectivos cuya amplitud determinará su evolución. Algunas poblaciones son estables y otras aumentan o disminuyen. El juego sutil de la producción de jóvenes y de la mortalidad adulta condiciona su futuro. Entre los parámetros demográficos determinantes para el desarrollo de una población, suelen destacar la edad de la primera reproducción, la tasa de fecundidad y la esperanza de vida de las aves. Las que se reproducen pronto y tienen una elevada fecundidad y una escasa esperanza de vida adulta se oponen a las que se reproducen tarde y tienen una fecundidad baja y una elevada esperanza de vida. Los hirundínidos pertenecen al primer tipo y las rapaces o las cigüeñas al segundo. Los estudios sobre la dinámica de las poblaciones de golondrinas son poco numerosos. Hémery *et al.* (1979) calcularon que cada pareja de golondrina común tenía que producir 4,42 jóvenes al año para estabilizar la población, basándose en la hipótesis de una supervivencia del 26,4% de los jóvenes durante su primer año de vida, del 30,7% el segundo año y del 57% los siguientes. Jarry (1980) estimó que la estabilidad puede alcanzarse con una productividad anual de 6 polluelos por pareja nidificante a condición de que el 17,7% de los jóvenes llegue a la edad de un año para reproducirse y que un segundo contingente de reproductores de dos años de edad esté formado por el 3,3% de la población inicial de jóvenes. Según Henny (1972), la estabilidad de la población se alcanzaba con 5,97 jóvenes por pareja y año sobre la base de una mortalidad del 85,7% en el primer año y luego del 42,7%.

Es evidente que esta información esencial para la vigilancia de los niveles de las poblaciones de hirundínidos muestra cuál es el papel determinante de una producción masiva de jóvenes nacidos en distintas polladas, un buen número de los cuales perecerá antes de cumplir un año, y una parte de cuyos supervivientes será capaz de reproducirse a partir del primer año. Y, al contrario de lo que sucede con las aves de gran tamaño, en las que la desaparición de los jóvenes es menos importante que la supervivencia de los adultos nidificantes, en el caso de los hirundínidos la supervivencia de los jóvenes condiciona la de sus poblaciones.

Los récords de longevidad

El anillamiento permite obtener informaciones precisas sobre la duración de vida de los hirundínidos. Meguin (1992) registró varios casos de individuos relativamente longevos. Así, por ejemplo, capturó una **golondrina común** de 14 años y 5 días, otra de 7 años, 11 meses y 7 días, otra de 6 años, 11 meses y 27 días, y tres más de 6 años. Dejonghe y Czajkowski citaron una golondrina común en su 9.º año y otra en su 13.er año. Gys (1981) controló un individuo de más de 5 años y Dulphy, en Auvernia, 2 aves de al menos 5 años y 2 de al menos 6 años. El récord conocido para esta especie es un ave británica (LK620) de 15 años, 11 meses y 18 días de edad. Para Jarry (1980) y Dulphy (1985), las aves más viejas, por lo general capturadas en los lugares de reproducción, tienen 6 años como media. Cramp (1988) citó un **avión común** de 14 años y 6 meses, y Peterson y Muller (1979) un **avión zapador** de 9 años de edad. En España y entre los años 1969-2002 (Pinilla *et al.*, 2003), un avión común y otro avión zapador fueron recuperados casi 8 años después de ser anillados; el récord para un avión roquero es de casi 6 años.

Las causas de mortalidad

Aunque se conocen algunas aves de más de 10 años entre los hirundínidos, sabemos que la inmensa mayoría vive 5 o 6 años como máximo y a menudo mucho menos. Según Hémery *et al.* (1979), la estructura de edad de la población francesa de golondrinas comunes sería de un 58% de aves subadultas, es decir, de un año de edad, de un 18% de aves de 2 años, y de 24% de adultos de 3 años y más. Así pues, aunque es cierto que los aviones y golondrinas pueden ser relativamente longevos, se trata de casos raros. En efecto, en la naturaleza tienen que hacer frente a numerosos peligros y la mayoría de ellos son mortales.

Senda de la muerte

Los accidentes naturales

Al igual que muchas paseriformes pequeñas, los hirundínidos pagan un elevado tributo a los depredadores ornitófagos. Éste es el precio de la selección natural. Pueden morir poco después de su nacimiento y cuando empiezan a volar. En Francia, su enemigo más temible es el alcotán, pequeño halcón con un perfil de vencejo y capaz de alcanzar velocidades excepcionales cuando se abate sobre su presa. Más insidiosa es la depredación por el gavilán común, que sorprende a las golondrinas cuando éstas vuelan a lo largo de los setos vivos. Son igualmente temibles las lechuzas comunes, las cuales depredan los nidos de golondrina común que no quedan a resguardo dentro de los edificios rurales pero también actúan en los dormideros, donde asimismo hacen presa de aviones zapadores. Cuando los hirundínidos migran, estas rapaces les acompañan. En las Baleares y en otras islas o costas mediterráneas, su peor enemigo es otra rapaz, el halcón de Eleonora. Esta especie ha adaptado su estrategia de reproducción a los fenómenos migratorios. Anida en julio, de tal manera que la cría de sus polluelos coincide con el periodo de migración de un buen número de paseriformes que constituyen su principal fuente de alimentación.

Las inclemencias climáticas tienen también un impacto considerable en estos pequeños cazadores de insectos. Son determinantes en el momento de la reproducción y pueden llegar a comprometerla por completo. Por lo demás, pueden ser dramáticas para las aves que acaban de salir del nido. En 1974, el frío otoño se saldó con la muerte de centenares de miles de golondrinas y aviones comunes, sorprendidos por unas condiciones meteorológicas execrables. Cuando migran por encima del Mediterráneo o del Sahel, la más mínima tempestad puede ocasionar importantes pérdidas, como sucedió con los aviones zapadores durante las décadas de 1970 y 1980.

Las golondrinas dan de comer a los hombres en Nigeria

"Más de un millón de hirundínidos invernan en la zona de Ebok-Boje. Los aldeanos capturaban con trampas 200 000 cada año para alimentarse. Un programa dirigido por Pro Natura y NCF (BirdLife en Nigeria) aportó fuentes alimentarias alternativas y las adecuaciones necesarias para mejorar las condiciones de vida de la población local. En 1998, el pueblo de Ebok-Boje decidió acabar con la captura de golondrinas y su proyecto actual consiste en sensibilizar a los pueblos vecinos de esta zona de invernada." (BirdLife International, 2000).

Las actividades humanas

Disparar a las golondrinas y aviones es práctica común en Malta, durante la migración, y en nuestro país los niños siguen dirigiendo sus escopetas de balines contra las golondrinas posadas en los cables. Los accidentes por colisiones con vehículos son muy frecuentes (Estrada y Riera, 1995) y es probable que su impacto sobre la población sea muy importante. Pero, de entre todas las dificultades relacionadas con las actividades humanas, es indudable que el empleo de insecticidas por los agricultores es un auténtico drama para estos cazadores de insectos. Los insecticidas provocan una disminución de los recursos tróficos, disminución cuya respuesta inmediata es una reducción de las densidades de aves. Por lo demás, el uso de estos productos es responsable de la muerte de los adultos y de las nidadas en curso (Cabello de Alba, 2002). Si los agricultores están a menudo en el punto de mira por su responsabilidad en este asunto, ¿qué podemos pensar de esos industriales que dispersan alegremente partículas contaminantes cuyo impacto es directo sobre nuestros amigos ciudadanos, ya sean alados como el pequeño avión común, o no? Si comparamos los resultados de los estudios realizados sobre el avión común por Whiterby *et al.* (1948), Lind (1960) y Bryant (1975), observamos que durante dos intervalos de 25 años el periodo de cría se alargó en 8-11 días y en 5-6 días, respectivamente, y que los tamaños de puesta sufrieron una evidente disminución, ya que las puestas de 6 huevos son hoy excepcionales.

Las enfermedades

Las enfermedades están muy a menudo relacionadas con la presencia de parásitos, tanto internos como externos. En los hirundínidos, los parásitos externos son a menudo dípteros hematófagos que viven en el plumaje (De Lope y Møller, 1993). Aunque se consideran como no patógenos, las aves con fiebre son invadidas con rapidez por estos parásitos, que pueden contribuir a su debilitamiento y su muerte. Aunque son raros entre los adultos, estos casos son más frecuentes entre los polluelos, en particular durante las primaveras lluviosas, cuando un periodo de hambruna debilita a las aves infestadas por parásitos que acaban matándolas. Los parásitos internos son muy numerosos, pero estas aves los toleran bastante bien. Tanto si son externos como internos, la probabilidad de que se transmitan y diezmen una población es muy escasa. En efecto, en la naturaleza los sujetos debilitados por la presencia de parásitos se separan de los grupos, y la mayoría de las veces son víctimas de los depredadores.

Senda de la protección

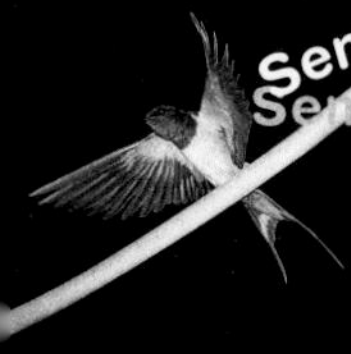

El anillamiento es una actividad científica reconocida. Cada año se anillan numerosas golondrinas. Zona de descanso y alimentación en el lago de Salagou, en 1986.

Contaminación del aire, contaminación de las capas freáticas, producción de alimentos peligrosos para los seres humanos…, problemas todos ellos cuya solución es absolutamente necesaria para la buena salud de la naturaleza, de las golondrinas y de los hombres.

Asegurar su futuro **es también asegurar el nuestro**

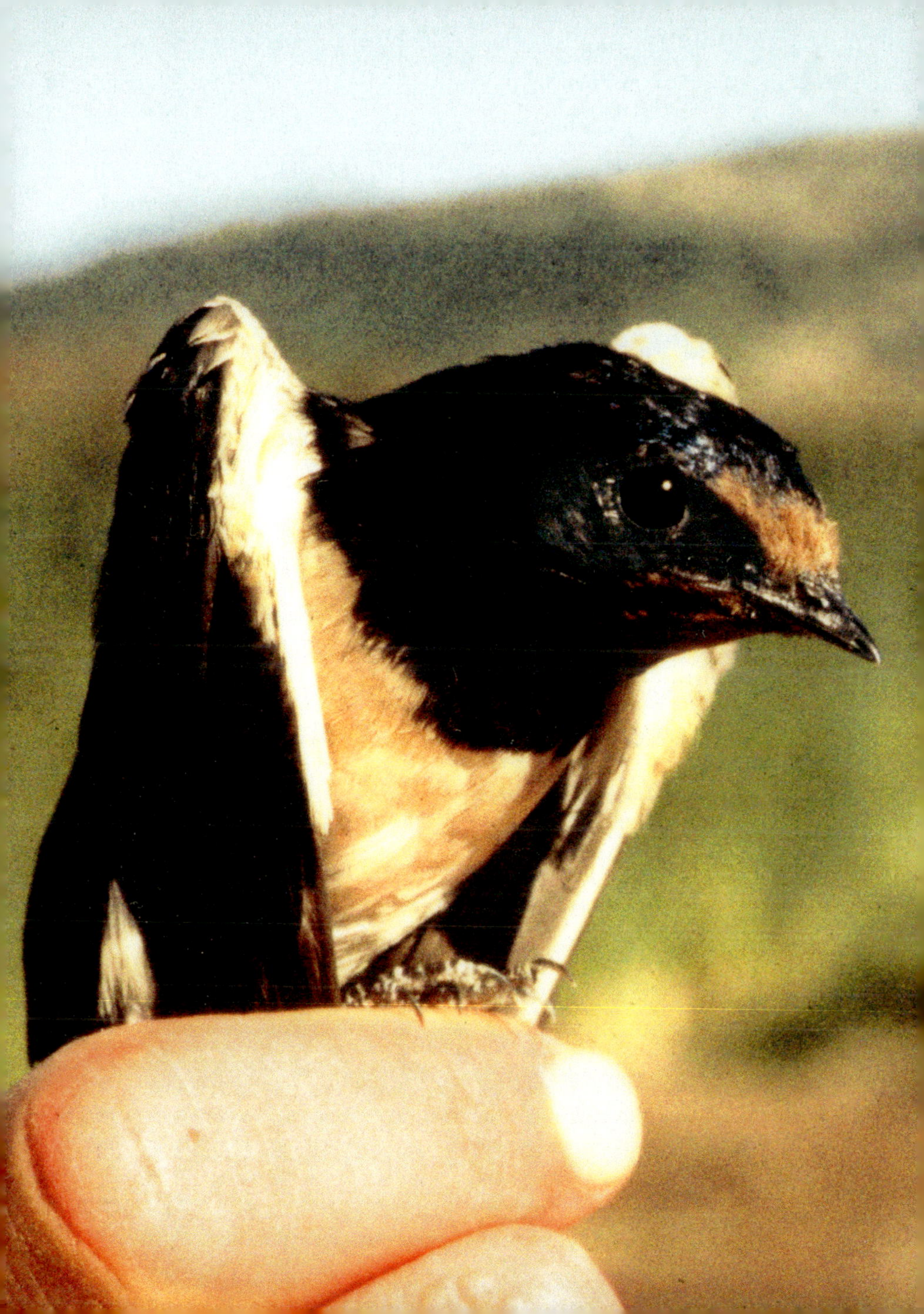

Golondrinas y hombres

Desde la Antigüedad, las aves han estado, por curiosidad o por necesidad, marcadas de distintos modos. Curry-Lindahl da sobre este tema algunos ejemplos notables, algunos de los cuales se remontan a la época romana. Una vez más, las golondrinas, fuentes manifiestas de inspiración y también de investigaciones inagotables, están en el corazón de la historia. Durante la segunda guerra púnica (218-201), un oficial romano cuyas tropas habían quedado sitiadas por los cartagineses utilizó una golondrina capturada cerca de su nido para informar a las tropas de refuerzo sobre el periodo más propicio para atacar al enemigo. Doscientos años más tarde, otro romano hizo servir una golondrina mensajera entre Roma y su casa, situada a más de 190 km, para transmitir los resultados de las carreras que se disputaban en la gran ciudad. La desafortunada ave había sido pintada con los colores del vencedor.

De La Blanchère, en 1870, relató también algunas historias protagonizadas por golondrinas. Durante la Revolución Francesa, en un castillo situado no lejos de Épinal, estaba encerrado un prisionero que tuvo la idea de colocar un anillo de latón en la pata de una golondrina. Durante tres años vio cómo volvía el ave, símbolo de libertad o acaso de evasión...

En 1838, en la región de Toulouse, otro prisionero, detenido en un castillo, adhirió un trozo de trapo rojo a la pata de los dos miembros de una pareja de golondrinas comunes. Esta pareja regresó para visitarlo con regularidad y anidó durante 7 años en el mismo nido. Si estas escenas "banales" dan fe de la importancia que tuvieron esos huéspedes para estos prisioneros, cabe añadir que, más allá de una simple compañía, las golondrinas representaron para ellos un soplo de libertad en estos momentos difíciles, y más aún, una razón para seguir viviendo. Su regreso, cada primavera, jalonaba el tiempo y recordaba a estos hombres que estaban todavía vivos y que aún cabía la esperanza. ¿Qué pasó con estos prisioneros? Nadie lo sabe. Pero su memoria se prolonga a través de la de las golondrinas...

Del anillo de latón a la anilla grabada

Tanto si las pintaban con los colores de un vencedor como si las marcaban con un hilo rojo en la pata, las golondrinas, al igual que la mayoría de aves, han suscitado vivos interrogantes. ¿Hacia dónde se dirigen? ¿Acaso vuelven cada año a su nido?... Para responder a estas preguntas, se hizo necesario individualizar a las aves. Hasta finales del siglo XIX, se fijaba un anillo metálico o un hilo de oro o de plata a una de las patas. Rudimentario y útil para dar tan sólo unos resultados sucintos, el anillo fue sustituido por una anilla de aluminio grabada, mucho mejor adaptada para los imperativos de la investigación científica. Pero hubo que esperar a principios del siglo XX para que se adoptara realmente esta técnica, que, con gran rapidez, se hizo universal. Esta anilla, verdadero documento de identidad del ave sobre la que figura el remite gracias a una combinación numérica única, permite obtener informaciones fundamentales sobre la biología de las especies en las diferentes fases de su ciclo biológico.

De esta técnica, que continúa siendo muy empleada a lo ancho del mundo en este principio del siglo XXI, se emplea a veces la variante consistente en colocar una serie de anillas de colores, lo que permite identificar instantáneamente el ave sin tener que recurrir a la captura. Utilizado sobre todo para el seguimiento de grandes aves como flamencos comunes, cigüeñas blancas, espátulas comunes, cigüeñuelas comunes y rapaces, este método se emplea mucho menos en el caso de los aviones y golondrinas, que tienen unos tarsos muy pequeños y a menudo cubiertos de plumas. Aun así, y mediante algunas adaptaciones, fue gracias a ella como Guy Jarry, del Museo Nacional de Historia Natural de París, estudió en detalle la biología y la dinámica de la población de golondrina común del departamento de Seine-et-Marne. La paciencia, la perseverancia y la pasión fueron sin duda determinantes para llevar a cabo un proyecto de esta magnitud.

Una actividad científica indispensable

El anillamiento en España está coordinado a través de una compleja estructura formada por la Oficina de Especies Migratorias (OEM), cuatro entidades avaladoras y el conjunto de los anilladores. La OEM (dependiente de la Dirección General para la Biodiversidad, Ministerio de Medio Ambiente) suministra las anillas, tramita las recuperaciones y gestiona el banco de datos generado; las Entidades Avaladoras (Estación Biológica de Doñana, Grup Balear d'Ornitologia, Institut Català d'Ornitologia y Sociedad Española de Ornitología) están encargadas de la formación, evaluación y control de los anilladores, así como de la coordinación de los proyectos y de las campañas de anillamiento; y los anilladores (bien sea en grupos, bien de forma individual) son los encargados de llevar a cabo los anillamientos. Entre los años 1973-2002 se han anillado en España 275 897 golondrinas comunes, 64 513 aviones zapadores, 31 045 aviones comunes, 4679 aviones roqueros y 2028 golondrinas dáuricas. De este conjunto de datos se han obtenido informaciones valiosas para el conocimiento de la biología de estas especies: sus dinámicas poblacionales, movimientos migratorios, longevidad, etc.

Unos conocimientos suplementarios

Obviamente, anillar aves no es una finalidad en sí misma; luego hay que buscarlas y sobre todo volverlas a encontrar. Estadísticamente, se ha demostrado que de entre 1000 aves capturadas y anilladas, menos de 10 son controladas vivas o encontradas muertas. Además de la actividad de los anilladores, que constituye una fuente de información constante y eficaz, un gran número de datos proviene de personas ajenas a la investigación, quienes, cuando descubren por casualidad un ave anillada, herida o muerta, no dejan de comunicarlo. Las probabilidades de un descubrimiento de este tipo son, sin embargo, mínimas, dada la velocidad de desaparición de estos pájaros tan pequeños que la mayoría de las ocasiones son consumidos por otros animales... Son todavía más bajas en las regiones del Sahel, donde un gran número de aves perece durante su migración. Y es asimismo probable que, a falta de información, innumerables anillas queden olvidadas en el fondo de un cajón, perdidas para siempre para todo el mundo. De todos modos, cada año se obtienen centenares de datos, y los conocimientos avanzan sin cesar. El trayecto de un dato, que se basa en un funcionamiento en red, es bastante sencillo. Su descubridor lo transmite a la entidad que procesa la información. Ésta identifica al anillador

Cada año se anillan numerosas golondrinas. En la imagen, anillamiento de jóvenes de 11 días.

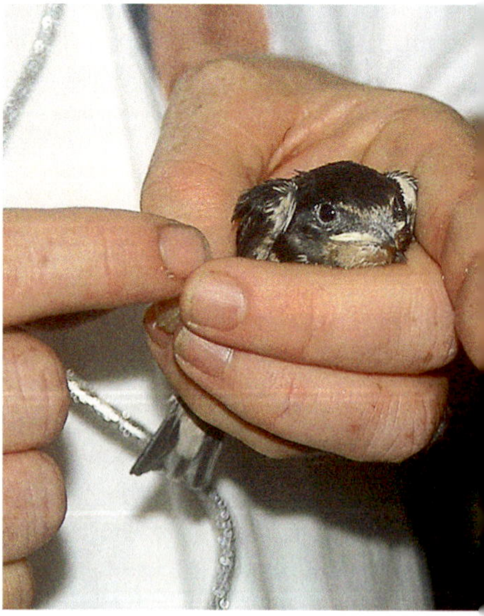

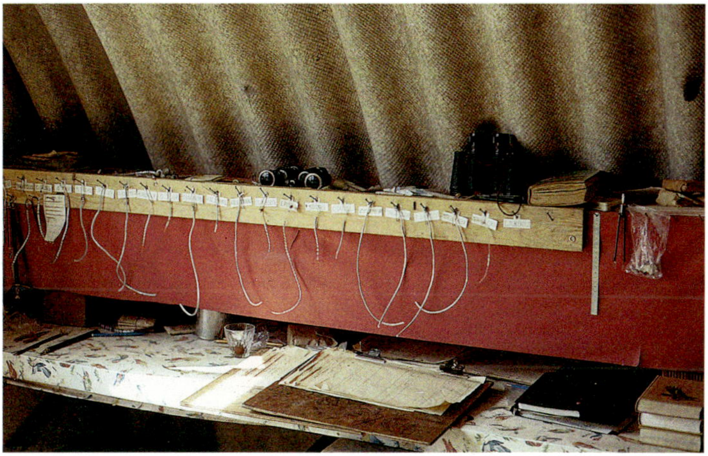

Lugar privilegiado para el anillamiento de hirundínidos en Francia: la estación ornitológica de Orleans.

y redacta una ficha en la que se mencionan distintos datos. Esta ficha se entrega entonces al anillador, y también al descubridor, quienes disponen entonces de toda la información al respecto. Cuando el descubrimiento tiene lugar en un país extranjero, el trayecto es idéntico a excepción de una etapa adicional, la entidad del país implicado.

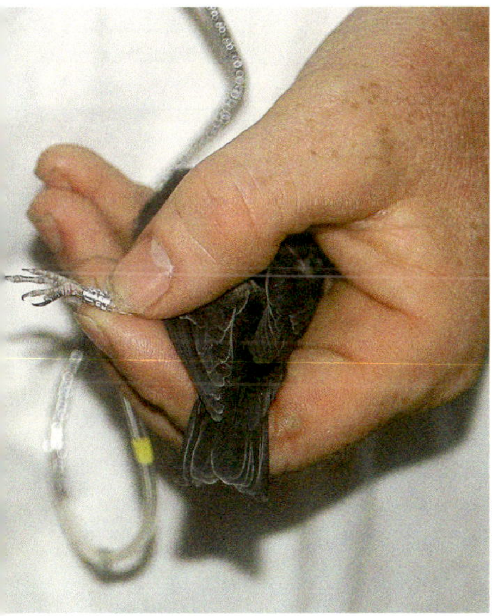

M. Couble/P. Carruette

El estatus de las diferentes especies

Las cinco especies de hirundínidos ibéricos están protegidas por la ley 4/1989, de 27 de marzo, de Conservación de los Espacios Naturales y de la Flora y Fauna Silvestre, y están sujetas a un plan de manejo de acuerdo con su clasificación de especies de interés especial dentro del *Catálogo Nacional de Especies Amenazadas* (Real Decreto 439/1990). El avión zapador, no obstante, posee un estatus indeterminado según el *Libro Rojo de los Vertebrados de España* (Blanco, 1992).

Todas ellas están inscritas en la *Directiva Aves* y en el anexo II del convenio de Berna, relativos a la protección de aves migratorias y a la conservación de la vida salvaje y del medio natural en Europa. En este anexo se prohíbe toda forma de destrucción, incluida la caza. La golondrina común y el avión zapador, se consideran especies cuya conservación es prioritaria en Europa. En Francia tan sólo se considera estrictamente amenazada, con categoría de vulnerable, a la golondrina dáurica (Yeatman-Berthelot y Rocamora, 1999), pero no en España. Sin embargo, ninguna de las cinco especies está inscrita en el Anexo I de la *Directiva Aves,* lo que excluye la posibilidad de tomar medidas de conservación especiales y, por tanto, de clasificar sus lugares de nidificación como Zonas de Especial Protección para las Aves (ZEPA).

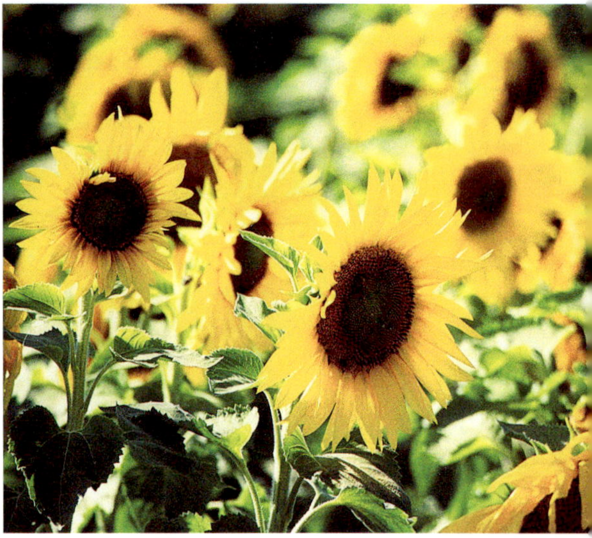

Las golondrinas sufren muchas de las modificaciones de las prácticas agrarias. En muchos lugares, el pastoreo extensivo desaparece en aras de los monocultivos más rentables pero menos propicios para su supervivencia.

Las especies amenazadas

De las cinco especies de hirundínidos, al menos dos tienen un estatus desfavorable en Europa: la golondrina común y el avión zapador. La población de la **golondrina común** se halla en declive debido a las modificaciones experimentadas por las prácticas agrícolas desde hace treinta años. En numerosas regiones de Europa, la agricultura intensiva, con su secuela de productos tóxicos, sustituye a la agricultura y la ganadería extensivas (Møller, 2001). La utilización masiva de herbicidas y de pesticidas, además de afectar directamente a las aves adultas, reduce de forma considerable las potencialidades alimentarias de los lugares de nidificación, siendo a la vez responsable de un descenso en la densidad de los nidificantes y en la productividad de jóvenes volantones. El abandono del pastoreo y de un buen número de explotaciones agrarias, transformadas las más de las veces

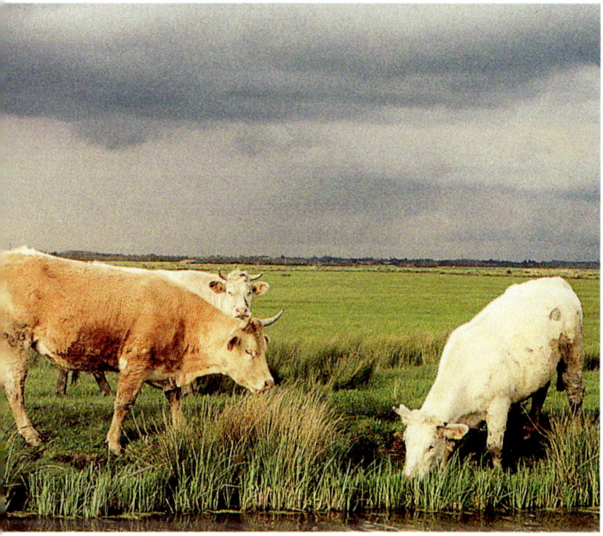

en residencias secundarias, esterilizan grandes zonas favorables para la especie. A estos problemas que afectan a los hábitats en la época de cría se suman fenómenos naturales tales como unas condiciones climáticas muy adversas en las épocas de cría y de invernada, las cuales, combinadas con los primeros, contribuyen en gran medida al declive de las poblaciones.

En el caso del pequeño avión zapador, que anida muy

a menudo en canteras de arena, la explotación de estas últimas, cuando no tiene en cuenta su breve presencia, genera numerosos problemas para sus poblaciones, que, sin embargo, están protegidas por la ley. La utilización de los pesticidas contribuye también en gran medida a su declive, el cual se ve acentuado, como sucede hoy con un gran número de aves migradoras, por unas condiciones de invernada cada vez más inciertas y difíciles.

Sobre el estatus del avión común no

existe unanimidad ya que, aunque en la mayoría de países europeos las poblaciones permanecen estables, ha sufrido un declive importante en los países del norte del continente (Jonkers y Leys 1994). En Cataluña se ha encontrado un incremento en su área de distribución del 76% en los últimos 20 años (Estrada *et al.*, 2004). En Bélgica, por el contrario, el declive de la especie es particularmente manifiesto desde hace más de 15 años (Couvreur y Jacob, 1996). Estos autores observaron una disminución de los efectivos nidificantes anuales de cerca del 7% en Bruselas y señalaban además que, si bien este declive no se había registrado en Francia y en Gran Bretaña, era en cambio especialmente marcado en Finlandia, en Suecia, en Alemania (de -20 a -50% entre 1970 y 1990), así como en Dinamarca y en los Países Bajos (> 50%; Tucker y Heath, 1994). Aunque, al igual que para las dos

Senda de la protección

especies anteriores, la sequía en el Sahel es una causa de declive, los autores constataron que los principales problemas para este tipo de poblaciones eran la inhospitalidad de las fachadas de las casas modernas y la contaminación atmosférica de las grandes ciudades. Walravens y Langhendries (1985) constataron que la regresión de esta especie urbana iba estrechamente unida a la desaparición de los paisajes de los barrios antiguos, salpicados de lugares húmedos o de pequeños baldíos. Al igual que para la golondrina común, la desaparición de los abrevaderos de ganado vacuno, de los senderos embarrados y de las charcas significa la desaparición de un elemento indispensable para la construcción del nido: el barro.

El avión roquero no se ve muy afectado por estos problemas. Caza a lo largo de los acantilados, hábitats que están exentos de tratamientos químicos, y pasa el invierno no lejos de estas zonas de reproducción. Por esta razón tampoco le afectan los problemas de sequía y las condiciones de invernada adversas a las que se enfrentan las otras especies en África. Aunque no se haya detectado ninguna tendencia negativa en esta especie, la vigilancia de sus poblaciones se convierte en una necesidad, tanto más cuanto que algunas medidas futuras de ordenación del territorio podrían llegar a afectarla.

Al contrario que las demás especies, la golondrina dáurica sigue en expansión no sólo en la Península, sino también en Francia, país que empezó a colonizar en 1965 tras haber extendido su área de distribución hacia el Levante, la Costa Brava catalana y también los Pirineos orientales. Aunque no parecen afectarle los problemas antes citados, en Francia se considera vulnerable y es objeto de una vigilancia anual.

Las medidas de conservación

Los problemas más o menos recientes con los que se enfrentan nuestras ciudades y campiñas obligan inevitablemente a tomar ciertas medidas. La contaminación del aire por los gases de los escapes, la contaminación de las capas freáticas por herbicidas e insecticidas, la producción de alimentos peligrosos para el hombre, son algunos de los problemas a los que ya se está intentando buscar soluciones eficaces, y es de esperar que estas soluciones serán beneficiosas para la naturaleza y, en particular, para los hirundínidos. Estas aves necesitan hábitats suficientemente ricos en insectos para vivir y poder sacar adelante sus polladas. Los edificios rurales, si ya no albergan animales domésticos, deben quedar abiertos en primavera para acogerlas. El mantenimiento o la creación de la diversidad paisajística mediante setos vivos y puntos de agua puede favorecer en gran medida a estas especies. La creación o conservación de zonas de refugio para los insectos en los jardines y parques urbanos y, sobre todo, la reducción del uso de pesticidas son asimismo medidas saludables. En el caso del avión zapador, una acción ante todo informativa, más que coercitiva, frente a los canteros puede resultar muy beneficiosa para las pequeñas poblaciones que anidan en las canteras de arena. El acondicionamiento de taludes y su gestión en lugares de nidificación adquiridos (antiguas graveras) pueden ser buenas soluciones locales. Si todas las actuaciones individuales pueden ser determinantes para la protección de los hirundínidos (gestión de jardines y setos vivos, conservar las aberturas en las viviendas, reducción de los pesticidas de uso particular), más importante es aún potenciar las acciones de todas las organizaciones no gubernamentales en los países que acogen a estas aves en invierno.

Una acción ecociudadana

Hasta fechas recientes, la conservación de la naturaleza era tarea casi exclusiva de los especialistas. La definición de prioridades en la conservación y la gestión de espacios protegidos para acoger a las especies amenazadas en uno u otro grado son verdaderas necesidades. Pero ambas tareas son poco accesibles para todos aquellos que, sin estar implicados profesionalmente en los organismos de protección de la naturaleza, desearían colaborar con ellos simplemente con sus medios y con su energía. Por lo demás, y debido a los esfuerzos que se han invertido en su dirección, algunas especies están particularmente bien protegidas mientras que otras, denominadas comunes o consideradas abundantes, como los aviones y golondrinas, suelen ser las grandes olvidadas de los programas de conservación. En una época en la que el concepto de biodiversidad rima con el de sociedad, nuestras gestiones y actuaciones deben integrar el conjunto de los elementos que componen dicha biodiversidad, incluso si a primera vista algunos de ellos pueden parecer secundarios. Y si hoy ya nadie discute las acciones destinadas a proteger la cigüeña negra, la avutarda europea o la focha cornuda, se debería poder decir lo mismo de aquellas cuya finalidad es la de conservar las golondrinas y los aviones, tanto más cuanto que hoy no es posible predecir su futuro.

De un tiempo a esta parte, la conservación ya no es, pues, tarea exclusiva de los especialistas sino también y sobre todo del ciudadano sensible a su medio ambiente. Un parque

Senda de la protección

urbano o un jardín de campo son refugios para nuestros amigos alados. Unos jardines unidos entre sí por una red de usuarios y gracias a su gestión constituyen un conjunto notable, no sólo para la conservación de las especies de aves que animan nuestra vida cotidiana, sino también, en términos más generales, para la conservación de la vida en su globalidad. Este conjunto es, además, el complemento indispensable de todas las medidas adoptadas para favorecer su protección. Se trata no ya de la conservación del individuo o de la pareja aislada en el jardín, sino de una población entera distribuida por este conjunto de jardines. Cada jardín se convierte en un lugar de producción biológica indispensable para la supervivencia de unos hirundínidos que, fuera de ellos, tienen verdaderas dificultades para sobrevivir debido a la ausencia de presas, destruidas por unos pesticidas que siguen siendo aún demasiado nocivos. Velar por la supervivencia de las aves en el propio jardín no es una actuación inútil ni irrisoria, sino todo lo contrario.

Para quienes dispongan de un terreno suficiente, el cordero de Ouessant, o cualquier otra raza de pequeño tamaño, permitirá que se diversifique la entomofauna gracias a su apacentamiento.

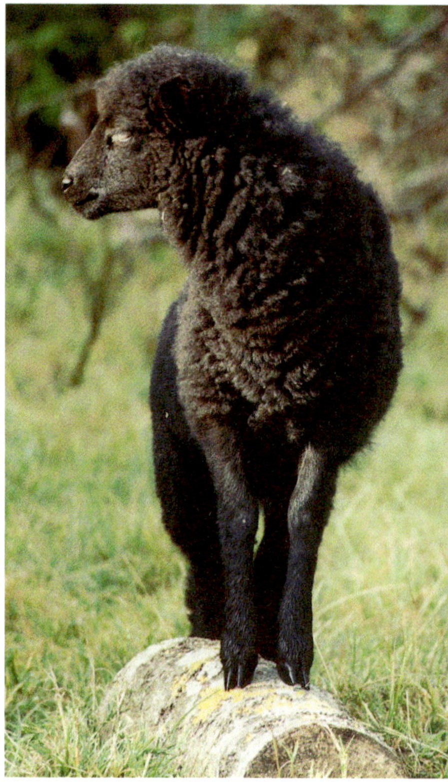

Proteger a las golondrinas

Acondicionar y gestionar el propio jardín en consecuencia. Desde esta óptica de protección, un cierto número de prácticas relacionadas con la jardinería deberán reconsiderarse por completo. Así, por ejemplo, los tratamientos masivos con productos químicos peligrosos para eliminar los pulgones indeseables son contradictorios con este tipo de actuaciones, entre otras razones porque el avión común se alimenta de estos insectos. La utilización de motocultores y rotovatores, que tan práctica resulta para labrar el huerto y el jardín, condena a los

Para quienes dispongan de un terreno todavía mayor, los caballos, las vacas y otros animales que pacen cumplirán asimismo esta función.

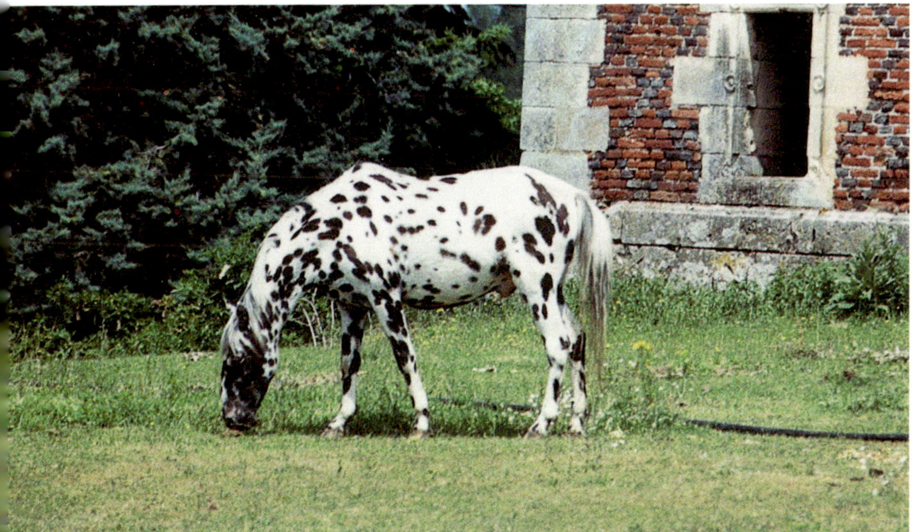

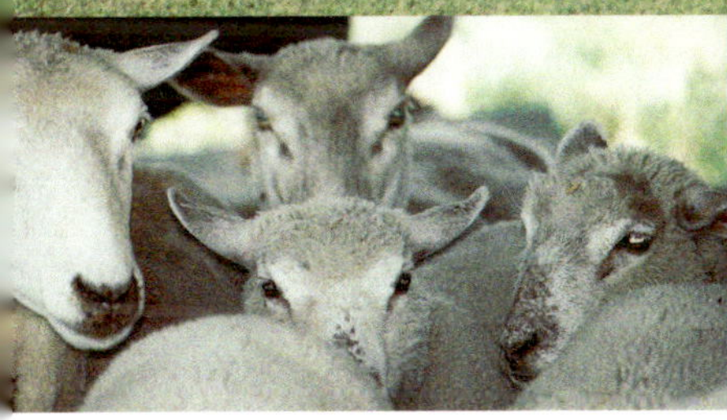

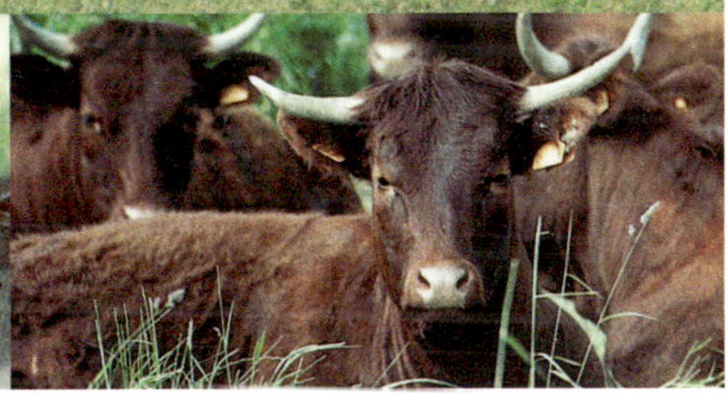

insectos excavadores y a las larvas de muchos otros. Por el contrario, la plantación de árboles y de setos vivos mantenidos de un modo razonable puede ser favorable para los insectos y, por consiguiente, para los aviones y golondrinas, que no dejarán de alimentarse allí. Siempre que ello sea posible, dejar que unos cuantos corderos pasten en las parcelas poco utilizadas contribuirá a diversificar la cntomofauna. Lo mismo puede decirse de algunos arreglos simples y de escaso impacto en el jardín, si es que no le aportan su pincelada estética, como por ejemplo un montón de arena, un montículo de piedras en un rincón del jardín o un muro de piedra seca bien conservado. También pueden ser favorables para la entomofauna un montón de leña o de

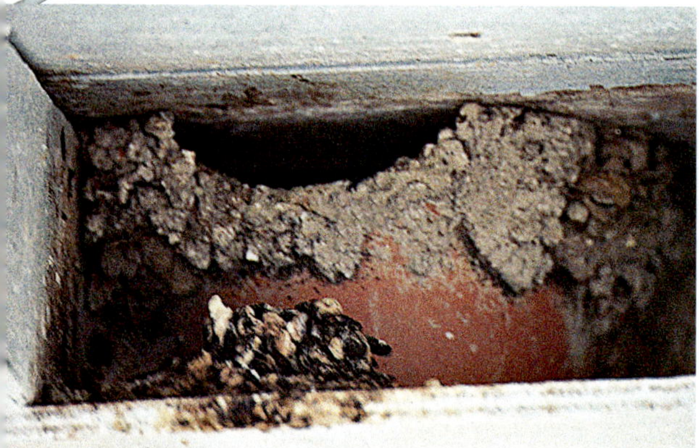

En la isla de Aix unos propietarios enamorados del avión común han instalado pequeñas tablas de madera bajo sus nidos para evitar las suciedades, y para poder favorecer su nidificación, unos cacharros de loza que sus huéspedes revisten con barro.

estiércol, o bien unas cuantas balas de paja dispuestas en el prado aquí y allá. Y en fin, como ya se ha dicho, la desaparición de las charcas, de los caminos huecos y de las zonas embarradas dificulta la construcción del nido.

Conservar un acceso abierto en el lugar de nidificación elegido. Uno de los dramas actuales de los hirundínidos, y en particular de las golondrinas comunes, es el de encontrarse con la puerta cerrada cuando regresan de África: la casa ha sido vendida o restaurada y sus dependencias han quedado completamente cerradas. Hay que reconocer que los excrementos de estas pequeñas aves pueden volverse muy pronto insoportables. En este caso, una pequeña tabla de madera clavada a la viga, justo debajo del nido, puede solucionar o paliar el problema. A veces, cuando se acaban las vacaciones, la casa de veraneo se cierra de un día para otro y, si las golondrinas adultas se encuentran fuera, se ven obligadas a abandonar el lugar y dejar que muera su pollada. A veces también ocurre que alguno de los adultos quede aprisionado en el interior de la casa. Con el fin de evitarlo, una abertura de unos cuantos centímetros cuadrados es suficiente para que puedan pasar estas pequeñas aves.

La instalación de nidales. Instalar "nidales" para acoger a los hirundínidos tiene la ventaja de poder escoger el lugar en el que se instalarán y donde será menos molesta su presencia. Existen en el comercio varios modelos imputrescibles, perfectamente adaptados para las golondrinas y los aviones comunes. A veces, una pequeña tabla recubierta de tela metálica facilitará la construcción del nido por las propias aves.

Sin embargo, es posible que prefiera encargarse usted mismo de su construcción. En este caso, le hará falta un "patrón". Con la ayuda de una vasija de plástico cortado en dos o de un viejo nido, realice un molde de yeso. Mezcle un 30% de cemento y un 70% de serrín y vierta la mezcla en el molde. Si lo que construye es un nido de golondrina común, sujete el nido sobre dos tablillas perpendiculares. Cuando lo fije sobre la viga, deje 3-4 cm entre el borde superior del nido y el techo. En el caso de la construcción de un nido de avión común, recorte un agujero de 2,5 cm en el borde superior del nido y enganche éste al techo.

El descubrimiento de un joven caído del nido. Cada año son numerosas las personas que recuperan jóvenes golondrinas o aviones caídos del nido. Por lo general, cuando el polluelo ya tiene plumas, los adultos continúan alimentándolo. En este caso basta con colocarlo en un lugar alto, inaccesible a los depredadores, donde podrá ser alimentado antes de que sea capaz de volver al nido. A veces, los polluelos son demasiado pequeños o uno de los progenitores ha desaparecido. En este caso, puede que un adulto solo no consiga suplir las necesidades de una pollada condenada a morir. Experimentos realizados en Francia han mostrado la posibilidad de instalar estos jóvenes en un nido ocupado por otros del mismo tamaño, ya que sus padres no diferencian unos de otros y se ocupan de ellos del mismo modo. Por lo demás, se ha dado más de una vez el caso de colocar jóvenes golondrinas comunes en nidos de aviones comunes e inversamente. Cada vez, los polluelos fueron adoptados y emprendieron sus primeros vuelos. En el caso extremo en que ninguna de estas soluciones se le presente a usted, todavía le queda el recurso de la cría. Tenga sin embargo en cuenta que los éxitos son raros y que las más de las veces la experiencia termina del modo más triste. Recuerde que todos

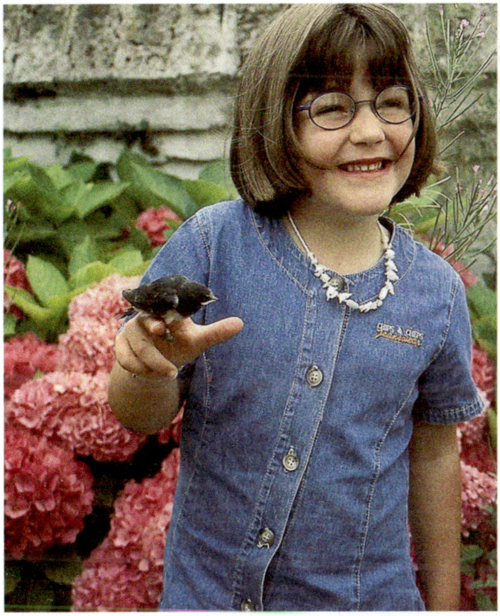

M. Couble /P. Carruette

El anillamiento de los jóvenes hirundínidos en las casas particulares es un modo excelente para inculcar a los niños el respeto por las aves y la naturaleza.

los hirundínidos están protegidos por la ley y que, a pesar de su benevolencia, su abnegación y su buena voluntad, es en la naturaleza donde estas aves se sienten mejor. Y tenga también presente que, una vez salvada, su protegida no dejará de señalarle su presencia la primavera siguiente.

Senda de lo imaginario

En todo tiempo y en todo lugar, las golondrinas, tan próximas al hombre, han suscitado los mitos y las leyendas más sorprendentes. Han inspirado asimismo a más de un escritor y es posible que les debamos el primer alegato en favor de la conservación de la naturaleza…

Unos textos muy hermosos:

Leyendas y misterios

Procné, una mujer asesina metamorfoseada en golondrina. Filomela y Procné, *fábula de Jean de La Fontaine, ilustrada por Gustave Doré.*

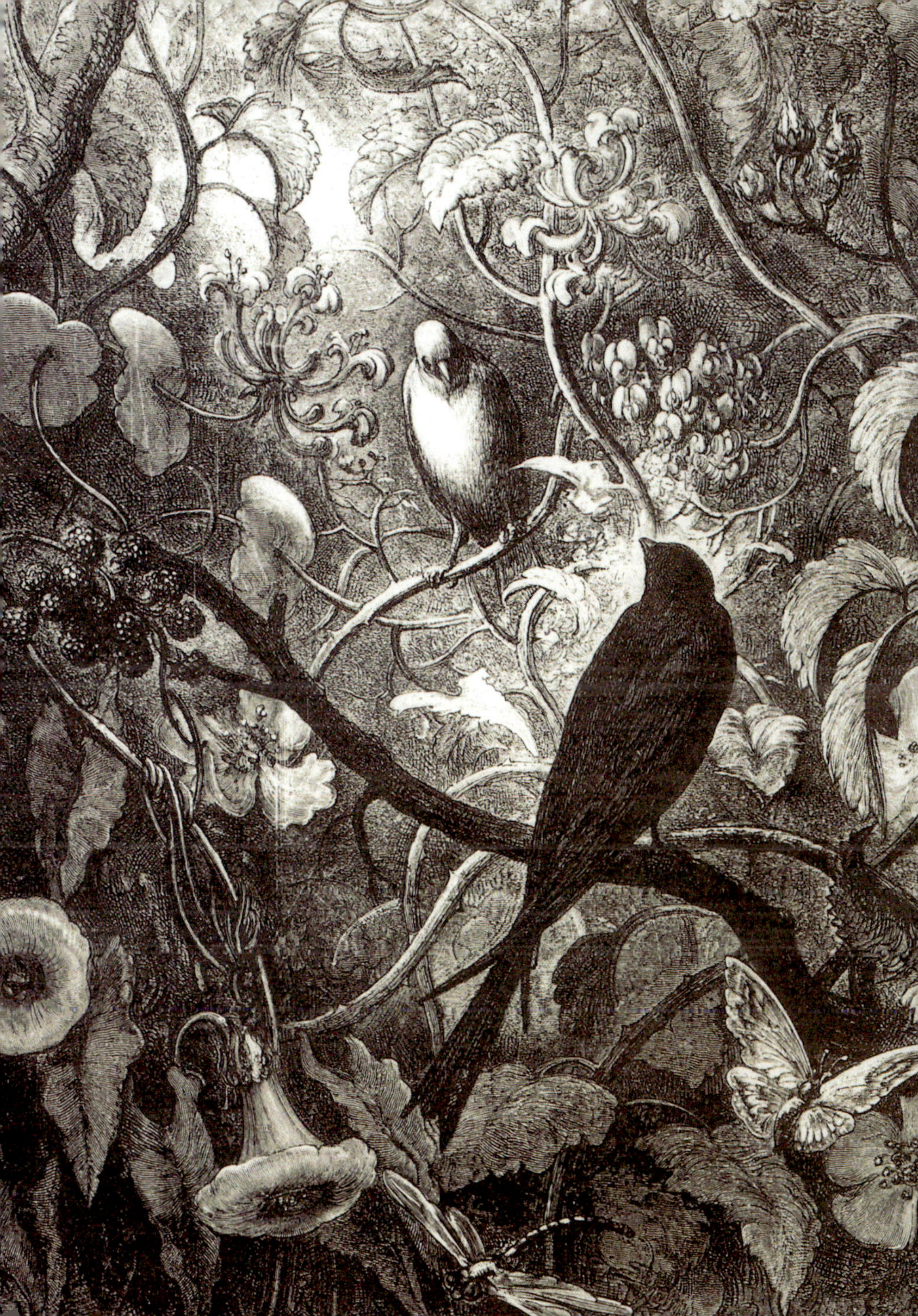

Golondrinas en el fondo de los lagos

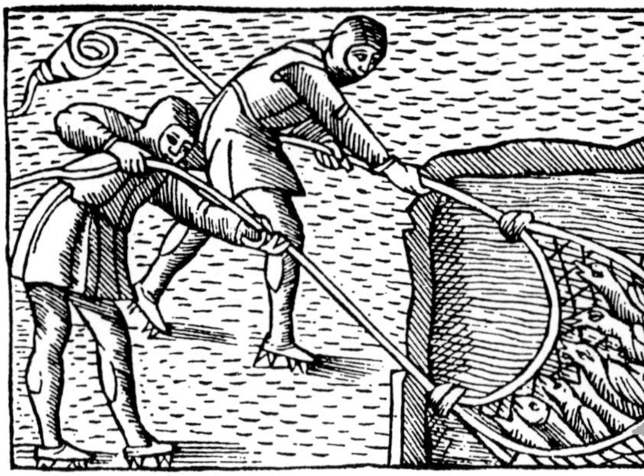

Pescadores de golondrinas,* Historia de los pueblos nórdicos, *Olaus Magnus, 1555.

Aunque, en nuestro agitado mundo, las golondrinas puedan pasar hoy inadvertidas, no siempre ha sido así. La vida del hombre y la de la golondrina común han estado desde siempre íntimamente unidas. El ave compartió primero con el hombre las cavernas, luego le siguió dentro de sus aldeas de cabañas, de sus granjas, y luego de sus ciudades, que sin embargo abandonó cuando éstas se tornaron desmesuradas. Muy presente en una época en la que los viajeros eran raros y la imaginación no iba más allá del horizonte, suscitaba no pocas cuestiones con su súbita ausencia invernal, lo que dio lugar a múltiples suposiciones, a veces muy fantasiosas. En 1555, por ejemplo, el obispo Olaüs Magnus, en su *Historia de los pueblos del norte,* escribió lo siguiente:

"Las golondrinas son a veces sacadas del agua por los pescadores, como una gran bola, y se mantienen unidas pico con pico, ala con ala y pie con pie, tras haberse reunido unas con otras hacia el principio del otoño para esconderse dentro de las cañas y los carrizos."

Incluso en el siglo XVIII, bajo la influencia de Linneo (1741-1783), una gran parte de la comunidad científica todavía creía que las golondrinas se reunían en otoño en la periferia de los estanques y de los lagos, y que quedaban entumecidas con las primeras escarchas, se quedaban dormidas allí y pasaban el invierno en el fondo del agua. Esta tesis, negada por Buffon (1707-1788), quien sostenía por el contrario que las golondrinas migraban, ya se había extendido ampliamente por los países nórdicos, donde en los grabados de la época se representaban pescadores que en primavera tiraban de redes llenas de golondrinas dormidas. Esta persistente leyenda no desapareció hasta principios del siglo XIX –es decir, casi ayer...– cuando, en 1849, para acabar con estas supersticiones, el Instituto Real de Suecia ofreció una prima a quienquiera que capturase golondrinas dentro del agua o debajo del agua. Nunca nadie trajo alguna, ¡lo que marcó el final de la leyenda!

Curiosamente, existen misterios próximos a las leyendas antiguas, algunos de los cuales nacen por la mayor de las casualidades. Éste es el

En Mongolia, la golondrina salvó a la especie humana

"Cuando el mundo no era aún del todo el mundo, y el soberano de las criaturas voladoras tenía el aspecto de una gran rapaz, éste dio la orden a una avispa y a una golondrina de que probara la carne de todos los seres vivos para poder determinar cuál era la más sabrosa, la que merecía figurar en su augusta comida. Como hacía un tiempo magnífico, la golondrina, de un modo similar a la cigarra de cierta fábula, se perdió en travesuras y briboneríás y se olvidó de cumplir su misión. La avispa, más disciplinada, obedeció escrupulosamente las órdenes del soberano y estuvo todo el día probando todos y todas las que encontraba para poder probar su sabor. Cuando ambas se volvieron a encontrar con la intención de entregar un informe a su soberano, la golondrina interrogó a la avispa, la cual, sin dudarlo ni un instante, respondió que la carne más deliciosa era la del hombre. Al imaginar la catástrofe en la que la avispa podía sumir al mundo, la golondrina le arrancó la lengua de un picotazo. Ante la imposibilidad de responder a su soberano, la avispa no pudo hacer otra cosa que zumbar su desconcierto. La golondrina tomó entonces la palabra para declarar que la mejor de todas las carnes era... la de las serpientes. Así fue como el hombre pudo salvarse. ¡Ojalá no lo olvidemos nunca!"

caso de la extraña historia que me contaron en 1985, mientras observaba aves en la provincia de Nakhon Sawan, en Tailandia. La historia empieza en 1968, en el lago Bung Boraphet, donde, curioso destino, unos cuantos individuos de una especie de ave fueron capturados con red por unos pescadores. Estos últimos, sorprendidos y ante la imposibilidad de identificar las aves, las llevaron a un naturalista inglés, que describió la especie como... una golondrina, que bautizó con el nombre de una princesa de Tailandia. Muy enigmática, esta especie, la golondrina de anteojos, sólo se volvió a ver otras tres veces en el mismo lago, siempre en pequeños grupos, y luego desapareció para siempre. ¿De dónde venía? ¡Nadie lo sabe todavía! ¿Desapareció acaso por completo después de habernos manifestado su existencia? Es muy posible, aunque a día de hoy estas preguntas continúan sin respuesta y sólo subsisten vagas suposiciones sobre su origen, que podría ser chino, pero...

Una presencia tranquilizadora y fértil

Las golondrinas, tan próximas a los hombres, son, claro está, portadoras de símbolos. ¿No se dice acaso de ellas que anuncian la primavera y con ello el final de una estación tan temida por nuestros ancestros? En la antigua China, las fechas de los equinoccios correspondían a las de la llegada y la partida de estas aves. Si el regreso se festejaba allí con ritos de fecundidad, en nuestras latitudes la construcción de un nido en una casa presagiaba el nacimiento próximo de un niño. En Egipto, en la época de los faraones, la golondrina formaba parte del mito de la resurrección. Y en fin, Leonardo da Vinci

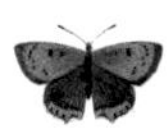

explica en sus *Carnets* que las golondrinas poseen virtudes curativas: tras untarlos con celidonia o golondrinera *(Chelidonium majus)*, da la vista a sus polluelos (Cabart y Chauvet, 1996).

El castigo de Procné

En la mitología griega, numerosos episodios tienen como tema crímenes y sus castigos. Éste es el caso de este relato que, si bien concluye con la metamorfosis de unas criminales en frágiles e inofensivas criaturas, no por ello es menos monstruoso. Tereo, el rey de Tracia, se casó con Procné, hermana de Filomela e hija de Pandión, rey de Atenas. De esta unión nació un niño de nombre Itis. Un día, cuando Filomela visitaba a su hermana, Tereo abusó de ella. Consciente de su acto y de sus consecuencias, y a fin de asegurarse de la discreción total de Filomela, el rey le cortó la lengua. Filomela, herida y ante la imposibilidad de explicar su desgracia, bordó esta terrible escena sobre su vestido de novia que mostró luego a Procné. Para poder vengarse, las dos hermanas asesinaron a Itis y, durante un festín, sirvieron sus despojos a Tereo, quien, al descubrir el ultraje, persiguió de inmediato a las dos mujeres. Por haber cometido un crimen, éstas fueron metamorfoseadas en aves. Filomela adoptó la apariencia de un ruiseñor y Procné la de una golondrina.

Las golondrinas de Jean de La Fontaine

En su sátira de los grandes hombres del reino de Francia, Jean de La Fontaine recurrió tres veces a la golondrina para fustigarlos. Sin embargo, en su *Filomela y Procné*, el autor hizo más hincapié en el cruel castigo recibido por Procné en la mitología griega que en la sociedad en la que le tocó vivir. En esta obra el autor nos recuerda la historia, el origen de esta metamorfosis en aves, y muestra una indiscutible compasión por una persona moralmente herida, víctima de la cobardía de los hombres de los que huye. En las otras dos ocasiones, por el contrario, *La golondrina y la araña* y *Los pajaritos y la golondrina*, critica a los amargados y los quejumbrosos o a los incrédulos. Una incredulidad de terribles consecuencias, en la última de estas fábulas, donde, si se la hubiese tenido en cuenta, la clarividencia de la golondrina habría cambiado totalmente la moraleja de la historia. Estoy seguro de que esta fábula representa para muchos de sus lectores un momento vivido por ellos; pero la fábula es también, y sobre todo, un guiño para mostrarles el camino del que quizá nos hemos alejado demasiado…

Página de la derecha: Los pajaritos y la golondrina, *fábula de La Fontaine ilustrada por Gustavo Doré.*

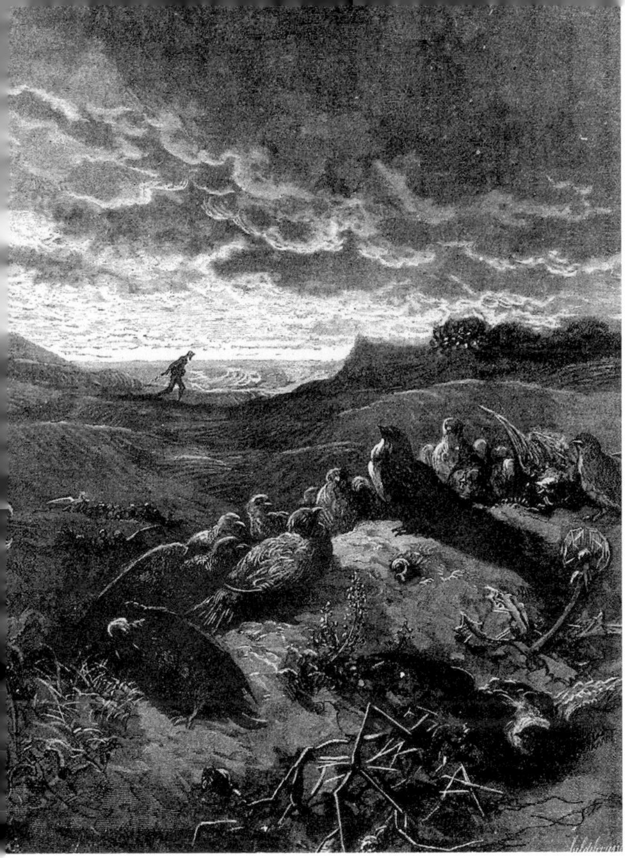

la anunciaba a los marineros. Sucedió que, en el momento en el que se siembra el cáñamo, vio cómo un patán cubría con las semillas muchos surcos.
–Esto no me gusta –les dijo a los pajarillos–. Os compadezco, ya que para mí, en este peligro extremo, sabré alejarme o vivir en algún rincón.
»¿Veis esta mano que por los aires camina? Vendrá un día, no muy lejano, cuando lo que esparcirá será vuestra ruina.
»De allá nacerán artefactos para envolveros, y lazos para atraparos, en fin tantas y tantas máquinas que en la estación provocarán vuestra muerte o vuestra prisión: ¡cuidado con la jaula o con el caldero!
»Por esta razón –les dijo la golondrina–, habéis de comer este grano, creedme.
Pero las aves se burlaron de ella: encontraban en los campos más de lo que necesitaban. Cuando el cañamar estuvo verde, la golondrina les dijo:
–Arrancad brizna a brizna lo que ha nacido de este maldito grano, si no queréis vuestra ruina.
–¡Profeta de la desgracia! ¡Parlanchina! ¡Vaya tarea la que nos encomiendas! Nos

Una sátira con una lección de sensatez

Los pajaritos y la golondrina

Una golondrina en sus viajes había aprendido mucho. Quienquiera que haya visto mucho puede haber guardado en su memoria.
Ésta preveía hasta la más mínima tormenta y, antes de que estallara,

harían falta mil personas para limpiar todo este cantón.
Cuando el cáñamo estuvo del todo en sazón, la golondrina añadió:
–Esto no va bien. La mala semilla ha venido pronto, pero ya que hasta el momento no me habéis creído en nada, tan pronto como veáis que la tierra esté cubierta, y que con sus mieses ya no estén ocupadas las gentes, éstas harán la guerra a los pajarillos.
Cuando los lazos y las redes atrapen a los pequeños pájaros, no voléis de un lugar a otro; quedaos en casa o cambiad de clima, Imitad al pato, la grulla o la becada, pero no estáis preparados para cruzar, como nosotras, los desiertos y los mares, y para ir a buscar otros mundos.
He aquí por qué no tenéis otra opción segura que la de encerraros en el agujero de algún muro.
Los pajarillos, hartos de oírla, empezaron a charlar de forma tan confusa como hacían los troyanos tan pronto como la pobre Casandra abría la boca.
Les sucedió tanto a unos como a otros: muchos pajarillos se vieron retenidos como esclavos. "No oímos por instinto más que a los nuestros y no creemos en el mal hasta que aparece."

Con menos palabras, el filósofo taoísta Chuang-Tzu transmitió en esta fábula una moraleja que recuerda a la anterior de La Fontaine:
"Un día, en un pozo poblado por ranas que nunca habían salido de él, cayó una golondrina del cielo. Cuando ésta hubo terminado de contar todas las maravillas que existían fuera de la lobreguez del pozo, el rey de las ranas, temeroso de que éstas se rebelaran en contra de él al conocer la verdad del mundo exterior, mandó ajusticiar a la golondrina."
La diferencia es que aquí la golondrina no es una Casandra, sino una libertadora, un heraldo del mundo exterior que intenta que las gentes esclavizadas por la costumbre abran los ojos y vean que existen otras realidades, más allá del lóbrego pozo en el que están sumidas.

Chateaubriand y las golondrinas

"Al atardecer me embarqué sobre el estanque, conduciendo yo solo mi barco en medio de los juncos y de las anchas hojas de nenúfar. Allí se reunían las golondrinas, listas para dejar atrás nuestros climas. No perdía ni uno solo de sus trinos. Tavernier de niño prestaba menos atención al relato de un viajero. Volaban por encima del agua al ponerse el sol, perseguían los insectos, se lanzaban juntas hacia los aires, como para sentir sus alas, se abatían hasta la superficie del lago y luego iban a posarse en los carrizos que apenas se inclinaban con su peso y que llenaban con sus confusos trinos. Descendía la noche, los carrizos agitaban sus campos de espigas plumosas y afiladas hojas, entre las cuales la caravana emplumada, pollas de agua, cercetas, martines pescadores, agachadizas, dejaban de oírse; el lago sacudía sus orillas; las grandes voces del otoño salían de los pantanos y de los bosques; yo encallaba mi barco en la ribera y regresaba al castillo."

La fuerza de la escritura

Numerosos son los escritores que evocan en sus escritos la presencia de las golondrinas. En la mayoría de los casos, la golondrina es un elemento suplementario que subraya la asombrosa belleza de un cielo o de un día de primavera con sus embriagadores efluvios. En otros, marca el final de una estación que termina precisamente con la visión de esas últimas golondrinas cuya súbita ausencia dejará lugar a la tristeza. Tal es el caso del breve fragmento de las *Memorias de ultratumba* de Chateaubriand (recuadro de página 154) que habría podido escribir cualquier ornitólogo sensible a las golondrinas. El texto de Gustavo Adolfo Bécquer, por su parte, transmite con su hondo lirismo esa misma sensación de pérdida, pero no ya de una estación, sino del favor del ser amado. Gustavo Adolfo Bécquer subraya con ellas su melancolía:

Volverán las oscuras golondrinas
en tu balcón sus nidos a colgar,
y otra vez con el ala a sus cristales
jugando llamarán.
Pero aquellas que el vuelo refrenaban
tu hermosura y mi dicha a contemplar,
aquellas que aprendieron nuestros
nombres...
ésas... ¡no volverán!

H. de La Blanchère, abogado de las golondrinas

En una época en que la clasificación de los animales era arbitraria y a menudo radical, especialmente para las especies calificadas como nocivas, muy pocas personas se manifestaron en contra de las certezas de algunos que, por su parte, no se planteaban cuestión alguna... Sin embargo, hubo algunas, y Henry de La Blanchère fue una de ellas. Hace más de 130 años, escribió este texto, alegato en favor de las golondrinas e incluso bastante más que eso. En efecto, ¿cómo no ver aquí uno de los primerísimos manifiestos a favor de la conservación de la naturaleza?

"La llegada de las golondrinas es saludada con alegría por los habitantes de las ciudades y campiñas. Anuncia el despertar de la naturaleza, es la precursora de la buena estación." "Como los poetas, los navegantes, los filósofos –dice J. Franklin–, la golondrina persigue siempre alguna cosa; pero con más suerte que ellos, alcanza lo que persigue. Los pequeños insectos que elige como presas son poéticos, bonitos y viven un solo día. Gracias a ella, las efímeras escapan a la muerte lenta y languideciente que les espera hacia el atardecer; mueren en un instante, tras haber conocido de la vida tan sólo el placer. La poética belleza de la golondrina, que atraviesa el cielo con la velocidad del deseo y del pensamiento, la asociación de este pájaro con la primavera, esa juventud del año, con el amor, esa juventud del corazón, los sufrimientos de su nidada cuando perece el padre o la madre, todo ello debe suscitar nuestra simpatía, nuestra humanidad: todo reclama el indulto para esta inocente y dulce criatura. Así pues, me convierto en su abogado frente a los cazadores; les suplico que perdonen la vida a aquella que sólo le pide al hombre un rincón de nuestras moradas para poner su nido allí, sólo un poco de barro para construirlo, sólo un poco de sol y de cielo azul para estar feliz. Por el amor de Dios, no matéis las golondrinas." "Hay dos hombres de los que la golondrina no tiene nada que temer, dos hombres frente a quienes es inútil defender la causa de esta ave: son el prisionero y el exilado. Al prisionero la golondrina le dice: '¡Libertad!', y al exilado le dice: '¡Patria!...'."

Esta canción dio lugar a un juego. Se trata de que los niños, situados cara a cara en dos bandos, hagan un puente con las manos y dejen pasar toda una hilera de niños antes de capturar al último. Entonces se le hace elegir un color o una palabra de uno de los dos bandos: "¿azul o amarillo?" o "¿fresa o frambuesa?". El prisionero debe situarse entonces detrás del niño al que le corresponde el color o la palabra que ha dicho.

Y una bella canción infantil

*La pequeña golondrina**
de Serge Mazères

Pasa, pasa, pasará
la última, la última.
Pasa, pasa, pasará
la última y se quedará.
¿Qué ha hecho
la pequeña golondrina?
Nos ha robado
tres saquitos de trigo.
Atraparemos
a la pequeña golondrina
y le daremos
tres golpecitos:
a la una,
a las dos,
a las tres.

Y luego una historia que las convierte en monstruos

Ha habido que esperar al siglo XXI para que al ave que en todo momento simbolizó la felicidad la señalaran con el dedo como el peor de los monstruos que ha morado en la Tierra. Esta triste historia nos la contaron nuestros amigos belgas de la sociedad Aves, quienes, afortunadamente, no dejaron de reaccionar. El diario belga *Le Soir* del 6 de marzo de 2001 relataba que

---

** La p'tite hirondelle*
Passe passe passera / la dernière la dernière. / Passe passe passera / la dernière y restera. / Qu'est-ce qu'elle a donc fait / la p'tite hirondelle. / Elle nous a volé / trois p'tits sacs de blé. / Nous la rattraprons / la p'tite hirondelle / et nous lui donnerons / trois p'tits coups de bâtons / à la une / à la deux / à la trois.

"el Sindicato Agrícola Flamenco, ABS, quiere hacer que maten todos los zorros y las palomas salvajes con objeto de luchar contra la epizootia de fiebre aftosa. Estos animales son portadores potenciales de la enfermedad". El fenómeno adquiere unas proporciones insospechadas y el 7 de marzo, en las noticias de la televisión, una agricultora afirma que las golondrinas son el principal vector de esta enfermedad... Y el periodista "concluye" pronunciándose por la necesidad de erradicar las golondrinas cuyo retorno era entonces inminente...

Los especialistas

interrogados por *Aves*, el doctor Van Den Berg, especialista en aves en el Centro de Investigaciones Veterinarias del Estado en Uccle, y el profesor Paul-Pierre Pastouret, de la Unidad de Inmunología y de Vacunoterapia de la facultad de medicina veterinaria de la ULG, están totalmente de acuerdo sobre la estupidez de estas afirmaciones sin fundamento alguno. Y añaden que:

> [...] "Las aves no contraen la fiebre aftosa y, por consiguiente, no pueden ser vectores de transmisión del virus, ni siquiera como portadores sanos... Aun cuando podemos comprender el desconcierto de los agricultores frente a este problema, sería más juicioso que se planteen las cuestiones correctas en vez de buscar un infeliz chivo expiatorio. En efecto, y en particular en el caso de la fiebre aftosa cuyo virus puede ser vehiculado por el aire, el viento y el agua, ¿consideran acaso estas personas la posibilidad de desviar o de secar los ríos, de prohibirle al viento que sople y a las golondrinas de que nos anuncien la primavera?" (*Aves*, 12-marzo-2001).

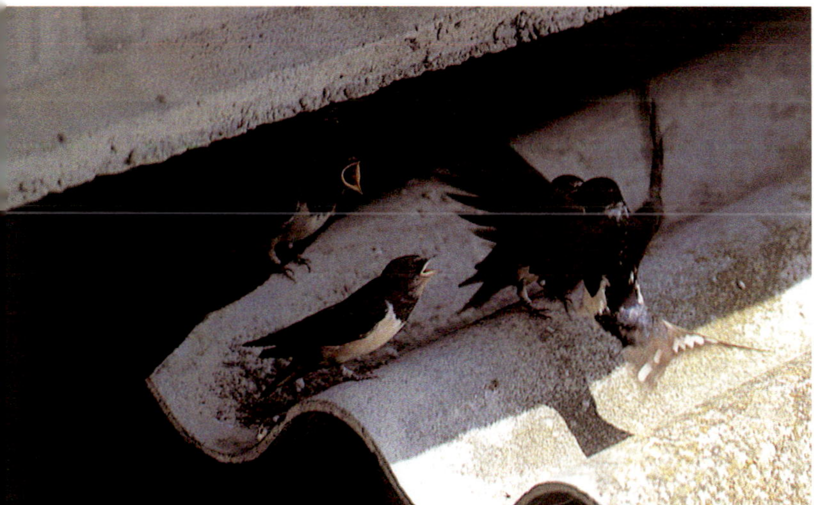

Foto: Joan Estrada

Adulto de golondrina común cebando a uno de sus volantones en el tejado de un corral.

Senda de la observación

En torno a nosotros, un espectáculo permanente: basta con mirar.

No hace falta ser ornitólogo para descubrir y apreciar las golondrinas. Durante los seis meses que dura su presencia entre nosotros, es fácil observarlas en su papel de padres atentos, apasionados y con una gracia extrema.

Están por todas partes **y son fáciles**

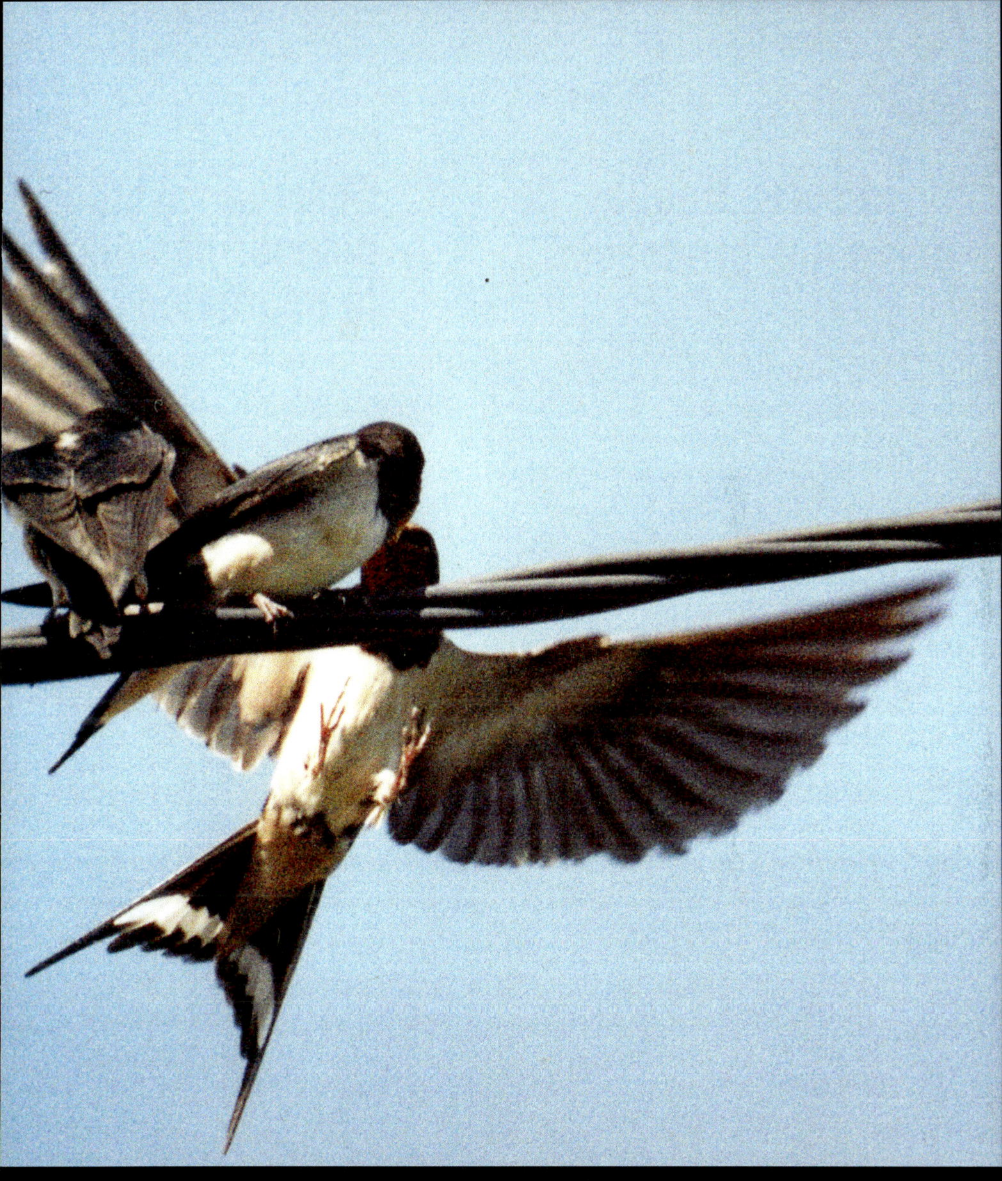

de ver

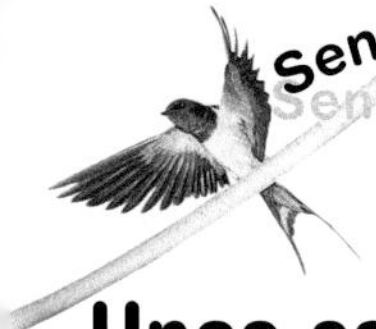

Senda de la observación

Unos seres frágiles, de modo que prudencia...

La observación de los hirundínidos en la naturaleza no plantea dificultad alguna. Se trata, en efecto, de aves “relativamente” comunes, que están presentes en numerosos puntos del territorio, muy poco ariscas y que viven no lejos de los hombres. Sin embargo, y pese a la simpatía que despiertan, hay que tener presente que son ante todo animales salvajes y frágiles. Por lo demás, y ya hemos insistido en ello a todo lo largo de esta obra, es necesario medir bien el esfuerzo que supone para unos seres tan pequeños la migración, la reproducción y la caza. Así pues, es imperativo adoptar unas reglas estrictas cuando se desee observarlos. Permanecer demasiado tiempo bajo un nido puede tener consecuencias insospechadas sobre el futuro de los pajarillos que allí se acurrucan, y no sólo eso. En efecto, los adultos, perturbados por la situación, intentarán acercarse varias veces al nido y acabarán por alejarse de él. No regresarán hasta que no tengan la certeza de poder dar de comer a su pollada sin que nada les moleste. Durante todo este tiempo, dan vueltas en redondo, vuelan y gastan una energía que, en un momento crucial, les hará mucha falta. Así pues, ¡prudencia con sus observaciones!

Observar aviones y golondrinas durante la migración

La migración es un fenómeno sorprendente, aunque lo es todavía más en algunas localidades, donde olas de aves migratorias se suceden unas a otras sin solución de continuidad. En Francia, las más fabulosas son sin duda alguna las de Leucate y de Gruissan, en el departamento del Aude, no lejos de la frontera con Cataluña. Descubiertas al principio de la década de 1980, estas localidades permiten observar centenares de especies y varios millones de individuos cada primavera y cada otoño. Los hirundínidos tienen un puesto importante en estas localidades, donde, más que en otros lugares, es posible apreciar la amplitud de su movimiento migratorio. El principio y el final de su migración se conocen allí con precisión, así como los momentos más intensos de su paso. Durante estos últimos, mientras están sentados en el suelo, vuelan por encima de las personas, desde el alba hasta el ocaso, flujos continuos de golondrinas y aviones, algunos de los cuales rozan las cabezas e inspeccionan con la mirada. A veces, agotadas por el viaje y sobre todo por la tramontana que

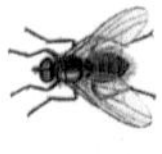

tienen que afrontar, centenares de estas aves se posan de un modo muy ordenado en el suelo, en las rocas o en los cables eléctricos para descansar. En la misma ocasión es posible cruzarse con el gavilán común y el alcotán, sus principales enemigos. Un espectáculo asegurado y único. Es en estos lugares, y en especial a mediados de abril o de septiembre, donde se tendrá las mayores probabilidades de ver, en unas pocas horas, las cinco especies de hirundínidos que crían en Europa.

La región del Estrecho es la vía de comunicación más cercana al continente africano y por ello es ideal para observar con facilidad el paso migratorio de los hirundínidos: la llegada de los primeros hirundínidos transaharianos a finales de invierno y su partida hasta que se ven pasar algunos grupitos rezagados a finales de otoño. El paso prenupcial comienza a finales de febrero (aunque no son infrecuentes las citas más tempranas) y alcanza su máxima intensidad durante los meses de marzo y abril, con individuos que se retrasan hasta el mes de junio, sobre todo de avión común y de avión zapador. El paso posnupcial se prolonga desde agosto hasta principios de noviembre (mediados en el caso del avión roquero) con el flujo máximo de aves migratorias pasando durante los meses de septiembre y octubre. Teniendo en cuenta que en el sur de la península Ibérica y extremo noroccidental del continente africano invernan efectivos de las cinco especies europeas de hirundínidos (aunque el avión común, el avión zapador y la golondrina dáurica con muy escasos efectivos; Pineau y Giraud-Audine, 1976; De Juana, 1977), la presencia en el área de especies de esta familia de aves no se limita, como ocurre en el centro y norte de Europa, al periodo reproductor y migratorio. Asimismo, la región nor-occidental de África es habitada por otras dos especies de avión cuya área de distribución es principalmente etiópica y oriental: el avión de pantano *Riparia paludicola* y el avión roquero africano *Ptyonoprogne fuligula*.

También se las puede observar en otras condiciones

Obviamente, y aun cuando el paisaje compensa ampliamente el desplazamiento, no hace falta ir al Aude o a Tarifa para observar golondrinas y aviones. Fuera de la fase muy particular de la reproducción, en la que están muy concentradas y localizadas o bien muy dispersas, pueden realizarse muy buenas observaciones poco antes de que se instalen o de que se marchen. Los lugares más apropiados son las zonas húmedas, donde se agrupan con

Senda de la observación

frecuencia para cazar. No es raro entonces observar juntos a la golondrina común, el avión común y el avión zapador cazando insectos a ras de agua. Están tan concentrados en su tarea que se pueden observar de cerca y obtener hermosas fotografías.

No las busque en cualquier lugar

Como hemos visto ya, los hirundínidos no se distribuyen del mismo modo sobre el territorio y no frecuentan necesariamente los mismos lugares para anidar. En el campo es donde hay que buscar a la golondrina común, mientras que el avión común suele instalarse en las poblaciones.
En su caso, y dada su abundancia y su distribución más o menos uniforme (sobre todo la golondrina común), casi dondequiera que esté le será posible observarlas. La observación del avión zapador es algo más complicada. Esta especie anida casi exclusivamente cerca de las zonas húmedas, y a menudo en canteras de extracción de áridos en las que se prohíbe la entrada al público. Uno de los mejores lugares para ver el avión zapador sea quizá la reserva natural de Flix en la comarca de la Ribera d'Ebre o la ya mencionada Granja de l'Escarp, entre las provincias de Lérida y Huesca.

El avión roquero puede observarse en la mayoría de las zonas montañosas con afloramientos rocosos de toda la Península y Norte de África. Le basta con una pared rocosa para construir su nido. Durante los meses desfavorables, no obstante, se desplaza a valles abrigados y litorales en el norte y a los sectores más cálidos en la mitad meridional de la Península. Así, Gibraltar se convierte en uno de los lugares donde se pueden ver las mayores concentraciones de esta especie durante el invierno.
Ausente de las Baleares, la golondrina dáurica es especialmente abundante en Portugal, Extremadura y algunas zonas de León y Castilla, de La Mancha y de Andalucía. Aunque es allí donde le será más fácil observarla, también podrá avistarla en Cataluña.

Los mejores lugares para observarlas

La Granja d'Escarp, localidad situada a orillas del río Segre, entre las comarcas del Segrià y el Bajo Cinca, es uno de los parajes de nuestro país en los que es posible observar a las cinco especies de hirundínidos

Aun cuando parecen seguras de mismas, estas jóvenes golondrin no son menos temerosas. Guarde las distanci

que habitan en nuestro país, si bien el avión roquero y la golondrina dáurica son escasos.

Participar en el conocimiento de las golondrinas

Pese a innumerables investigaciones, los conocimientos sobre los hirundínidos continúan siendo fragmentarios. No obstante, comenzamos a disponer de informaciones anuales que facilitan la interpretación de las tendencias. En efecto, los diferentes programas que se desarrollan actualmente en España permitirán conocer con mayor detalle y fiabilidad sus tendencias poblacionales. Además, la elaboración de los atlas regionales y nacionales en todo el continente, así como el proyecto europeo Swallow (nombre inglés de la golondrina común) de EURING iniciado en 1997 están permitiendo mejorar y actualizar nuestros conocimientos acerca de las variaciones en su distribución y en el tamaño de sus poblaciones así como la elaboración de estrategias de conservación. Sin embargo, el censo de las colonias no se hace con regularidad y, cuando se efectúa, es puntual y no puede interpretarse a nivel estatal. La constatación particular de la presencia o la ausencia de un cierto número de parejas en granjas o pueblos, junto con muchas otras informaciones, permitiría la obtención de datos de los que se podrían extraer conclusiones.

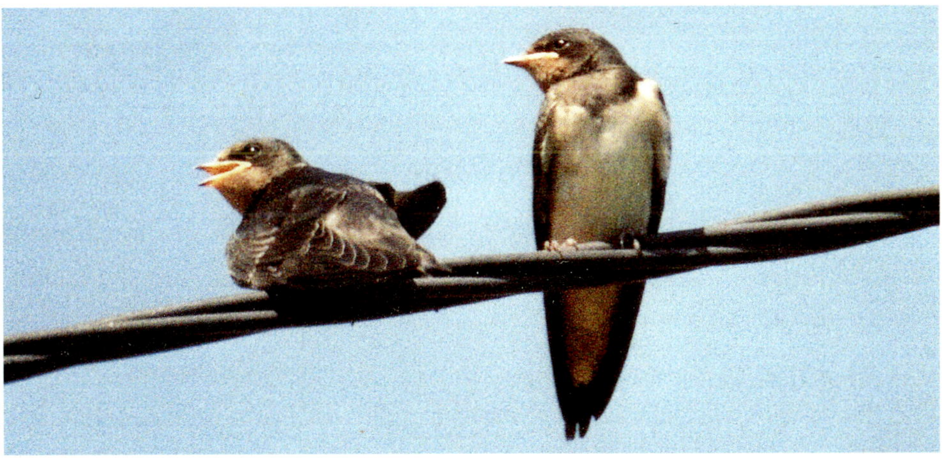

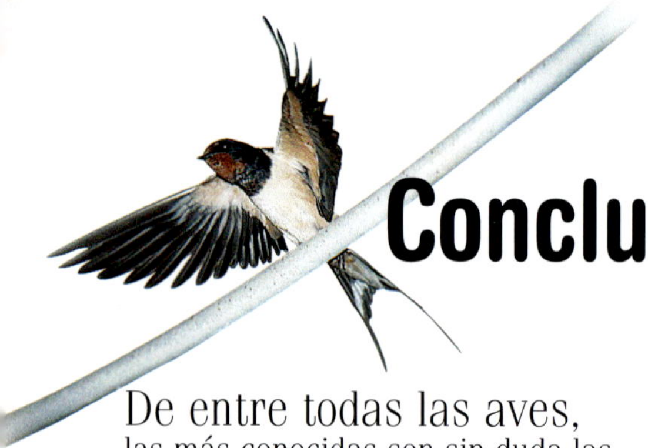

Conclusión

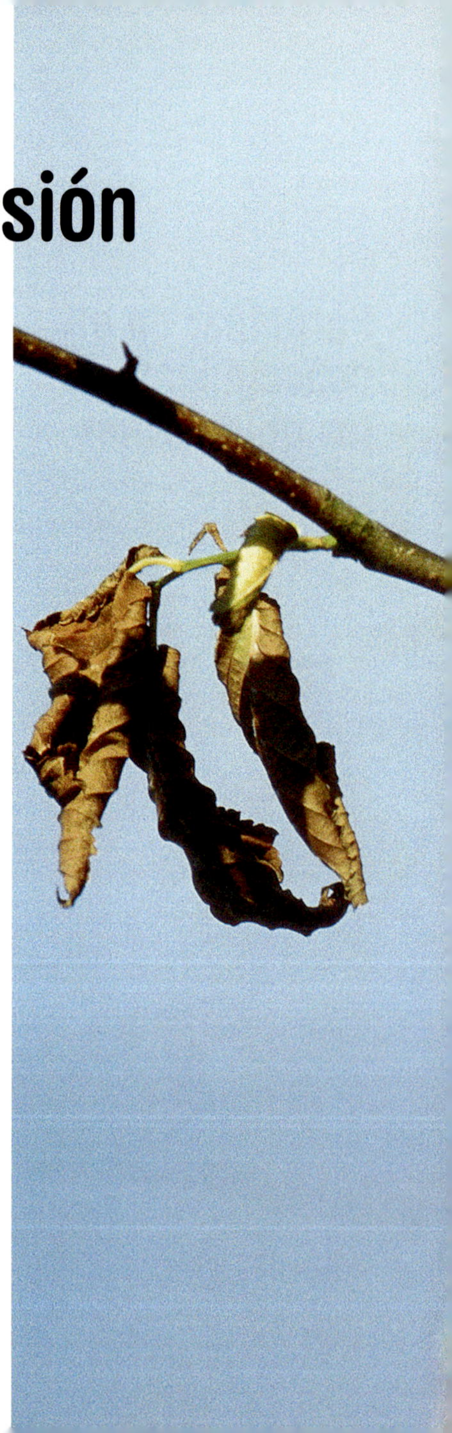

De entre todas las aves, las más conocidas son sin duda las golondrinas y los aviones. Su presencia se ha dejado sentir tanto que su imagen ha jalonado el tiempo con historias a veces completamente absurdas. Más a menudo, sin embargo, estas aves se han asociado con la estación más dulce y prometedora del año, la primavera.

En la Península, de seis a ocho meses al año, dependiendo de la latitud, podemos observar cinco especies de hirundínidos (sólo tres en las Baleares). Unas, las más comunes, son bien visibles y por lo tanto bien conocidas, mientras que las otras, las que frecuentan hábitats concretos o son más raras, lo son bastante menos. Todas ellas tienen una ecología propia, lo que les permite coexistir sin problemas. Cuando regresan de África, por lo general en marzo, comienzan un verdadero maratón, el de la reproducción, durante el cual, tras experimentar importantes cambios fisiológicos, producen 2 o 3 polladas sucesivas.

Al igual que todas las poblaciones animales, las de los hirundínidos están sujetas a fluctuaciones

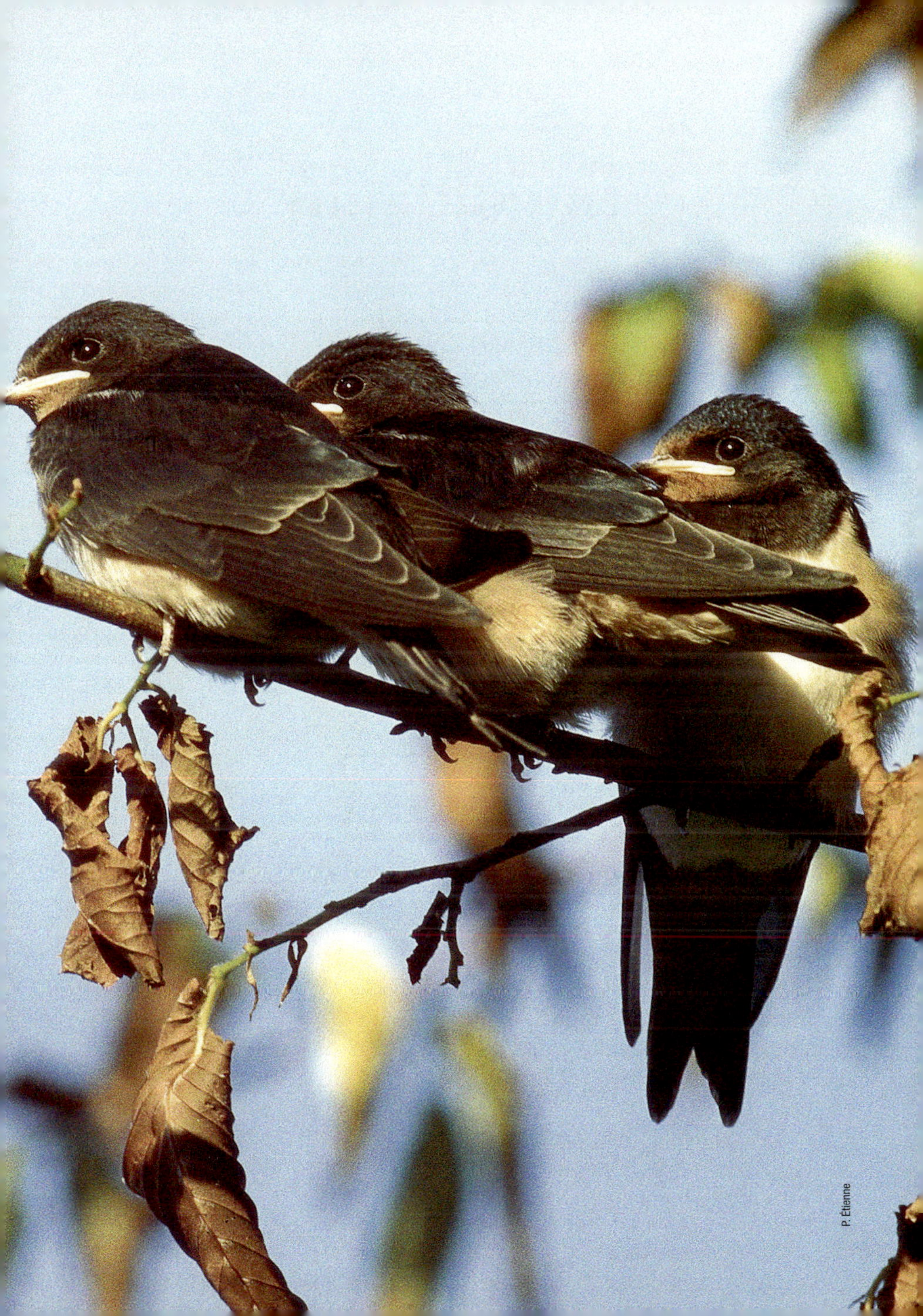
P. Étienne

Fin del recorrido

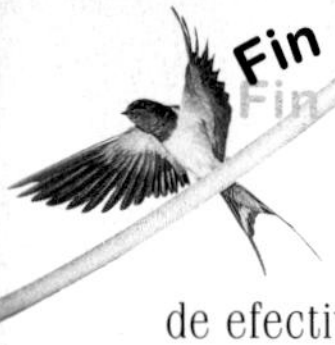

de efectivos que condicionan su evolución, la cual depende estrechamente del juego sutil de nacimientos y muertes, juego que, en todos los casos, debería equilibrarse a la perfección. En estas aves, que comienzan a reproducirse tras su primer invierno de vida, y no viven mucho más de seis años, este equilibrio se alcanza cuando la población produce seis jóvenes por pareja y año como mínimo. Las principales causas de regresión de los hirundínidos han sido identificadas. Existen ciertamente fenómenos naturales puntuales, absorbidos por la dinámica propia de estas aves, pero también, y sobre todo, fenómenos antrópicos que acentúan un proceso que, como aves que son, no pueden apreciar ni menos aún detener. La agricultura intensiva así como las industrias contaminantes son sin duda las principales responsables.

Los hirundínidos, relativamente comunes en

Europa, no gozan de ningún estatus de protección sólido. Como quiera que no se las considera especies prioritarias, no es posible hacer efectiva una política de conservación adaptada a sus necesidades. Curiosamente, y pese a que no se preste tanta atención a su presencia, los hirundínidos constituyen, sin embargo, unos indicadores biológicos evidentes e incontestables. Sólo hace falta referirse a la actualidad cotidiana para observar que su regresión corresponde a unos acusados cambios sociales que, al tiempo que han contribuido a su declive, han puesto también directamente en peligro la salud de los hombres. Así las cosas, la mensajera de la primavera, el ave que trae la buena suerte, sólo podrá ser capaz de sobrevivir gracias a una acción ecociudadana que tanto ustedes como yo somos capaces de hacer efectiva. Para ello, bastará con poco: una producción limpia y sana que garantice nuestra supervivencia y los hirundínidos sobrevivirán.

Se trata de una gran responsabilidad que, todavía durante un tiempo, puede mantener estrechamente unidas estas aves con los hombres, ya que sólo si unas y otros lo hacen juntos les será fácil sobrevivir. Esperemos, sin embargo, que el fracaso predecible de las actuales políticas agrarias e industriales suscite cambios sensatos.

Fichas de identificación de los hirundínidos

La golondrina común (Hirundo rustica)

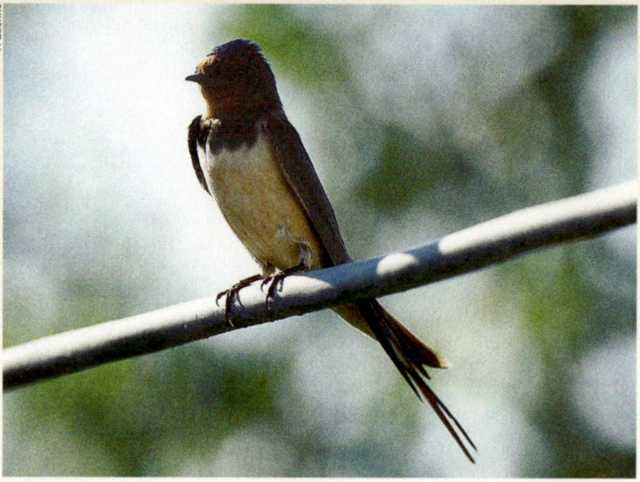
P. Étienne

medianas y a veces en los arrabales de las grandes ciudades. Su territorio de caza no es muy grande; una decena de hectáreas como máximo le bastan. Según el lugar de nidificación, sus colonias son más o menos numerosas, pero es frecuente que tan sólo unas cuantas parejas se instalen en una granja. Aunque se admite que sus lugares de origen son ciertamente las grutas, y si bien en algunas regiones todavía cría en ellas, esta especie prefiere anidar dentro de casas y sobre todo de establos, corrales y graneros. A veces anida bajo puentes y a veces en el exterior de edificios.

Descripción

La golondrina común tiene el cuerpo alargado, las alas largas y finas y la cola ahorquillada, prolongada por dos rectrices externas muy finas. El adulto es azul eléctrico oscuro por encima; su frente y su garganta son de color rojo ladrillo, y la última está orlada con un collar negro. La cola es negra, pero está ornamentada con una serie de manchas blancas. La parte superior del cuerpo es blanca y está más o menos teñida de rojizo. La parte inferior del ala es marrón, así como la parte inferior de la cola. El pico es negro. Las patas, pequeñas e implumes, son negras. En el adulto domina el azul: se encuentra en la franja pectoral así como en las coberteras pequeñas y medianas. Las rectrices externas de los machos miden 103,4 mm, y las de las hembras no sobrepasan los 86,9 mm. En los jóvenes, los matices generales son mucho menos nítidos. Por lo demás, su frente es castaña y no rojo ladrillo como en los adultos, color que se encuentra también en la garganta, aunque esta última se tiñe muy rápidamente de rojo ladrillo. Los jóvenes que salen del nido carecen de las prolongaciones caudales. La golondrina común mide 18 cm como media y pesa entre 15 y 20 g.

Hábitat

La golondrina común es un ave esencialmente campesina. Muy a menudo, su presencia viene asociada a la del ganado, aunque también frecuenta los lugares desprovistos de ganadería. Se la encuentra sobre todo en las granjas aisladas, las poblaciones pequeñas y

Distribución y abundancia

La golondrina común cuenta con unas 900 000 parejas, anida en casi toda la Península y Baleares, pero es rara por encima de los 1500 m.

Regreso de la invernada

Aparte de los ocasionales individuos que invernan en el sur de la Península, se observa la llegada de las primeras golondrinas comunes allí a finales de enero y en el norte peninsular en febrero. En Cataluña no se detecta un flujo importante hasta finales de marzo, que se hace máximo durante todo el mes de abril. En la Meseta norte, las primeras llegadas se producen durante la 2.ª y 3.ª semanas de marzo. En zonas de altura como Andorra las llegadas se retrasan hasta los últimos días de ese mes.

Alimentación

La golondrina común caza a menos de 200 m de su nido y suele hacerlo a 7-8 m del suelo, aunque a veces caza a más de 100 m de altura. Captura y consume sobre todo dípteros, y muy especialmente moscas, que constituyen más del 60% de su alimentación. La longitud media de las presas capturadas es de 4,1 mm. Cuando las condiciones meteorológicas son muy adversas, caza la mayor parte del tiempo en vuelo planeado, cerca de los edificios situados no lejos del nido, a menudo protegida por una cortina de árboles y evitando siempre al máximo los agotadores aleteos.

Reproducción

Ambos miembros de la pareja participan en la construcción o la reparación del nido, tarea en la que invierten varios días. La mayoría de las veces construyen el nido junto a una viga o una jácena, pero a veces también sobre soportes más originales. La construcción del nido tarda de 3 a 10 días. El nido se construye con la ayuda de pellas de tierra húmeda, y el conjunto se consolida con briznas de paja. El interior está tapizado con materiales muy flexibles, tales como plumas, crin y hierba seca. Las golondrinas comunes, según su edad y lo que dura su presencia en la zona, pueden realizar de 1 a 3 puestas sucesivas. Pero la proporción de las terceras nidadas es rara, mientras que, según las regiones, entre el 50 y el 80% de las parejas realizan una segunda nidada. El número de huevos por puesta es de 3 a 6 pero disminuye con el número de nidadas. Las primeras puestas se realizan en las comunidades del norte, durante la primera quincena de mayo, y las segundas a finales de junio. La incubación, que dura 17 a 18 días, recae en la hembra, aunque el macho la releva a veces. Ambos progenitores se ocupan de la cría de los polluelos. Éstos permanecen en el nido durante 16 a 24 días. Al salir de él, continúan dependiendo de los padres una decena de días. El número de golondrinas comunes producido en una primavera es de 5,4 a 6,74 como media por pareja nidificante; puede ser de 9,5 jóvenes al año para las parejas de más edad. A finales de mayo tiene lugar la mayoría de los primeros vuelos de las primeras nidadas en el norte peninsular. Las segundas, por su parte, tienen lugar en torno a mediados de agosto. Por el contrario, las terceras son las más tardías: es común observarlas a mediados de septiembre.

Estatus y amenazas

La golondrina común está protegida por la ley 4/1989, de 27 de marzo, de Conservación de los Espacios Naturales y de la Flora y Fauna Silvestre. Está inscrita en el Anexo II del Convenio de Berna. Es principalmente víctima de los productos químicos relacionados con la agricultura moderna y de la desaparición de las prácticas agrarias tradicionales favorables para su supervivencia. Unas condiciones climáticas muy adversas en el periodo de reproducción y de invernada acentúan el proceso de declive de numerosas poblaciones europeas.

El avión común (Delichon urbica)

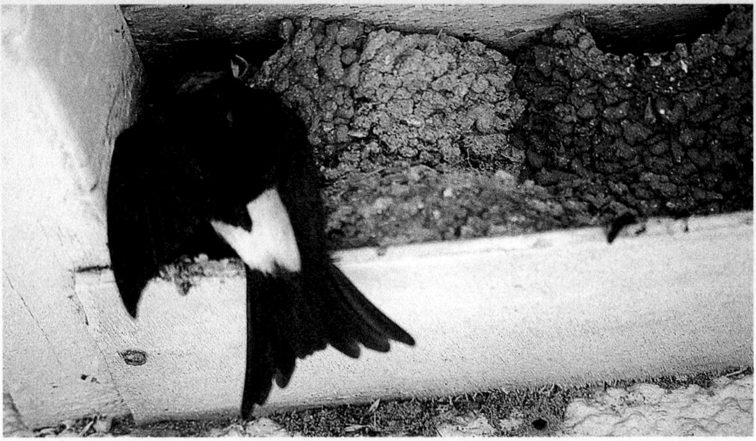

Descripción

El avión común parece más pequeño que la golondrina común, pero no lo es. Es apenas un poco menos largo (13 cm), pesa entre 15 y 25 g y mide unos treinta centímetros de envergadura alar. Se reconoce fácilmente por la parte superior de su cuerpo azul negruzca con reflejos metálicos, en la que destaca un obispillo blanco puro. La parte inferior del cuerpo es, en su totalidad, de un blanco inmaculado. En el campo es imposible poder identificar los sexos; por el contrario, es posible distinguir los jóvenes de los adultos, ya que aquéllos tienen la parte superior del cuerpo marrón, matizada con reflejos azules. La cola oscura del avión común es ahorquillada o profundamente escotada, pero carece de rectrices externas alargadas.

Hábitat

El avión común es un urbanita. Numerosas colonias se instalan en el centro de las ciudades, aunque, cuanto más crece una ciudad, menos anida en ella, prefiriendo entonces su periferia. Consumidor de aeroplancton, el avión común está considerado como un excelente indicador biológico; en efecto, se ha observado una relación negativa entre el número de parejas nidificantes y el nivel de contaminación atmosférica. Además de poblaciones medianas y relativamente grandes, esta especie prefiere zonas más bien abiertas, cercanas a los lugares de nidificación, sobre todo si existe agua en las cercanías. En la ciudad de Valencia, por ejemplo, el tamaño de las colonias está relacionado con la distancia de éstas a la fuente de barro más cercana y a la proporción de espacios abiertos. Sigue encontrándosele en zonas rocosas, aunque también en numerosos pueblos pequeños y en granjas y edificios aislados. Por lo general, el avión común se instala bajo aleros, balcones o terrazas, pero cada vez con más frecuencia se le encuentra también dentro de los edificios.

Distribución y abundancia

La población europea más grande de avión común es la de la Península, con unos efectivos cercanos a 3 000 000 de parejas. Cría en toda ella, además de en las Baleares. Su

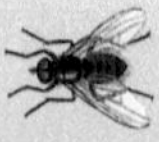

límite altitudinal se sitúa por encima de los 2100 m en los Pirineos.

Regreso de la invernada

Su regreso de los cuarteles de invierno es algo más retrasado que el de la golondrina común. El paso discurre entre febrero y mayo con máximos en abril. Alcanza antes las zonas de cría en el litoral que en el centro de la Península.

Alimentación

El avión común caza a bastante altura, a una veintena de metros del suelo como media e incluso a menudo a más de 100 m cuando hace buen tiempo, a veces a varios kilómetros de su lugar de nidificación, pero dentro de un radio de 500 m. Consume preferentemente homópteros y en particular pulgones alados, aun cuando los dípteros constituyen una parte no despreciable de su dieta. La longitud media de las presas capturadas es de 3,5 mm.

Reproducción

Esta especie anida en colonias de algunas decenas a varios centenares e incluso millares de parejas, divididas en subcolonias que comportan también parejas satélites aisladas. El macho y la hembra se aparean raras veces durante largos años y los cambios de pareja de un año para otro son frecuentes. Sin embargo, la fidelidad es la regla durante todo el periodo de reproducción y no existe ninguna cita de poliandria ni de poliginia. El avión común suele anidar en las fachadas de las casas, al abrigo de las goteras, aunque también cría en precipicios. Su nido parece una copa cerrada, provista únicamente de un orificio del tamaño del ave. La construcción del nido, en la cual participan los dos miembros de la pareja, dura 10,4 días, y 3,5 días si se trata de una simple restauración. Del 7 al 12% de las parejas reutilizan el nido que ocuparon el año anterior. Los aviones más viejos ocupan con prioridad los viejos nidos y los jóvenes de un año deben construirse el suyo. Sea como sea, este nido será utilizado para llevar adelante dos polladas sucesivas. En Badajoz la puesta empieza ya en la primera semana de mayo y se extiende hasta mediados de julio en los casos en que se dan tres puestas sucesivas. El tamaño medio de la primera puesta en Badajoz, es de 4,3 huevos, el de la segunda de 3,75 y el de la tercera 3,2. Puede suceder ocasionalmente que algunas puestas se interrumpan. Muy a menudo, este fenómeno limitado en el tiempo –no puede durar más de dos días– y que tiene consecuencias adversas para los huevos y los pollos que nacen de ellos, se debe a la insuficiencia de presas. Los dos sexos participan en la incubación de los huevos, que dura 14,6 días como media. El éxito en la eclosión es elevado, si bien disminuye cuando la tasa de infertilidad de algunas puestas es elevada. Pasados 30,6 días, los jóvenes dejan el nido y ayudan a sus padres durante la cría de la pollada siguiente.

Estatus y amenazas

Como el resto de hirundínidos, el avión común está protegido por la ley 4/1989, de 27 de marzo, sobre Conservación de los Espacios Naturales y de la Flora y Fauna Silvestre. Está inscrito en el Anexo II del Convenio de Berna. Sobre el estatus del avión común no existe unanimidad, o por lo menos no todos los ornitólogos están de acuerdo en considerar que la especie es estable, aunque no se disponen aún de pruebas suficientemente fiables. En numerosos países europeos existe un declive manifiesto; sus principales causas son sin duda la inhospitalidad de las fachadas de las casas modernas y la contaminación atmosférica. La regresión de sus efectivos está relacionada asimismo con la desaparición de los barrios viejos salpicados de rincones húmedos o de pequeños barbechos. Al igual que para la golondrina común, la desaparición de los abrevaderos de ganado vacuno, de los senderos embarrados y de las charcas significa la desaparición de un elemento esencial para la construcción del nido: el barro.

El avión zapador (Riparia riparia)

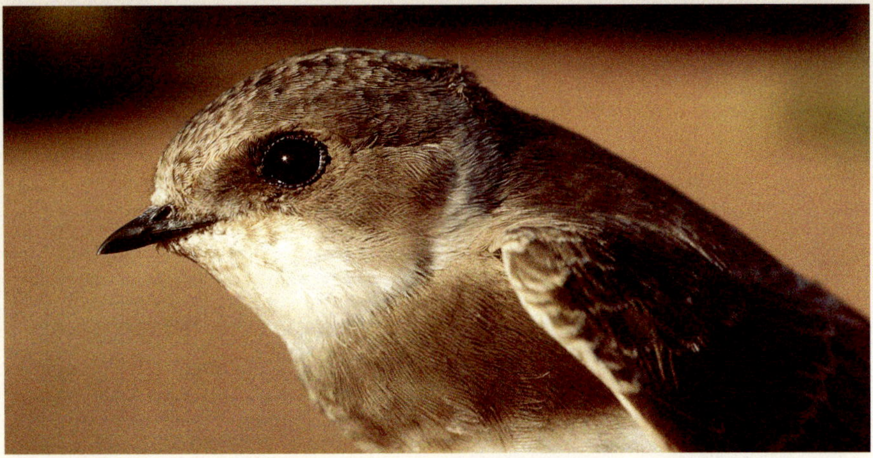

Descripción

Es un hirundínido pequeño que mide 12 cm de longitud y rara vez supera los 25 cm de envergadura alar y unos 15 g de peso.

Los dos adultos, indiferenciables en la naturaleza, son marrones oscuros por encima y blancos por debajo, aunque con una banda pectoral marronosa.

Los jóvenes que salen volando de las madrigueras son también marrones oscuros, pero cada una de sus plumas tiene un margen rufo anteado, lo cual les confiere una apariencia escamosa.

Hábitat

El avión zapador excava madrigueras en orillas de ríos, charcas y marjales, y con mucha frecuencia también en medios artificiales como canteras de arena. La acción de los cursos de agua y de los canteros que refrescan permanentemente los taludes donde construye sus madrigueras favorece su instalación.

Algunas colonias formadas por unos pocos individuos se instalan en edificios.

En términos muy generales, el lugar elegido, además del talud u orilla en la que anida el ave, se compone de un curso de agua más o menos rápido o de un gran estanque o charca, bordeados por un bosque de ribera más o menos denso.

Con todo, y debido a su modo de vida esencialmente aéreo, el avión zapador muestra una dependencia muy escasa del tipo de hábitat, siempre que este hábitat le asegure una gran cantidad de alimentos.

La especie evita, eso sí, aquellas zonas que sean densamente boscosas o edificadas, los terrenos accidentados así como los desiertos.

Distribución y abundancia

El avión zapador se distribuye por las principales cuencas fluviales de la península Ibérica. Su distribución está muy asociada a las riberas de los ríos, a las graveras, las zonas abiertas con charcas y las zonas pantanosas.

Las zonas donde su presencia es mayor corresponden a los valles del Ebro, Duero y Guadalquivir. Está ausente de las Baleares y de las regiones montañosas.

En la península Ibérica se estima que nidifican unas 550 000-850 000 parejas.

Regreso de la invernada

Aunque hay aves que ya llegan a finales de enero, el regreso discurre entre finales de febrero y junio. Los aviones comienza a ocupar sus colonias de cría en el norte en marzo.

Alimentación

Más especializado que las otras especies, el avión zapador caza a ras de los cursos de agua o en el corazón de las canteras inundadas, a unos 15 m de altura como media. Rara vez se aleja a más de 200 m de su nido pero a veces puede cazar a 1 o 2 km de su lugar de nidificación, a lo largo de los grandes ríos. Consume sobre todo dípteros, y en particular mosquitos, los cuales componen más del 60% de su dieta. Las presas de pequeño tamaño miden 3,05 mm como media. Durante una buena jornada, una pareja puede llegar a traer más de 7000 presas a sus polluelos.

Reproducción

Para anidar, el avión zapador utiliza orillas de ríos, charcas y marjales, así como medios artificiales tales como canteras de arena, en cuyos taludes excava madrigueras. Las colonias suelen tener numerosas parejas, pero su tamaño depende de las potencialidades de acogida del lugar elegido; algunas no superan unas cuantas decenas de parejas, mientras que otras pueden contener centenares. Con todo, y especialmente a lo largo de los ríos, no siempre es fácil saber si se trata de una misma colonia o de varias colonias principales divididas en subcolonias.
La excavación de la hura, cuya longitud es de 60 a 70 cm, dura de 4 a 5 días, a veces más. El avance diario se estima en 10-13 cm. Al principio de la excavación, el macho recibe muy a menudo la ayuda de otros machos muy activos; a continuación la pareja prosigue la tarea, la cual muy pronto recaerá únicamente sobre la hembra. En las graveras, la longitud del túnel varía en función de la presencia de gravas, de tierra blanda o de arena. Por esta misma razón, el túnel puede ser rectilíneo o sinuoso pero, sea cual sea su forma o su longitud, siempre termina en una cámara cuidadosamente tapizada con hierba seca y plumas. Las primeras puestas pueden ser relativamente tardías y tienen lugar a mediados de mayo en el norte peninsular. Esta especie realiza puestas de 4 a 5 huevos, excepto en la parte norte de su área de distribución. Aunque durante el día ambos miembros de una pareja de aviones zapadores participan a partes iguales en la incubación, por la noche ésta recae sobre todo en la hembra. La incubación dura de 13 a 15 días. El éxito en la eclosión es del 78 al 88%. Según parece, este éxito está estrechamente relacionado con la longitud de la hura y con la fase de la reproducción de la colonia. Cuanto más profunda sea la madriguera, y mayor sea el número de parejas en fase de nidificación, mayor será el éxito en la eclosión. Tras una veintena de días, los jóvenes abandonan la hura, si bien continúan dependiendo de sus padres durante una treintena de días. Se agrupan en guarderías que los padres visitan con gran regularidad para darles de comer, no teniendo ninguna dificultad en reconocerlos.

Estatus y amenazas

El avión zapador está protegido por la ley 4/1989, de 27 de marzo, sobre Conservación de los Espacios Naturales y de la Flora y Fauna Silvestre. Está inscrito en el Anexo II del Convenio de Berna y su estatus en España es indeterminado. En el caso del pequeño avión zapador, que anida muy a menudo en canteras de arena, la explotación de estas últimas, cuando no tiene en cuenta su breve presencia, genera numerosos problemas para estas poblaciones que, sin embargo, están protegidas por la ley. La utilización de pesticidas contribuye también en gran medida a su declive, el cual se ve acentuado, como sucede hoy con un gran número de aves migradoras, por unas condiciones de invernada cada vez más difíciles.

La golondrina dáurica (Hirundo daurica)

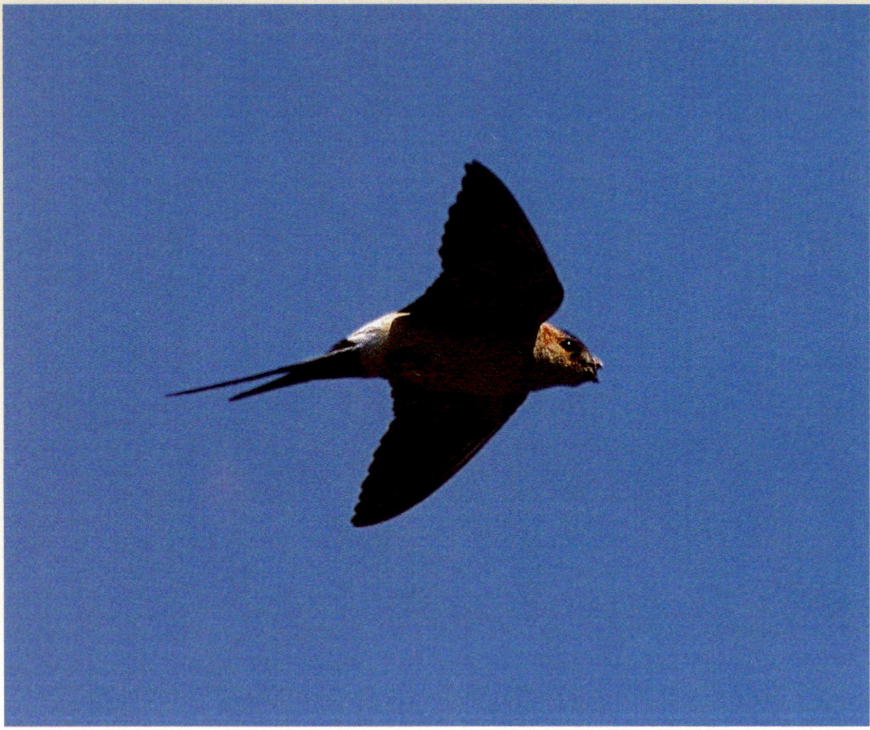

P. Étienne

Descripción

Morfológicamente muy similar a la golondrina común, se diferencia de ella por su plumaje y sus costumbres más rupestres. El píleo, el dorso y las escapulares de los adultos son azules oscuros con reflejos metálicos. La nuca y el obispillo son rojizos, color que predomina en la parte inferior. La cola es azul oscura, las rémiges relativamente oscuras, y la garganta y los flancos están finamente estriados de oscuro. Los jóvenes son más apagados, con la parte superior del cuerpo marrón, pero con márgenes rojizos en algunas plumas, y la parte inferior más pálida. Mide 16-17 cm, pesa 33 g y tiene una treintena de centímetros de envergadura alar.

Hábitat

La golondrina dáurica prefiere las zonas montañosas de poca altitud y con presencia de agua. Al igual que el avión roquero, cría en precipicios y a menudo bajo puentes o en otras construcciones, preferentemente en ruinas, pero también bajo cavidades naturales. Vive sobre todo en regiones accidentadas, paredes rocosas, laderas soleadas y, de forma más rara

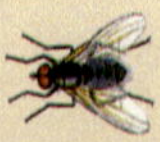

y excepcional, en aglomeraciones. La diversidad de los hábitats que ocupa hace que su caracterización precisa sea aleatoria. En efecto, se la puede encontrar tanto en zonas de encinares como de carrascales, de maquias bajas o de viñedos, a veces incluso lejos del agua.

Distribución y abundancia

En 1950, esta especie sólo vivía en Europa en la región mediterránea; en la parte occidental sólo se había observado entonces en Marruecos, el oeste de Argelia y en el extremo sur de España. Posteriormente, se detectó su reproducción en casi todo Portugal, en el centro de la Península, en algunos puntos de Galicia y del norte de Castilla y León, así como de Levante y de Cataluña. Al otro lado de la frontera, su nidificación fue descubierta en el Rosellón en 1965, en la Ardèche en 1979 y en el Hérault en 1990, así como en Córcega desde 1962. Fuera de la cornisa mediterránea, en Francia también se han citado dos tentativas de nidificación en la Garona y en el departamento del Aveyron en 1989. En 2000, la pequeña población francesa se evaluó en un centenar de parejas, en tanto que la población española, que en 1997 se había estimado en 9600-13 200 parejas, en 2003 ha sido ya estimada en 22 395 parejas como mínimo. En Portugal criaban en 1989 entre 10 000 y 100 000 parejas.

Regreso de la invernada

Las golondrinas dáuricas empiezan a regresar a finales de febrero, pero la migración es más intensa en marzo y abril.

Alimentación

Los datos sobre el régimen alimentario de esta especie son poco abundantes. Consume imagos alados de hormigas.

Reproducción

En el oeste de la península Ibérica la golondrina dáurica forma pequeñas colonias de algunas parejas, pero en el Levante, Cataluña y sureste de Francia, las parejas están más bien aisladas. Suele anidar en precipicios, bajo salientes, aunque también lo hace bajo puentes de 4-5 m de altura. El nido es muy elaborado y para construirlo hacen falta de 12 a 18 días. Se compone de una copa típica y de una prolongación en forma de túnel de unas pocas decenas de centímetros. Totalmente cerrado, sólo es accesible a través de este túnel. El 70% de las primeras puestas de esta especie tiene lugar antes de finales de junio. El 86% de las parejas realizan una segunda puesta y el 22% una tercera. El 64% de las segundas puestas tiene lugar antes de finales de julio y el 72% de las terceras antes de finales de agosto. Algunas puestas se extienden hasta septiembre. Existen casos de una cuarta puesta, aunque entonces se trata de una de reemplazo, realizada después de la pérdida de una nidada. El tamaño de puesta varía entre 2 y 7 huevos, en general 4. También aquí, el número de huevos por puesta disminuye desde la primera puesta hasta la última. Es en las primeras puestas donde suelen registrarse las de 7 huevos, dominando en ellas las puestas de 5. En las segundas, dominan las de 4 y en las terceras ya no se observa ninguna puesta de 6 huevos. Ambos sexos participan en la incubación, cuya duración media es de 14,5 días. Una vez más, sin embargo, la hembra es más asidua que el macho. La cría de los jóvenes dura de 22 a 26 días.

Estatus y amenazas

Como el resto de hirundínidos, la golondrina dáurica está protegida por la ley 4/1989, de 27 de marzo, sobre Conservación de los Espacios Naturales y de la Flora y Fauna Silvestre. Está inscrita en el Anexo II del Convenio de Berna. En Francia se la considera estrictamente amenazada. Pese a ello, y al contrario que las demás especies, la golondrina dáurica está en expansión no sólo en la Península, sino también en Francia y el este de Europa. Aunque no parecen afectarle los problemas antes citados, en Francia se la considera vulnerable y es objeto de una vigilancia anual.

El avión roquero (Hirundo rupestris)

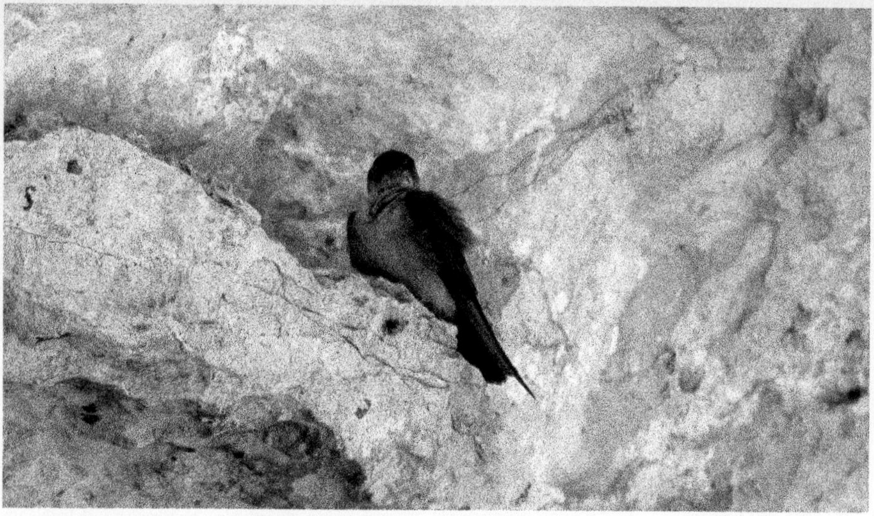

Descripción

De aspecto y coloración muy similares al avión zapador, aunque más robusto, se diferencia por el tono y la distribución de los colores y por otra serie de rasgos característicos.
Por encima, el color dominante es el marrón grisáceo, algo más pálido en el dorso.
La cola, casi cuadrada, muestra unas manchitas blancuzcas. Por debajo, además de la ausencia evidente de collar, el cuerpo es gris y algo marronoso, oscureciéndose hacia la cola. Las alas muestran, en vista inferior, un visible contraste entre las coberteras y las rémiges. La garganta es pálida y está finamente estriada de oscuro. El avión roquero se ve más voluminoso que el pequeño avión zapador, y es que, en efecto, pesa más de 20 g y mide cerca de 35 cm de envergadura alar, magnitudes ambas mucho más próximas a las de la golondrina común. Otra particularidad que lo diferencia de la anterior es su gran tendencia a nidificar en paredes rocosas.

Hábitat

El avión roquero suele anidar en precipicios y otras zonas escarpadas, desde el nivel del mar hasta los 2000 m o más. No importa el sustrato rocoso para la elección del lugar de nidificación, de modo que esta especie puede anidar tanto en macizos que sean calcáreos (preferentemente) como en los esquistos y pizarras pirenaicos o en los basaltos de las zonas de origen volcánico. Allí busca sobre todo los escarpes rocosos que le ofrezcan voladizos y otras anfractuosidades donde pueda anidar al abrigo de las inclemencias climáticas y beneficiarse de un microclima preferentemente cálido y seco. Estas características también las cumplen a menudo los puentes, bajo los cuales anida con frecuencia, e incluso algunos edificios como la catedral de Albi en Francia o el Banco de Ávila.

Distribución y abundancia

Está ampliamente distribuido por el territorio peninsular e isla de Mallorca. Alcanza los 3000 m de altitud en la Sierra Nevada. Su tamaño poblacional se estima en 94 000-100 000 parejas reproductoras para toda la Península.

Regreso de la invernada

En muchos casos es difícil de establecer cuándo se trata de aves invernantes y cuándo de migrantes. El paso prenupcial tiene lugar en Gibraltar entre febrero y abril, con máximos en marzo. En Cataluña este paso es más intenso en abril y parece prolongarse hasta mayo.

Alimentación

Los datos sobre el régimen alimentario de esta especie son poco numerosos. Se alimenta de dípteros y de coleópteros.

Reproducción

El avión roquero ha sido objeto de escasos seguimientos y tan sólo por unos pocos ornitólogos. Aunque instala su nido preferentemente bajo los salientes de algunos precipicios de 10-20 m de altura, al igual que las otras especies de la familia, tiende a acercarse al hombre. Un túnel de carretera, una presa, un edificio religioso, un alero de tejado o incluso un talud son algunos de los lugares en los que puede anidar. Los dos miembros de la pareja participan en la elaboración del nido, cuya construcción dura de 9 a 10 días. Corresponde a una semiesfera o un cuarto de esfera, no cerrada, y está unido a la pared de un acantilado, de un túnel o incluso de un edificio. El avión roquero realiza 2 puestas de 2 a 5 huevos. La primera puesta puede tener lugar a principios de marzo, aunque lo más normal es que tenga lugar entre abril y mayo, pero a veces es más tardía. La hembra incuba los huevos. El macho, por su parte, se posa no lejos del nido, aunque después de la eclosión contribuye a empollar los polluelos, turnándose con la hembra durante las fases de ceba.

Estatus y amenazas

El avión roquero sufre escasas amenazas. Caza a lo largo de los acantilados, hábitats que están exentos de tratamientos químicos, y pasa el invierno no lejos de estas zonas de reproducción. Por esta razón tampoco le afectan los problemas de sequía y las condiciones de invernada adversas a las que se enfrentan las otras especies en África. Aunque no se haya detectado ninguna tendencia negativa en esta especie, la vigilancia de sus poblaciones se convierte en una necesidad, tanto más cuanto que algunas medidas futuras de ordenación del territorio podrían llegar a afectarla.

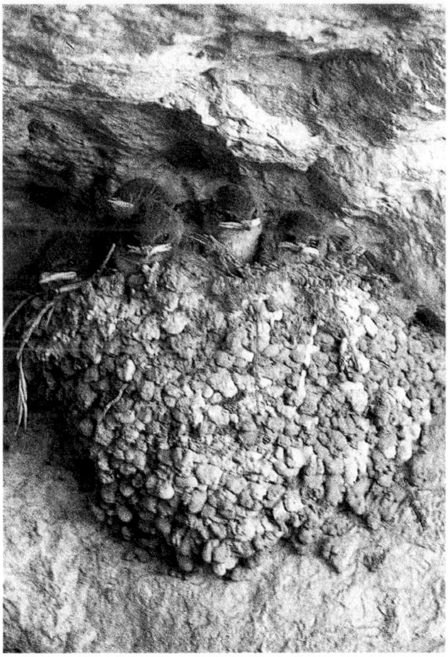

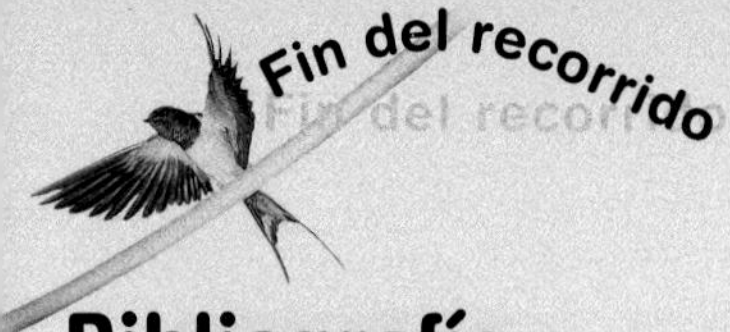

Bibliografía

ADN (2002). *Atles dels ocells nidificants d'Andorra.* Associació per a la Defensa de la Natura.

ANONYME (1986), «Nidification de l'hirondelle rustique *(Hirundo rustica)* sous un pont». *GEAI*, n.° 9, 1986, p. 117.

ANTÓN, C. (1984). La población de avión común *Delichon urbica* de la ciudad de Madrid. Tesis de licenciatura, Universidad Complutense.

ANTÓN, C. y SANTOS, T. (1985). Orientación y emplazamiento de los nidos de Avión Común *(Delichon urbica)* en la ciudad de Madrid. *Ardeola* 32(2): 383-391.

ASENSIO, B., CANTOS, F.J., FERNÁNDEZ, A. y VEGA, I. (1991). La migración del avión zapador *(Riparia riparia)* en España. *Ardeola* 38(1): 37-50.

AYMERICH, P. y SANTANDREU, J. (1998). *Fauna del Berguedà.* L'Espill.

AYMERICH, J., BAUCELLS, J., BIGAS, D., CAMPRODON, J., ESTRADA, J., MOLIST, M., RAMONEDA, J. y VIGUÉ, J. (1991). *Els Ocells d'Osona.* Lynx.

BARRIOS, F. (1994). Primeros datos sobre la reproducción del vencejo cafre en España. *Quercus* 95: 6-8.

BAS, J.M., ÁLVAREZ, C. y ÁLVAREZ, M. (1999). Primera captura d'un híbrid d'Oreneta Vulgar i Oreneta Cuablanca a Catalunya. *Butlletí Contacte GCA* 9: 8-9.

BEAUDOIN, G. (1980). Prédation de l'Hirondelle de rivage *Riparia riparia* par une Hermine *Mustella erminea. Alauda* 48(2-3): 153-154.

BERNIS, F. (1971). *Aves migradoras ibéricas.* Fasc. 7-8. SEO.

BERNIS, F. ed. (1988). *Aves de los Medios Urbano y Agrícola en las Mesetas Españolas.* SEO.

BEUGET A. (2001), «Observations hivernales de l'hirondelle de fenêtre *Delichon urbica* en France». *Alauda* Lxix-n.° 2, p. 335-337.

BLANC J.-M. (1986), «Cas d'albinisme total d'une hirondelle de cheminée *(Hirundo rustica)*». *Niverolle*, 1986, n.° 10, p. 40.

BLANCO, J.C. (1992). *Libro Rojo de los Vertebrados de España.* ICONA.

BLONDEL, J. (1986). *Biogéographie évolutive.* Masson.

BORTOLATO G. (1988), *Premier cas de nidification de l'hirondelle rousseline* Hirundo daurica *en Provence.* CEEP, vol. 9.

BRUGIERE D. (1985), «Effectifs nicheurs d'hirondelles de rochers *(Ptyonoprogne rupestris)* en 1983, dans le Puy-De-Dôme». *Le Grand Duc*, 27: 3-10.

BRYANT, D.M. 1975. Breeding biology of House Martins *Delichon urbica* in relation to aerial insect abundance. *Ibis* 117: 180-216.

BRYANT, D.M. 1978. Establishment of weight hierarchies in the broods of House Martins *Delichon urbica. Ibis* 120: 16-26.

BRYANT D.M. (1979), «Reproductive cost in the House martin *(Delichon urbica)*». *Journal of Animal Ecology* (1979), 48, p. 655-675.

BRYANT, D.M. y TURNER, A.K. (1982). Central place foraging by swallows: the question of load size. *J. Anim. Behav.* 30: 845-856.

BRYANT D.M. y WESTERTERP R.K. (1980), «The energy budget of the House martin *(Delichon urbica)*». *Ardea* 68 (1980): 91-102.

CABELLO DE ALBA, F. (2002). Disminución del éxito reproductor de la Golondrina Común *Hirundo rustica* tras un tratamiento aéreo masivo con *Bacillus thuringensis. Ardeola* 49(1): 91-95.

CALDERÓN, R. y CALDERÓN, F. (1989). Noticiario ornitológico: Avión Zapador *(Riparia riparia). Ardeola* 36(2): 259.

CALVET, J., ESTRADA, J., MAÑOSA, S., MONCASÍ, F., SOLANS, J. y WEST, S. (en prensa). *Els Ocells de la Plana de Lleida.* Pagés editors.

CARBALLAL, M.E. (1990). Avión zapador, *Riparia riparia.* Noticiario ornitológico. *Ardeola* 37(2): 345.

COPETE, J.L. (1998). *Anuari d'Ornitologia de Catalunya. 1996.* GCA.

CORDERO, P. (1983). *Aves del Maresme (Catálogo, estatus y fenología).* Ed. Universitat de Barcelona.

COTRON G. y PRODON R. (1977), «Au nid de l'hirondelle rousseline, *Hirundo daurica». Nos Oiseaux*, vol. 34, fasc. 3, p. 129.

CRACRAFT, J. (1971). The Relationship of the Higher Taxa of Birds: Problems in Phylogenetic Reasoning. *Condor* 74(4): 379-392.

CRAMP, S. ed. (1988). *The Birds of the Western Palearctic.* Vol V. Oxford University Press.

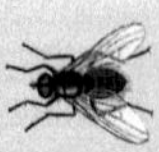

CUEVA, J.A. y BLANCO, G. (1989). Noticiario ornitológico: Golondrina Común *(Hirundo rustica). Ardeola* 36(2): 259.

CURCÓ, A. y ESTRADA, J. (1988). *Estudi dels Ocells de la ciutat de Lleida.* (Inédito.)

CURRY-LINDAHL C. (1980), *Les oiseaux migrateurs à travers mer et terre.* Delachaux & Niestlé, 241 p.

D'ANDURAIN P. (1996), *Synthèse des observations de vertébrés sauvages en Aveyron.* La Huppe, Oiseaux de 1990-1995, 35 p.

DEBOUT G. (1983), «Enquête bibliographique sur la nidification en Normandie de l'hirondelle de rochers». *Le Cormoran*, n.° 26, 135-136.

DEJONGHE J.-F. (1977), «Cas d'albinisme chez l'hirondelle de cheminée *(Hirundo rustica)*». *Le Passer*, n.° 14.

DELAVELEYE R. (1971), «Panique et agressivité de groupes d'oiseaux en présence d'individus d'espèces localement insolites». *Alauda*, vol. XXXIX, n.° 4, p. 312-316.

DE JUANA, E. (1977). Datos invernales sobre aves de Marruecos (diciembre de 1973). *Ardeola* 20: 267-286.

DE LOPE, F. (1980). Biologie de la reproduction de l'hirondelle rousseline *Hirundo daurica* en Espagne. *Alauda* 48: 99-112.

DE LOPE, F. (1981). La invasión de *Hirundo daurica rufula* Temm. en la península Ibérica. *Doñana, Acta Vertebrata* 8: 313-315.

DE LOPE, F. (1983). La reproduction d'*Hirundo rustica* L. en Extremadoure (Espagne). *Alauda* 51:81-91.

DE LOPE, F. (1984). La invernada de la golondrina común ibérica *(Hirundo rustica rustica)* en África. Pp. 236-243 en: *Actas de la II Reunión Iberoamericana de Conservación y Zoología de Vertebrados, Cáceres.*

DE LOPE, F. y DA SILVA, E. (1988). La fidelidad al lugar de nidificación o de nacimiento en el Avión Común (*Delichon urbica urbica* L.) en Badajoz, España. *Ardeola* 35(1):51-58.

DE LOPE, F. y MØLLER, A.P. (1993). Effects of ectoparasites on reproduction of their swallow host: a cost of being multi-brooded. *Oikos* 67: 557-562.

DE LOPE, F., FERNÁNDEZ, A. y DE LA CRUZ, C. (1987). La situación del avión zapador *(Riparia riparia)* en Extremadura. *Alytes* 5: 121-132.

DORST J. (1971), *La vie des oiseaux.* Tome II. Éditions Rencontre, Lausanne, 767 p.

DOUMERET A. (1985), «Capture d'hirondelles de cheminée *Hirundo rustica* juvéniles dans la réserve naturelle des marais d'Yves». *La Trajhasse*, n.° 15, 1985.

DUBOC P. (1983), «L'hirondelle de rivage *(Riparia riparia)* dans le Val de Cher». *Le Grand Duc*, n.° 22, 20-25.

DUBOIS P. (1976), «Hirondelle de fenêtre *(Delichon urbica)* nichant sur un bateau». *Alauda*, 1976, n.° 3, p. 335.

DULPHY J.-P. (1985), «Étude d'une population d'hirondelle de cheminée *(Hirundo rustica)* de 1977 à 1985: structure et comportement de la population adulte». *Le Grand Duc*, 28: 3 (236).

DU PLESSIX H. (1977), «Enquête sur la nidification de l'hirondelle de fenêtre *(Delichon urbica)* dans la ville de Fontainebleau-Avon». *Le Passer*, 1977, n.° 14, 62-63.

ELIAS, G. (1997). Ocorrência invernal da Andorinha-dos-beirais *Delichon* urbica em Portugal continental. *Airo* 7.

ELIAS, G.L., REINO, L.M., SILVA, T., TOMÉ, R. y GERALDES, P. coords. (1998). *Atlas das Aves Invernantes do Baixo Alentejo.* Sociedade Portuguesa para o Estudo das Aves.

ESTRADA, J. y RIERA, X. (1995). Alta mortalitat d'hirundínids a les carreteres del delta de l'Ebre i rodalies la primavera de 1992. *Butll. GCA* 12: 17-22.

ESTRADA, J., PEDROCCHI, V., HERRANDO, S. y BROTONS, L. eds. (2004). *Atles dels Ocells Nidificants de Catalunya. 1999-2002.* ICO-Lynx.

FINLAYSON, J.C. y CORTÉS, J.E. (1987). *The Birds of the Strait of Gibraltar.* The Gibraltar Ornithological y Natural History Society.

FOUARGE, J.-P. (1992). Résultats du recensement des nids d'Hirondelle de fenêtre *(Delichon urbica)* à Bruxelles en 1992. Aves 29(3-4): 191-195.

FOUARGE, J.-P. Y MONMART, A. (1992). L'Hirondelle de fenêtre *(Delichon urbica)* à Namur de 1982 à 1992. *Aves* 29(3-4): 177-189.

GALLEGO, S., RODRÍGUEZ-TEIJEIRO, J.D., RODRIGO-RUEDA, F.J. y PUIGCERVER, M. (1990). Nueva colonia de avión zapador *(Riparia riparia)* en Cataluña. *Misc. Zool.* 14: 247-249.

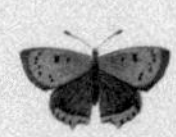

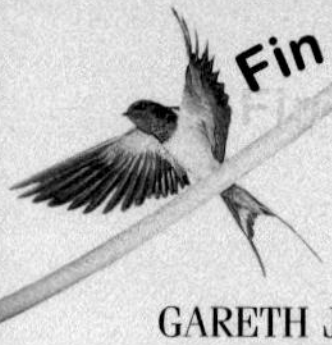

GARETH J. (1987), «Parental foraging ecology and feeding behaviour during nestling rearing in the swallow». *Ardea* 75 (1987): 169-174.
GARETH J. (1987), «Parent-offspring resource allocation in swallows during nestling rearing: an experimental study». *Ardea* 75 (1987): 145-168.
GARCÍA, J. y ÁLVAREZ, E. (2000). Expansión altitudinal del Avión Zapador *Riparia riparia* en la Cordillera Cantábrica. *Ardeola* 47(2): 247-250.
GÉROUDET, P. (1961). *Les Passereaux d'Europe*. Vol 1. Delachaux et Niestlé.
GIRARD O. (1985), «Observation d'un hybride supposé d'H. de cheminée X H. de fenêtre». *Pica*, n.° 4, p. 96.
GIOSA P. (1980), «Observation hivernales d'hirondelles de fenêtre *(Delichon urbica)* dans l'Allier». *Le Grand Duc*, 16 h 9-10.
GLOE, P. (1987). January-February observations of Common Swallows and House Martins *Hirundo rustica Delichon urbica* in 1987 in southern Spain. *Vogelwelt* 108 (5): 178-182.
GODIN J. (1979), «Adoption interspécifique chez l'hirondelle de cheminée *(Hirundo rustica)*». *Le Héron*, n.° 4, p. 66.
GONZÁLEZ, S. y VILLARINO, A. (1997). Nidotópica y situación actual del Avión Zapador *Riparia riparia* (L. 1758) en la provincia de Ourense (NO de España). *Ardeola* 44(1): 41-49.
G.O.V. (1990), «Recensement des colonies d'hirondelles de rivage *(Riparia riparia)* dans la Vienne-1989». *Outarde*, n.° 26, p. 47 à 54.
GRILLET L. (1988), «Causes de mortalité des oiseaux sauvages». *La Gorge bleue*, n.° 8.
GROLLEAU G. (1978), «Élevage de jeunes hirondelles rustiques, *Hirundo rustica. L.*, par des hirondelles de fenêtre, *Delichon urbica. L.*». *Le Passer*, n.° 15, 59-61.
GUELIN F. (1992), «Les populations d'hirondelle de fenêtre de Cournon (Puy-De-Dôme)». *Le Grand Duc*, n.° 40, 1992, 18-22.
GUITIÁN, J., SÁNCHEZ, J.L., CASTRO, A. y BAS, S. (1980). Sobre *Hirundo rupestris* (Scop.) en Galicia. *Ardeola* 25(2): 181-192.
GUNTEN, K.V. (1963). Untersuchungen an einer Dorfmeinschaft von Mehlschwalbe, *Delichon urbica*. *Orn. Beobach.* 60(1): 1-11.
GYS M. y CORMIER J.-P. (1978), «Biologie de la reproduction chez *Hirundo rustica* en Maine-et-Loire en 1976». *G.A.d'E. O*, 1978, 8, 22: 29-34.
GYS M. (1979), «Biologie de la reproduction chez *Hirundo rustica* en Maine-et-Loire en 1977». *G.A. d'E. O*, 1979, 9, 26: 141-152.

HAGEMEIJER, W.J.M. y BLAIR, M.J. eds. (1997). *The EBCC Atlas of European Breeding Birds: Their Distribution and Abundance*. T y AD Poyser.
HEMERY G., NICOLAU-GUILLAUMET P. y THIBAULT J.-C. (1979), «Étude de la dynamique des populations françaises d'hirondelles de cheminées *(Hirundo rustica)* de 1956 à 1973». *L'Oiseau et R.F.O.*, V. 49, n.° 3, p. 213 à 230.
HERRERA, C.M. (1970). Nuevos datos sobre la nidificación del Avión Roquero, *Hirundo rupestris*, en construcciones humanas. *Ardeola* 20: 368-369.
HUND, K. y PRINZINGER, R. (1979). Untersuchungen zur Ortstrene, Paartreue und Überlebensrate nestjunger Vögel bei der Mehlschwalbe (*Delichon urbica*) in Oberschwaben. *Die Vogelwarte* 30(2): 107-117.

IBORRA O. (1986), «Analyse de la répartition de l'hirondelle de fenêtre *(Delichon urbica)* en Provence». *Bull. C.E.E.P*, n.° 7: 88-99.
ISENMANN P. (2000), «L'adoption de sites artificiels de nidification par l'hirondelle de rochers, *Ptynoprogyne rupestris*, se répand aussi en France». *Alauda*, vol 68, n.° 1, p. 27-33.
ISENMANN, P. (1999). Hirondelles de fenêtre et rustique en altitude en Savoie. *Alauda* 67(1): 71-72.
ISENMANN P. y NICOLAU-GUILLAUMET P. (1992), «Les observations d'hirondelles rousselines *Hirundo daurica* en France de 1981 à 1990». *Alauda* (1), 1992: 9-12.

JACQUEMIN J.-L. (1981), «Deux nichées successives d'hirondelles rustiques dans des nids de Rougequeue noir». *Bull. Gr. Angevin Et. Orn.*, n.° 12 (33): 43.
JARRY G. (1980), «Dynamique d'une population d'hirondelle rustique, *Hirundo rustica L.*, dans l'est de la région parisienne». *L'Oiseau et R.F.O.*, V. 50, n.° 3-4, p. 277-294.
JONKERS, D.A. y LEYS, H.N. (1994). Monitoring van de Huiszwaluw *Delichon urbica* in 1993 in Nederland. *Vogeljaar* 42: 159-161.

LABITTE A. (1959), Hirondelle rustique aberrante. O.R.F.O (1959), p. 70.

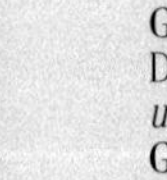

LANGUY M. y VANSTEENWEGEN C. (1989), «Influence of parental age on the growth of nestling swallow *(Hirundo rustica)*». *Ardea* 77 (2), 1989.
LERY J.-P. (1977), «Quelques données relatives à l'échelonnement de l'arrivée et de la reproduction chez *Hirundo rustica.*» *Ornithologie en Limousin*, 1977, n.° 7, 53-57.
LIND, E.A. (1960). Zur Ethologie und Ökologie der Mehlschwalbe, Delichon u. urbica *(L.)*. Societas Zoologica Botanica Fennica.
LÖHRL, H. y GUTSCHER, H. (1973). Zur Brutökologie der Rauchschwalbe in einem südwestdeutschen Dorf. *J. Orn.* 114: 399-416.

MARTÍ, R. y DEL MORAL, J.C. eds. (2003). *Atlas de las Aves Reproductoras de España*. DGCN-SEO.
MARTÍN, A. y LORENZO, J.A. (2001). *Aves del Archipiélago Canario*. Francisco Lemus.
MARTÍNEZ, C. (1989). Noticiario ornitológico: Avión Zapador *(Riparia riparia)*. *Ardeola* 36(2): 259.
MARTÍNEZ-VILALTA, A. (2001). *Anuari d'Ornitologia de Catalunya. 1998*. GCA.
MEGUIN J. (1992), «Sur la longévité des hirondelles de cheminée *(Hirundo rustica)* de la station ornithologique de Bouligny-Arraincourt (57)». *Ciconia* 16 (1), 1992: 39-44.
MERTENS, R. y STEHLE, W. (1960). De un viaje ornitológico por España en mayo-junio de 1959. *Ardeola* 6(1): 358-361.
MESTRE, P. (1977). Contribución a un estudio ecológico del Valle de Benasque (Huesca). Observaciones sobre la avifauna en primavera-verano. *An. INIA/ser. Recursos Naturales* 3: 151-188.
MESTRE, P. (1980). *Ocells del Penedes (Segona part). Ocells nidificants*. Museu de Vilafranca.
MESTRE, P. (1981). Avifauna del Penedès. Les Orenetes. *Miscelània Penedesenca*, 1981: 151-174.
MØLLER, A.P. (1991). Sexual selection in the monogamous Barn Swallow *Hirundo rustica*. I. Determinants of tail ornament size. *Evolution* 45(8): 1823-1836.
MØLLER, A.P. (2001). The effect of dairy farming on Barn Swallow *Hirundo rustica*, distribution and reproduction. *J. Applied Ecol.* 38: 378-389.
MOREAU, R.E. (1972). *The Palearctic-African Bird Migration System*. Academic Press.
MUNTANER, J., FERRER, X. y MARTÍNEZ-VILALTA, A. (1984). *Atlas dels Ocells Nidificants de Catalunya i Andorra*. Ketres.
MURGUI, E. (2002). Breeding habitat selection in the House Martin Delichon urbica in the city of Valencia (Spain). *Acta-Ornithologica-Warsaw* 37(2): 75-83.
MUSELET, D. (1982). «Recensement des hirondelles de rivage *(Riparia riparia)* entre Blois (Loir-et-Cher) et Bonny-sur-Loire (Loiret)». *Naturalistes Orléanais* n.°1, 1982, 59-69.

NICOLAU-GUILLAUMET P. (1998), L'hybridation hirondelle rustique *Hirundo rustica* et hirondelle de fenêtre *Delichon urbica*: Mythe ou réalité. *Alauda* vol. 66, n.° 4, p. 283-297.
NOBLET J.-F. (1994), «Une hirondelle de rochers *Ptyonoprogne rupestris albinos*». CEEP, *Faune de Provence*, 1994, vol. 15, p. 81.

OLIOSO G. (1987), «Captures d'hirondelles possibles hybrides». CEEP, *Faune de Provence*, vol. n.° 8, 88-89.
OLIOSO G. y GARCIN R. (1992), «Mouvements entre dortoirs automnaux chez l'hirondelle rustique *Hirundo rustica*». *Faune de Provence* (CEEP), 1992, 13: 53-55.

PAILLEY P. y M. (1992), «Répartition et effectifs nicheurs de l'hirondelle de rivage *(Riparia riparia)* en Maine-et-Loire en 1988». *Bull. Gr. Angevin Et. Orn.*, 1992, n.° 20 (43): 33-45.
PAJUELO, L., DE LOPE, F. y DA SILVA, E. (1992). Biología dc la rcproducción del avión común *(Delichon urbica)* en Badajoz, España. *Ardeola* 39(1): 15-24.
PENAS-PATIÑO, X.M., GUITIÁN, X., LÓPEZ, Z. y ÁLVAREZ, E. coords. (1995). *Atlas de Vertebrados de Galicia*. Tomo II. Aves. Sociedade Galega de Historia Natural. Consello da Cultura Galega.
PEPIN D. (1981), «Les hirondelles de Noël», *Falco*, n.° 16, p. 95.
PETERSEN A.J. (1955), «The breeding cycle in the Bank swallow». *The Wilson Bulletin*, vol. 67, n.° 4. 235-286.
PINEAU, J. y GIRAUD-AUDINE, M. (1976). Notes sur les oiseaux hivernant dans l'extrême nord-ouest du Maroc: reproduction et mouvements. *Alauda* 45: 135-141.

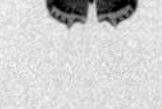

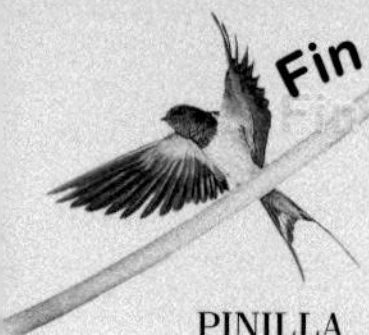

PINILLA, J., FRÍAS, O., MORENO-OPO, R., GÓMEZ-MANZANEQUE, A., y HERNÁNDEZ-CARRASQUILLA, F. (2003). Informe de actividades de la central de anillamiento de aves ICONA. Año 2002. *Ecología* 17: 207-288.
PLEGUEZUELOS, J.M. (1992). Avifauna nidificante de las sierras béticas orientales y depresiones de Guadix, Baza y Granada. Universidad de Granada.
PURROY, F.J. coord. (1997). *Atlas de las Aves de España (1975-1995).* SEO/BirdLife, Lynx.

RHEINWALD, G., GUTSCHER, H. y HORNMEYER, K. (1976). Einfluss des Alters der Mehlschwalbe (*Delichon urbica*) auf ihre Brut. *Vogelwarte* 38: 190-206.
RIBAS, J. (2000). *Els Ocells del Vallès Oriental.* Lynx.
RIBAUT J.-P. (1982). «Biologie de reproduction de quelques populations d'hirondelles *(Hirundo rustica)* en Alsace de 1973 à 1980». *Ciconia* n.° 6 (1), 1982, 23-52.
RIBAUT J.-P. (1983). «Variations annuelles dans la biologie de reproduction de l'hirondelle rustique *(Hirundo rustica)». Nos Oiseaux,* 37: 101-166 (1983).
RINGLER J.-M. y RINGLER H. (1983), «Observations tardives de l'hirondelle de cheminée dans l'Allier». *Le Grand Duc,* 22: 33 (174).
ROBERT J.-C. & BOULLE H. (1986), «Un albinos complet d'hirondelle de fenêtre *Delichon urbica* à Famechon (Somme)». *Picardie Écologie,* 1986, (série II, 1): 115.
ROMÁN, J., ROMÁN, F., ANSOLA, L.M, PALMA, C. y VENTOSA, R. (1996). *Atlas de las Aves Nidificantes de la Provincia de Burgos.* Caja de Ahorros del Círculo Católico.
RUFINO, R. ed. (1989). *Atlas das Aves que Nidificam em Portugal Continental.* CEMPA.

SANTOS, J.R. (1960). Ocorrência da *Hirundo daurica* do norte de Portugal. *Publ. Inst. Zool. Dr. Augusto Nobre* 72.
SCHERRER B. y DESCHAINTRE A. (1970), Étude des échanges de colonies dans une population d'hirondelle de rivage *(Riparia riparia)». Jean Le Blanc,* n.° 4, p. 77-84.
SERVANT A. (1974), «Migration prénuptiale de Hirundo rustica en Limousin». *Ornithologie en Limousin,* n.° 4.
SERVANT A. (1974), «*Hirundo rustica:* nidification 1977 aux portes de Limoges». *Ornithologie en Limousin,* 1977, n.° 7, 49-52.
SERVANT A. (1978), «Nidification de l'hirondelle rustique près de Limoges en 1978». *Ornithologie en Limousin,* 1978, n.° 8, p. 77-79.
SIBLET J.-P. (1989), «Observation d'une hirondelle de cheminée *(Hirundo rustica)* leucistique à Chatenay-Sur-Seine». *Bull. Anvl,* vol. 65, n.° 1, 1989.
SIMEONOV, S.D. (1968). Über die Nisstweise der Rötelschwalbe, *Hirundo daurica rufula* (Temminck), in Bulgarien. *J. Orn.* 109: 57-61.
SNOW, D.W. y PERRINS, C.M. (1998). *The Birds of the Western Palearctic.* Concise edition. Vol. 2. Oxford University Press.
SOLER, M. ed. (2002). *Evolución: la Base de la Biología.* Proyecto Sur de Ediciones.
STENHOUSE, J.H. (1921). Bird notes from southern Spain. *Ibis* 11: 573-594.
STRAHM, J. (1954). Observations sur la reproduction de l'Hirondelle des rochers. *Nos Oiseaux* 22: 187-196.
SUEUR F. (1985), «Un hybride d'hirondelle rustique *Hirundo rustica* et d'hirondelle de fenêtre *Delichon urbica* au Hable d'Ault». *Avocette,* n.° 9.

TAURIN J. (1978), «Note sur la reproduction de l'hirondelle de cheminée, saison 1978». *CP. Sarthois ornithologique,* n.° 3, 77/78, 4347.
TELLERÍA, J.L. (1981). *La Migración de las Aves en el Estrecho de Gibraltar.* Vol. 2: Aves no Planeadoras. Universidad Complutense.
TELLERÍA, J.L., ASENSIO, B. y DÍAZ, M. (1999). *Aves Ibéricas.* II Paseriformes. Reyero editor.
THIOLLAY, J.-M. (1977). Passage d'Hirondelles rousselines *Hirundo daurica* en Tunisie. *Alauda* 45: 343.
TRIMOREAU J.-L. (1985), *Les hirondelles de rivage (Riparia riparia) en Loire-Atlantique.* G.O.L.A.
TROQUEREAU M. (1982), «Notes sur la colonie d'hirondelles de rivage d'Ange (Loir-et-Cher)». *Groupe Ornithologique Touraine,* 1982, 38-43.
TUCKER, G.M. y HEATH, M.F. (1994). *Birds in Europe: Their Conservation Status.* BirdLife Conservation Series 3.
TURNER. A.K. (1982), «Optimal foraging by the swallow *(Hirundo rustica. L.):* Prey size selection». *Anim. Behav.,* 1982, n.° 30, 862-872.
TURNER A. y ROSE C. (1989), *A Handbook to the Swallows and Martins of the world,* Christopher Helm, London, 258 p.

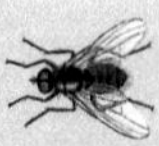

VARÍOS, V., ESCOBAR, J.V., PARDO, R. y GÓMEZ, J.A. eds. (1991). *Atlas de las Aves Nidificantes de la Comunidad Valenciana.* Generalitat Valenciana.

VANSTEENWEGEN C. (1988), «Choix de l'habitat, fidélité et répartition spatiale chez l'hirondelle de cheminée». *Alauda,* 56 (4), p. 350-364.

VIETINGHOFF-RIESCH, A. (1955). *Die Rauchschwalbe.* Duncker und Humblot.

WALRAVENS M. y LANGHENDRIES R. (1985), «Nidification de l'hirondelle de fenêtre *(Delichon urbica)* dans le sud et l'est de la région bruxelloise». *Aves,* n.° 22: 3-34.

YEATMAN L. (1976), *Atlas des oiseaux nicheurs de France.* SEOF.

YEATMAN-BERTHELOT D. y JARRY G. (1991), *Atlas des oiseaux de France en hiver.* SEOF.

YEATMAN-BERTHELOT D. y JARRY G. (1994), *Nouvel Atlas des oiseaux nicheurs de France.* 1985-1989. SEOF.

YEATMAN-BERTHELOT, D. y ROCAMORA, G. (1999). *Oiseaux Menacés et à Surveiller en France. Liste rouge et priorités.* SEOF/LPO.

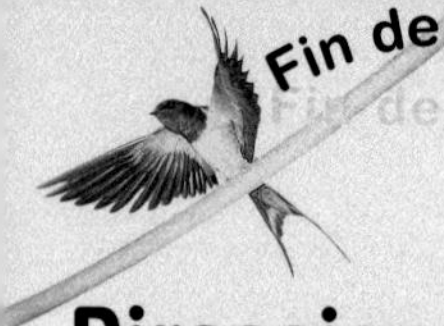

Direcciones útiles

El papel de las asociaciones de protección de la naturaleza es determinante para la conservación de los animales y en particular de las aves. No todas tienen las mismas funciones. Algunas ponen el énfasis en los grandes hábitats y las especies, y otras en la educación del público. Por eso me parece importante indicarles algunas siglas y direcciones para facilitarles su elección. Ninguna de estas asociaciones puede prescindir del apoyo de todos nosotros.

Andorra
Associació per a la defensa de la natura ADN
Dr. Palau, 8, 1.ª, Sant Julià de Llòria, Andorra
Tel: +37 684 32 48
www.adn-andorra.org

España
Estación Biológica de Doñana
Avda. M.ª Luisa, s/n, Pabellón del Perú, Apdo. 1056 E-41013 Sevilla, España
Tel: +34 95 423 23 40
www.ebd.csic.es

GOB Grup Balear d'Ornitologia i Defensa de la Naturalesa
Mallorca: Verí, 1, 3.º, 07001 Palma de Mallorca
Tel: +34 971 71 13 75
www.gobmallorca.com

GREFA Grupo de Rehabilitación de la Fauna Autóctona y su Hábitat
Apdo. 11, 28220 Majadahonda (Madrid)
Tel: +34 91 638 75 50
www.grefa.org

ICO Institut Català d'Ornitologia
ICO, Museu de Ciències Naturals, Zoologia,
Passeig Picasso s/n, 08003 Barcelona
Tel: +34 93 319 42 79
www.ornitologia.org

SEO/BirdLife
C/ Melquíades Biencinto, 34, 28053 Madrid
Tel: +34 91 434 09 10
www.seo.org

Gibraltar
GONHS The Gibraltar Ornithological and Natural History Society
The Gibraltar Natural History Field Centre, Jews' Gate, Upper Rock Nature Reserve, P.O. Box 843, Gibraltar
www.gibnet.gi/~gonhs/index.htm

Portugal
Centro de Estudos de Migraçoes e Protecção de Aves DIEE/CEMPA
Rua Filipe Folque, 46, 3.º, 1000 Lisboa
Tel: +351 213 15 98 44

Liga para a Protecção da Natureza
Sede nacional: Estrada do Calhariz de Benfica, 187, 1500 Lisboa
Tel: +351 217 78 00 97
www.bme.es/cidn/lpnx

Quercus, Associação Nacional da Conservação da Natureza
Ambiental de Monsanto Sitio do Calhau – Parque Florestal de Monsanto, 1500 Lisboa
Tel: +351 217 78 84 73
www.quercus.pt

SPEA Sociedade Portuguesa para o Estudo das Aves
Rua da Vitória, 53, 3.º Esq, 1100-618 Lisboa
Tel: +351 212 32 04 30
www.spea.pt

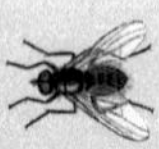

Webs

BirdLife International
http://www.birdlife.net

Greenpeace
http://www.greenpeace.org

Royal Society for the Protection of Birds
http://www.rspb.org.uk

Sierra Club (EEUU)
http://www.sierraclub.org

WWF/Adena (España)
http://www.wwf.es

Foros

http://www.seo.org/avesForum

http://www.aves.online.pt/

http://www.birdforum.net

http://www.eurobirding.com

http://www.eurobirdnetboards2.melodysoft.com/app?ID=todoaves

Otras direcciones

Aves red (portal español sobre aves con innumerables enlaces)
http://personales.larural.es/diegogcu/default.htm

ornitologia.com (aves de Europa y Norte de África)
http://www.ornitologia.com/aves/index.htm

Philloscopus (un buscador sobre ornitología)
http://personales.larural.es/diegogcu/busca1.htm

web aves (iniciación a la ornitología)
http://nicia.es/de/WEB_aves

Índice alfabético

A

Abejarucos 76
Accidentes naturales 132
Acoso a otras aves 10
Adaptación 36 y sigs.
ADN y clasificación 17
Adultos, esperanza de vida 130
Aeroplancton 66
África, géneros 15
  vuelo hacia 54-60
Agua, orillas del 66, 67
Aire, tiempo pasado en el 120
Alas, desarrollo 103, 105
Albinismo 48-51
Alcotán 132
Alimentación 118-127
Alondras 17
Alopochelidon 16
Altura de migración 57
América, géneros 15
Andoriña do cu branco *véase Delichon urbica* y Golondrina dáurica
Anillamiento 134, 136-139
Apus caffer 34
Área de campeo 63
  de invernada 58, 59
Atlántico, géneros 15
Atticora 15, 16
Australia, género 15
Avión común 47, 48, 51, 170, 171, *véase también Delichon urbica*
  albinismo 49
  áreas de invernada 59, 60
  ciclo de nidificación 77
  construcción del nido 92, 93
  estructura social 75
  fidelidad a la pareja 82
  fidelidad al lugar de nidificación 78
  hábitat 64-66
  jóvenes del año 83
  muda 44
  nidal 147
  número de puestas 98
  peligros 141, 142
  periodos de puesta 96
  plumaje de las patas 39
  regreso 63
  tamaño de las puestas 100
  ubicación del nido 86-88, 94
Avión roquero 62, 176, 177, *véase también Hirundo rupestris*
  albinismo 49
  construcción del nido 92, 93
  estructura social 74, 75
  fidelidad a la pareja 82
  hábitat 67
  jóvenes del año 83
  migración 56
  muda 44
  peligros 142
  periodos de puesta 96
  tamaño 39, 40
  tamaño de las puestas 100
  ubicación del nido 88, 89, 94
Avión zapador 48, 172, 173, *véase también Riparia riparia*
  albinismo 49
  áreas de invernada 58
  colonias 76
  construcción del nido 92
  estructura social 75
  fidelidad a la pareja 82
  fidelidad al lugar de nidificación 78, 79
  hábitat 66, 67
  jóvenes del año 83
  migración 56
  mortalidad 132
  muda 44
  número de puestas 98
  peligros 141
  regreso 63
  tamaño 40
  tamaño de las puestas 100
  ubicación del nido 88, 94

B

Bécquer, Gustavo Adolfo 155
Berna, Convenio de 139
Bisbitas 17
Blanchère, Henry de La 155, 156
Boca, abertura 38

C

Caballos y conservación 145
Cables eléctricos 8
Camuflaje 43
Catálogo Nacional de Especies Amenazadas 139
Cavidades naturales 15
Caza de insectos 118-127
Cebas 105-110
  composición 126
  estrategia 126, 127
  intervalo 105-107
  tamaño 126
Censos 163
Cereales y golondrina común 64
Chateaubriand 154
Cheramoeca 15, 17
Chochines 17, 75, 76
Ciclo de nidificación, duración 77
Ciudadanos y conservación 143, 144
Clasificación 16 y sigs.
Clima y migraciones 54
  y mortalidad 132
  y regreso de las migraciones 71
Cohabitación 75-77
Cola 40, 41
  forma 18
  manchas blancas 43
  plumaje 39
Colirrojo tizón 76
Colonias, compartir con otras especies 75-77
  y supervivencia de jóvenes 114
Coloración 18, 20, 23, 24, 28-30, 33, 38, 42, 43
Competencia entre especies 76, 77
Conservación 134-147, 166
Contaminación 134, 140 y sigs.
Continentes, deriva 14, 15, 16
Corderos y conservación 144
Cortejo 81
Cretácico 14
Cría 105-110

D

Delichon 15, 17
Delichon urbica véase también Avión común
- *cashmeriensis,* distribución 25
- cebas 126
- cría de los jóvenes 107
- *dasypus,* distribución 24, 25
- distribución 19, 23-25
- éxito de la eclosión 104
- huevos 100, 101
- *lagopoda,* distribución 24
- método de caza 121, 122
- morfología 22-24
- nidificación 25
- *nigrimentalis,* distribución 25
- presas 122-126
- *urbica,* distribución 24

Depredadores 132
Deriva continental 14, 15, 16
Dimorfismo sexual 20, 40, 41, 43
Dípteros hematófagos 133
Distancia de migración 57-59
Distribución 11, 12 y sigs., 18 y sigs.
Dormideros de migración 57

E

Eclosión, duración 103, 104
- éxito 104
- periodo 102

Edad 130, 131
Emancipación 114, 116
Enfermedades 133
España, anillamientos 137, 138
Especiación 14 y sigs.
Especies amenazadas 139 y sigs.
- cohabitación con otras 75-77
- número 17, 18
- politípicas 19

Esperanza de vida 130, 131
Estaciones y muda 45, 46
Estornino pinto 76
Estructura social 74 y sigs.
Evolución 14, 15

F

Fecundidad y esperanza de vida 130
Fontaine, Jean de La 152-154
Forestales, especies 15
Francia, distribución 11, 19

G

Ganado vacuno y golondrina común 64
- y conservación 145

Gavilán común 132
Glaciaciones y migraciones 54
Golondrina común 47, 48, 168, 169, *véase también Hirundo rustica*
- albinismo 49
- áreas de invernada 58, 60
- ciclo de nidificación 77
- construcción del nido 91-93
- estructura social 74
- fidelidad a la pareja 80, 82
- fidelidad al lugar de nidificación 78
- hábitat 63, 64
- invernada en Europa 60-62
- jóvenes del año 83
- migración 55, 56
- nidal 147
- número de puestas 94, 96, 97
- peligros 140, 141
- periodos de puesta 94-96
- plumaje 42
- regreso 62, 63
- tamaño 39
- tamaño de las puestas 98-100
- ubicación del nido 83-86, 93

Golondrina dáurica 48, 174, 175, *véase también Hirundo daurica*
- áreas de invernada 59, 60
- ciclo de nidificación 77
- construcción del nido 92, 93
- expansión 54
- fidelidad a la pareja 82
- fidelidad al lugar de nidificación 79
- hábitat 68-70
- jóvenes del año 83
- migración 56
- muda 45
- número de puestas 97, 98
- peligros 142
- plumaje aberrante 46
- regreso 63
- tamaño 39
- tamaño de las puestas 100
- ubicación del nido 89, 94

Golondrina de anteojos *véase Pseudochelidon*
- de las chimenea *véase Hirundo rustica* y Golondrina común
- de las ventanas *véase Delichon urbica* y Avión común
- del humo *véase Hirundo rustica* y Golondrina común

Gondwana 14
- fragmentación y migraciones 54

Gorrión chillón 76
Gregarismo 74 y sigs.
Grupos 74 y sigs.

H

Hábitat 63-71
- pérdida 140 y sigs.
- urbano 65, 66

Halcón de Eleonora 132
Híbridos 46, 47, 49
Hipófisis y muda 45
Hirundinidae 16-18
Hirundininae 16-18
Hirundo 15, 17, 18
Hirundo daurica 9, 19, 32-35, *véase también* Golondrina dáurica
- cebas 105
- cría de los jóvenes 107
- distribución 32-35
- emancipación 116
- huevos 101
- método de caza 122
- morfología 33

Hirundo rupestris véase también Avión rupestre
- cebas 107
- distribución 19, 30, 32

emancipación 116
hábitat 30, 31
huevos 101
método de caza 123
morfología 28, 29, 30
presas 123
Hirundo rustica 9, 10, *véase también* Golondrina común
albinismo 48
cebas 126
cría de los jóvenes 107, 110
desarrollo del ala 103, 105
distribución 21, 22
edades 130
emancipación 114
erythrogaster, distribución 21
evolución del peso 103
éxito de la eclosión 104
gutturalis, distribución 21
huevos 100
método de caza 120, 122
morfología 20
nidificación 21-23
peso 117
presas 122-126
rustica, distribución 21
savignii, distribución 21
transitiva, distribución 21
tytleri, distribución 21
Historia 12 y sigs.
y leyendas 148 y sigs.
Hombre, consumo de hirundínidos 132
convivencia con el 90
y mortalidad 133
y supervivencia 136 y sigs.
Hormonas y muda 45, 46
Huevos 100-104, *véase también* Eclosión *e* Incubación
color 100, 101
forma 100, 101
peso 100, 101

I

Incubación, duración 102
placa incubatriz 101
Insectos, abundancia 70, 71
caza 118-127
Invernada 52
en Europa 60, 61

J

Jardín, acondicionar para la protección 144-146
Jóvenes *véase también* Volantones
agrupación local 116
alimentación 105-110
aumento de peso 117
caídos del nido 147
defecación 105
del año y reproducción 83
desarrollo 103-105
desarrollo del ala 103, 105
evolución del peso 103
fidelidad al lugar de nacimiento 78
muda 44

L

Laurasia 14
Lavanderas 17
Lechuza común 132
Legislación 139 y sigs.
Leyendas 148-157
Librea 42, 43
Libro Rojo de los Vertebrados de España 139
Longevidad 131

M

Macho y cría de los jóvenes 105 y sigs.
y territorio 71
Martín pescador 76
Migración 52-71
alargamiento progresivo 54
causas 54, 55
distancias 57-59
escalonamiento 62, 63
fechas de salida 55, 56
lugar de origen 54
observar durante la 160, 161
regreso 60-63
trayecto 56 y sigs.
velocidad 56 y sigs.
y depredadores 132
Mioceno 14
Mitología griega 147, 152
Morfología 20, 23, 24, 26, 27, 33, 36 y sigs.
Mortalidad 130 y sigs.
causas 131-133
Motocultores 144, 145
Muda 44-46
Mutaciones y plumaje 47, 48

N

Narinas, forma 18
Neochelidon 15, 16
Nidales, instalación 146, 147
Nidificación 21-23, 25, 28, 34, 35
acceso abierto al lugar 146
fidelidad al lugar 77-79
lugar de 63
Nido(s), alejar a los intrusos 117
construcción 91 y sigs.
de avión común 86, 87, 93, 94
de avión roquero 89, 94
de avión zapador 88, 94
de golondrina común 84, 85, 91, 92, 93
de golondrina dáurica 89, 93, 94
fidelidad al 79, 80
rehabilitación 72, 91 y sigs.
ubicación 83-89
ubicación y éxito de los jóvenes 111
usados 91 y sigs.
Notiochelidon 15, 16

O

Observación 158-163
búsqueda del lugar 162, 163
Oficina de Especies Migratorias (OEM) 137
Ojos 37
Oreneta cuablanca *véase Delichon urbica* y Avión común
cua-rogenca *véase Hirundo daurica* y Golondrina dáurica
Ornithonissus bursa 41
Osciles, suborden 17

P

Pangea, fragmentación 14
Papamoscas gris 76
Parásitos 133
 y melanina 43
Pareja, fidelidad a la 80, 82
Passeriformes 16, 17
Patas 38, 39
 plumaje 38, 39
Península Ibérica 11, 19-35, 164
Peso 38
 pérdida tras la migración 72
 y reproducción 116, 117
Phedina 15, 17
Pico, forma 18
Placa incubatriz 101
Plumaje 38, *véase también* Librea *y* Muda
 cuidados 44
 de los jóvenes 104, 105
 infección 41
 invernal 44
Población, densidad 22, 25, 28, 32, 34, 35
Presas, diversidad 122, 123
Primavera, regreso en 8, 10
Progne 15, 16
Protección 134-147, 166
Psalidoprocne 15, 17
Pseudhirundo 15, 17
Pseudochelidon 16, 18
Pseudochelidoninae 16
Puestas, interrupción 101
 número 77, 96-98
 periodo 94-96
 tamaño 97-100

R

Radiación y albinismo 48
Rectrices externas 40, 41
Red-rumped swallow *véase Hirundo daurica* y Golondrina dáurica
Reproducción 77-117
 edad de 83
 y muda 46
 y peso de los padres 116, 117
Riparia 15, 16
Riparia riparia 9, 25-29, *véase también* Avión zapador
 cebas 126
 colonias 27
 distribución 25-29
 emancipación 116
 éxito de la eclosión 104
 hábitat 27
 huevos 101
 método de caza 121-123
 morfología 26, 27
 presas 122-126
Rocosos, escarpes 67, 68
Rotovatores 144, 145

S

Sacos fecales 105
Simbología 8, 9
Sistemática 16 y sigs.
Social, estructura 74 y sigs.
Solitarias, especies 74
Stelgiodopteryx 15, 16
Subespecies 19
Supervivencia 128 y sigs.
 y migraciones 55

T

Tachycineta 15, 16
Taludes 66, 67
Tamaño 39, 40
Tarsos, plumaje 18
Tectónica de placas 14, 15, 16
Territorio 70, 71
 superficie 70
Trepadores 17

V

Velocidad de migración 56 y sigs.
Vencejo cafre 34
 cafre, confusión con el 51
 moro, confusión con el 51
 real, confusión con el 50, 51
Vida, esperanza de 130, 131
Viejo Mundo, géneros 15
Vientos violentos 10
Volantones 110 y sigs.
 éxito 110, 111
 primer vuelo 110
Vuelo(s), adaptaciones para el 38, 41
 primeros 110-114

De la misma colección

El quebrantahuesos, Jean-François Terrasse

El halcón peregrino, René-Jean Monneret

La lechuza, Jean-Louis Vallée

El mochuelo, Jean-Claude Génot y Patrick Lecomte

La cigüeña blanca, Pascal Étienne y Philippe Carruette

El lobo, Jean-Marc Landry

El zorro, Jean-Steve Meia

El rebeco norteño y meridional, Éric Weber

El jabalí, Pascal Étienne

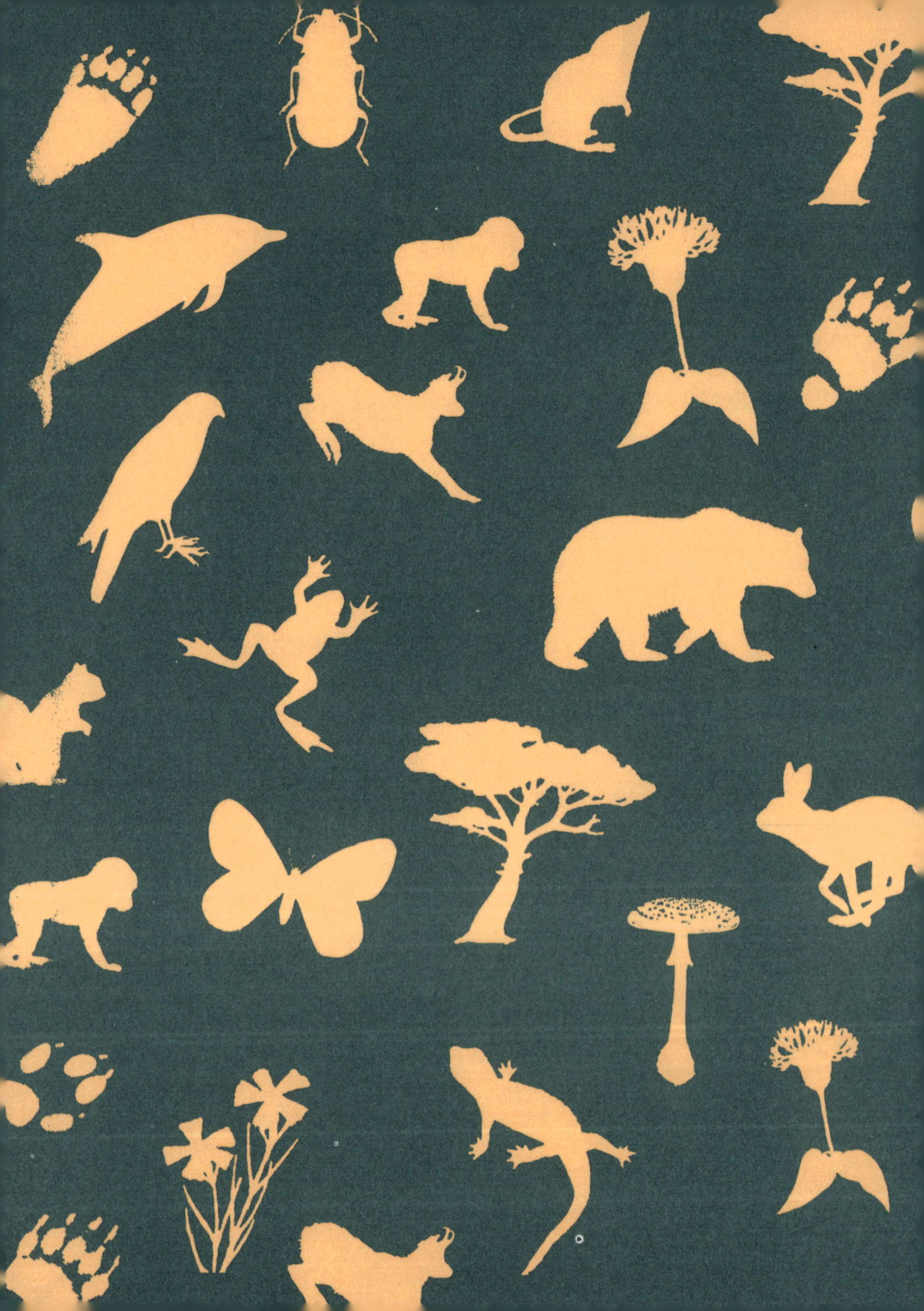